JN316001

産科診療 Q&A

一つ上を行く診療の実践

順天堂大学医学部・大学院医学研究科産婦人科学講座教授　板倉敦夫【編著】

中外医学社

執筆者一覧 (執筆順)

幸村友季子	浜松医科大学産婦人科
中林　靖	総合母子保健センター愛育病院産婦人科, 富山大学大学院医学薬学研究部産婦人科
齋藤　滋	富山大学大学院医学薬学研究部産婦人科教授
中林正雄	母子愛育会総合母子保健センター所長
杉村　基	浜松医科大学産婦人科家庭医療学講座特任教授
成瀬勝彦	奈良県立医科大学産婦人科
和田誠司	国立成育医療研究センター周産期・母性診療センター胎児診療科医長
三浦清徳	長崎大学医学部産婦人科准教授
増﨑英明	長崎大学病院長, 長崎大学医学部産婦人科教授
金川武司	大阪府立母子保健総合医療センター産科副部長
山本祐華	順天堂大学医学部・大学院医学研究科産婦人科学講座准教授
津田弘之	名古屋大学医学部産婦人科講師
左合治彦	国立成育医療研究センター周産期・母性診療センター長
三好剛一	国立循環器病研究センター周産期・婦人科
池田智明	三重大学医学部産婦人科教授
室月　淳	宮城こども病院産科科長, 東北大学大学院医学系研究科先進成育医学講座胎児医学分野教授
野平知良	東京医科大学八王子医療センター産科・婦人科
牧野真太郎	順天堂大学医学部・大学院医学研究科産婦人科学講座准教授
渡辺　尚	自治医科大学産婦人科准教授
佐藤昌司	大分県立病院総合周産期母子医療センター所長・産科部長
長谷川潤一	昭和大学医学部産婦人科講師
米田　哲	富山大学大学院医学薬学研究部産婦人科講師
米田徳子	富山大学大学院医学薬学研究部産婦人科
谷垣伸治	国立成育医療研究センター病院周産期・母性診療センター産科医長
小川浩平	国立成育医療研究センター病院周産期・母性診療センター産科
関口将軌	国立成育医療研究センター病院周産期・母性診療センター産科
炭竈誠二	名古屋大学医学部附属病院総合周産期母子医療センター生殖周産期部門講師
大野泰正	大野レディスクリニック院長
五味陽亮	自治医科大学附属さいたま医療センター周産期科
立花かほり	自治医科大学附属さいたま医療センター周産期科
布施　彩	自治医科大学附属さいたま医療センター産婦人科
高木健次郎	自治医科大学附属さいたま医療センター周産期科教授, 周産期母子医療センター長
太田　創	昭和大学江東豊洲病院周産期センター

大槻 克文	昭和大学江東豊洲病院周産期センター長・准教授
吉田 敦	長崎大学医学部産婦人科准教授
大塩 清佳	東北大学医学部産婦人科
菅原 準一	東北大学東北メディカル・メガバンク機構教授
牧 洋平	宮崎大学医学部産婦人科
児玉 由紀	宮崎大学医学部産婦人科准教授
鮫島 浩	宮崎大学医学部産婦人科教授
伊東 宏晃	浜松医科大学附属病院周産期母子センター病院教授
経塚 標	福島県立医科大学医学部産科・婦人科
安田 俊	福島県立医科大学医学部産科・婦人科
藤森 敬也	福島県立医科大学医学部産科・婦人科教授
金井 雄二	北里大学医学部産科講師
海野 信也	北里大学病院長，北里大学医学部産科主任教授
亀井 良政	埼玉医科大学病院産婦人科教授，成育医療センター長
依藤 崇志	順天堂大学医学部・大学院医学研究科産婦人科学講座
板倉 敦夫	順天堂大学医学部・大学院医学研究科産婦人科学講座教授
大井 豪一	近畿大学医学部奈良病院産婦人科教授
金杉 知宣	岩手医科大学産婦人科
菊池 昭彦	岩手医科大学産婦人科教授
松原 茂樹	自治医科大学産婦人科教授
森川 守	北海道大学大学院医学研究科産科・生殖医学分野講師
小林 隆夫	浜松医療センター院長
水上 尚典	北海道大学大学院医学研究科産科・生殖医学分野教授
松永 茂剛	埼玉医科大学総合医療センター総合周産期母子センター講師
関 博之	埼玉医科大学総合医療センター総合周産期母子センター副センター長，教授
正岡 直樹	東京女子医科大学八千代医療センター母体胎児科・婦人科教授
和田 真沙美	東京女子医科大学八千代医療センター母体胎児科・婦人科
神谷 千津子	国立循環器病研究センター病院周産期・婦人科
前田 津紀夫	前田産科婦人科医院院長
杉原 弥香	川崎医科大学産婦人科学1
下屋 浩一郎	川崎医科大学産婦人科学1 教授
杉山 隆	東北大学医学部周産母子センター特命教授
税所 芳史	慶應義塾大学医学部腎臓内分泌代謝内科
宮越 敬	慶應義塾大学医学部産婦人科専任講師
田中 守	慶應義塾大学医学部産婦人科教授

持丸　綾	横浜市立大学附属市民総合医療センター総合周産期母子医療センター
青木　茂	横浜市立大学附属市民総合医療センター総合周産期母子医療センター講師
高橋恒男	横浜市立大学附属市民総合医療センター総合周産期母子医療センター教授
平原史樹	横浜市立大学附属病院病院長，産婦人科主任教授
永松　健	東京大学医学部女性診療科・産科講師
小谷友美	名古屋大学医学部産婦人科講師
根木玲子	国立循環器病研究センター周産期・婦人科医長
平井千裕	順天堂大学医学部・大学院医学研究科産婦人科学講座
山岸絵美	日本医科大学多摩永山病院女性診療科・産科
中井章人	日本医科大学多摩永山病院女性診療科・産科教授
吉松　淳	国立循環器病研究センター周産期・婦人科部長
増山　寿	岡山大学大学院医歯薬学総合研究科産科・婦人科学准教授
平松祐司	岡山大学大学院医歯薬学総合研究科産科・婦人科学教授
田中絢香	大阪大学医学部産婦人科
木村　正	大阪大学医学部産婦人科教授
福嶋恒太郎	福岡市立こども病院産科科長
加藤聖子	九州大学大学院医学研究院生殖病態生理学教授
塩﨑有宏	富山大学附属病院周産母子センター産婦人科講師
村越　毅	聖隷浜松病院産婦人科部長
村田　晋	川崎医科大学産婦人科学2講師
中田雅彦	川崎医科大学産婦人科学2教授
工藤美樹	広島大学医学部産婦人科教授
齊藤明子	名古屋大学医学部附属病院総合周産期母子医療センター
早川昌弘	名古屋大学医学部附属病院総合周産期母子医療センター病院教授
卜部浩俊	宮崎大学医学部産婦人科
古川誠志	宮崎大学医学部産婦人科准教授

刊行にあたって

　このたび，「産科診療Q&A　一つ上を行く診療の実践」を企画致しました．2014年4月に産婦人科診療ガイドライン産科編の2回目の改訂がされ，ガイドラインに基づく産科診療が広く普及して，産科診療の根幹をなしていると考えます．ガイドラインはその前書きにも，「標準的産科診断・治療法を示すこと」とされており，「80%以上の地域で実施可能な診断・治療法である」とも記載されています．現在知られている"best"な医療ではあるものの，見方を変えれば産婦人科医が妊産褥婦に提供すべき最低限の医療でもあります．

　臨床医，特に高次医療施設に勤務している医師にとっては，このガイドラインより一つ上を行く診療を追及する必要がありますし，また妊産褥婦・社会からもこれを求められることがあります．そこで，それぞれの領域に精通した先生方，専門家の先生方にガイドラインでは対応できない診療の疑問・難問に対する回答・解説をQ&A形式で，執筆していただき本にまとめました．

　対象となる読者は，産婦人科専門医レベルの産科診療に携わる医師を想定しています．本書はガイドラインではありませんので，その内容は文献等を参考にしながらも，必ずしも高いエビデンスレベルを求めるのではなく，識者の意見等を踏まえた専門家の経験を加味して，執筆していただいています．本書が，産婦人科専門医が行うガイドラインの一つ上を行く診療に役立つことを願っております．

2015年3月

順天堂大学医学部・大学院医学研究科産婦人科学講座教授

板倉敦夫

目次

A 妊娠の管理

- **Q1** 妊娠前相談から妊婦健診まで，産婦人科医が行う栄養管理で留意する点は？
  〈幸村友季子〉 1
- **Q2** 卵子（胚）提供による妊娠に対する注意と管理法について教えてください．
  〈中林　靖，齋藤　滋，中林正雄〉 7
- **Q3** 妊娠中に発症した深部静脈血栓症の治療について教えてください．〈杉村　基〉 12
- **Q4** 妊娠中のビタミンD欠乏症と妊娠予後について最新の知見を教えてください．
  〈成瀬勝彦〉 16

B 胎児障害・形態異常に関する相談

- **Q5** 妊娠初期の超音波検査でみられる異常について教えてください．〈和田誠司〉 19
- **Q6** NIPTを含む最新の出生前診断について解説してください．〈三浦清徳，増﨑英明〉 24
- **Q7** 妊娠中のMRI検査の胎児への影響について教えてください．〈金川武司〉 32
- **Q8** 超音波検査でみえる胎児心臓の形がいつもと違います．どうすればよいでしょうか？
  〈山本祐華〉 35
- **Q9** 胎児先天性横隔膜ヘルニアを疑ったら，どのように診断を進めたらよいでしょうか？
  〈津田弘之〉 39
- **Q10** 妊婦健診で胎児水腫を認めます．どのように管理したらよいでしょうか？
  〈左合治彦〉 43
- **Q11** 超音波検査で胎児不整脈を認めます．どのように管理したらよいでしょうか？
  〈三好剛一，池田智明〉 47
- **Q12** 骨系統疾患の胎児診断と周産期管理がどのようにされているのか教えてください．
  〈室月　淳〉 51

C 妊娠初期の異常・処置

- **Q13** 頸管妊娠が疑われた場合の診断・治療はどうしたらよいでしょうか？〈野平知良〉 54
- **Q14** 帝王切開瘢痕部妊娠の治療法を教えてください．〈牧野真太郎〉 58
- **Q15** 採血検査で血小板が異常低値を示しました．診断・管理法について教えてください．
  〈渡辺　尚〉 61

D 妊娠中期・後期・産褥期の異常・処置

- **Q16** 妊娠中期胎児スクリーニング検査の要点を教えてください．〈佐藤昌司〉 66

i

Q17	臍帯異常の診断と妊娠・分娩に与える影響について教えてください．	＜長谷川潤一＞	72
Q18	妊娠中期に胎胞形成や頸管長短縮を認めたら，どのような管理を行うべきでしょうか？	＜米田 哲，米田徳子，齋藤 滋＞	78
Q19	妊娠中期で胎盤が子宮口を覆っている妊婦への説明とその後の管理法	＜谷垣伸治，小川浩平，関口将軌，左合治彦＞	83
Q20	帝王切開既往妊婦が前置胎盤であったときの管理法を教えてください．	＜炭竈誠二＞	89
Q21	妊娠中の高血圧に関する海外の分類およびその管理法について解説してください．	＜大野泰正＞	94
Q22	妊娠中に使用できる降圧薬が増えました．その使い分けと注意点を教えてください．	＜五味陽亮，立花かほり，布施 彩，高木健次郎＞	98
Q23	早産予防における黄体ホルモン療法について最近の動向を解説してください．	＜太田 創，大槻克文＞	102
Q24	子宮頸管縫縮術：経腟子宮頸管縫縮術から開腹子宮頸管縫縮術まで	＜吉田 敦，増﨑英明＞	107
Q25	切迫早産・分娩管理中の常位胎盤早期剥離を疑う所見と施設レベル別の管理について教えてください．	＜大塩清佳，菅原準一＞	112
Q26	切迫早産・前期破水妊婦の羊水感染に対する診断法について解説してください．	＜牧 洋平，児玉由紀，鮫島 浩＞	116

E 分娩の管理

Q27	諸外国における分娩誘発時の頸管熟化方法と我が国との違いは？	＜伊東宏晃＞	119
Q28	NST（non-stress test）で判定不能なモニタリング（non-reassuring）を認めます．どうしたらよいでしょうか？	＜経塚 標，安田 俊，藤森敬也＞	124
Q29	無痛分娩中の管理で注意すべき点とその対応について教えてください．	＜金井雄二，海野信也＞	129
Q30	鉗子遂娩術について教えてください．	＜亀井良政＞	134
Q31	経腟分娩後の過多出血（PPH）に対する止血法と，その順序について解説してください．	＜依藤崇志，板倉敦夫＞	140
Q32	経腟分娩後出血が持続して凝血塊を形成しません．対処法を教えてください．	＜大井豪一＞	146
Q33	EXITの適応と手順について教えてください．	＜金杉知宣，菊池昭彦＞	150
Q34	帝王切開中に子宮からの出血が止まりません．対処法を教えてください．	＜松原茂樹＞	154
Q35	帝王切開中の回収式自己血輸血について教えてください．	＜森川 守，小林隆夫，水上尚典＞	160
Q36	重症妊娠高血圧症候群で帝王切開を行う際の周術期管理の要点を教えてください．	＜松永茂剛，関 博之＞	164

- Q37 帝王切開手術当日夜，呼吸困難感と酸素飽和度の低下を認めます．初期の管理手順を教えてください． ＜正岡直樹，和田真沙美＞ 169
- Q38 周産期心筋症と診断されました．治療法と予後について解説してください． ＜神谷千津子＞ 174
- Q39 特定妊婦に対する産後支援の現状と産婦人科医がすべきことを教えてください． ＜前田津紀夫＞ 178

F 合併症妊娠

- Q40 慢性腎炎合併妊娠の管理について，妊娠前の準備から教えてください． ＜杉原弥香，下屋浩一郎＞ 183
- Q41 糖尿病管理中に予期せぬ妊娠となった女性への対応について教えてください． ＜杉山 隆＞ 187
- Q42 カーボカウントやCSIIなど新しい血糖管理を行っている糖尿病合併妊娠での注意点を教えてください． ＜税所芳史，宮越 敬，田中 守＞ 190
- Q43 SLE合併妊娠管理の要点を教えてください． ＜持丸 綾，青木 茂，高橋恒男，平原史樹＞ 194
- Q44 抗リン脂質抗体症候群と診断されている女性が妊娠して来院しました．どのように管理したらよいでしょうか？ ＜永松 健＞ 198
- Q45 気管支喘息合併妊娠管理の要点を教えてください． ＜小谷友美＞ 203
- Q46 心疾患合併妊娠管理で注意する点を教えてください． ＜根木玲子＞ 207
- Q47 頭痛を主訴に来院した妊婦への対応を教えてください． ＜平井千裕＞ 212
- Q48 もやもや病の妊婦が受診しました．妊娠管理上の注意点を教えてください． ＜山岸絵美，中井章人＞ 215
- Q49 脳出血が疑われる妊婦が搬送されました．産婦人科医はどのようにかかわったらよいでしょうか？ ＜吉松 淳＞ 220
- Q50 精神疾患合併妊娠で注意する点は？ ＜板倉敦夫＞ 224
- Q51 巨大子宮筋腫合併妊娠管理の注意点を教えてください． ＜増山 寿，平松祐司＞ 227
- Q52 子宮筋腫核出術後の妊娠・分娩ではどのような注意が必要ですか？ ＜田中絢香，木村 正＞ 231
- Q53 妊婦に悪性腫瘍がみつかりました．妊娠管理はどうすればよいでしょうか？ ＜福嶋恒太郎，加藤聖子＞ 234

G 感染症

- Q54 細菌性腟症診断・管理に対する最新の知見を解説してください． ＜塩﨑有宏，齋藤 滋＞ 238

H　多胎妊娠

Q55　妊娠初期で1羊膜双胎を疑います．確定診断とその後の管理法について
　　　　解説してください．……………………………………………………＜村越　毅＞　242

Q56　MD双胎で羊水量の差を認めます．どのように管理したらよいでしょうか？
　　　　……………………………………………＜村田　晋，中田雅彦＞　246

Q57　Selective IUGRの診断・管理法を教えてください．………………＜工藤美樹＞　250

I　胎児・新生児

Q58　新生児高ビリルビン血症で光線療法を行いましたが，ビリルビン値が下がりません．
　　　　どうしたらよいでしょうか？……………………＜齊藤明子，早川昌弘＞　253

Q59　妊娠中に投与したマグネシウムの胎児への影響を教えてください．
　　　　………………………………………＜卜部浩俊，古川誠志，鮫島　浩＞　256

索　引　………………………………………………………………………………………… 261

A　妊娠の管理

1　妊娠前相談から妊婦健診まで，産婦人科医が行う栄養管理で留意する点は？

1　妊娠前の体格，栄養について聞かれたら？

1) やせ女性では切迫早産，早産，低出生体重児を出産するリスクが高い．
2) 肥満女性では，妊娠高血圧症候群，妊娠糖尿病，巨大児の発症率，帝王切開率が高い．
3) 神経管閉鎖障害のリスクを低減するため，妊娠の1カ月以上前から葉酸をはじめとしてその他のビタミン類を多く含む食事が必要である．
4) 妊娠しても妊娠前と変わらない食生活を行う可能性が危惧されており，健全な栄養状態を維持しながら妊娠することが重要である．

■解説

　日本肥満学会とWHOの基準から，妊娠前のBMI＜18.5kg/m^{2}をやせ[1,2]，BMI≧25kg/m^{2}を肥満[1]とする．やせの女性では，切迫早産，早産，低出生体重児のリスクが高い傾向にある．米国のEhrenbergらの報告[3]では，切迫早産（RR 1.22），2,500g未満の低出生体重児（RR 1.67）のリスクが高かった．一方，肥満女性においては，米国[4,5]，日本[6]，欧州[7,8]の研究報告では，妊娠高血圧症候群，妊娠糖尿病，巨大児，帝王切開のリスクが高かった．

　また肥満女性の妊娠では，帝王切開の際は積極的な血栓塞栓症の予防を行うことを推奨している[9]．

　葉酸摂取に関して，諸家の報告より，神経管閉鎖障害の初発と再発予防に妊娠前からの葉酸サプリメント摂取の有効性が示されている[10-13]．我が国でも厚生労働省の「健やか親子21」で神経管閉鎖障害の発症リスク低減に有効な最少摂取量を0.4mg/日として，食品からの栄養摂取に加え，栄養補助食品から0.4mg/日の葉酸を摂取することをすすめている[14]．また，神経管は妊娠7週までに完成するため，妊娠1カ月前からの摂取が必要である．

＜知識のステップアップ＞

　現在我が国では20歳代，30歳代の妊孕世代のBMIが減少の一途をたどっており，BMI 18.5未満の女性は1/4にも達する．やせ願望などから不自然なダイエットを行っている可能性が懸念され，このような女性が妊娠した場合，妊娠前と変わらない食事摂取を行う可能性が危惧される．しかし，妊娠前に相談というのは時期が難しいため，中学，高校などでの，保健教育や栄養教育の充実を行うことが望まれている．実際，ニュージーランドのオークランド大学のLiggins研究所においては，科学教育とともに妊孕世代の健康と次世代の健康を教育するプログラムの作成を試みている（http://www.liggins.auckland.ac.nz/en/about/ligginsinthecommunity/lenscience.html; LE）．我が国でも中学生，高校生に対してこのような教育プログラムを提案することが望ましいと思われる．

2 妊娠中の体重増加について聞かれたら？

1) 日本産婦人科学会は普通体格（BMI 18〜24）の女性で7〜10kg[15]，厚生労働省健やか親子21は妊娠前のBMI 18.5〜25の女性に対して，妊婦の体重増加を7〜12kg[14]，日本人の食事摂取基準（2015年度版）[16]では3kgの児を出産するのに必要な体重増加を11kgとしている．しかし，いずれにしても代謝解析や介入試験に基づいたものではなく，また個人差も大きい．
2) 妊娠中の体重増加量と児の出生体重には正の相関を認める[17, 18]．やせの女性において妊娠中の体重増加量が多いほど出生体重が大きい傾向がある．一方，肥満女性では，妊娠前の肥満度が大きいほど出生体重が大きい傾向がある[19]．

■ 解説

現在我が国では，妊婦健診の基本的な健診項目において，妊婦の体重は母子健康手帳の記載項目であり，栄養状態の指標として健診時に必ずチェックすることとされている[15]．Hyttenらは，代謝解析から妊娠中に生理的に12.5kgの体重が増加すると報告している[16]．現在，我が国では，妊婦の体重増加について複数のガイドラインがある（表1，図1）が，コンセンサスは得られていない．日本

表1 相異なる妊娠中の体重増加の推奨値とその目的

	体重増加の推奨値	目的
日本産科婦人科学会周産期委員会（1997年）[17]	BMI < 18：　　10〜12kg BMI 18〜24：　7〜10kg BMI > 24：　　5〜7kg	妊娠中毒症の予防（妊娠高血圧症候群と診断基準が異なる）
厚生労働省「健やか親子21（2006年）」[14]	BMI < 18.5（やせ）：　9〜12kg BMI 18.5〜25（普通）：　7〜12kg BMI ≧ 25（肥満）：個別対応	適正な出生体重
日本肥満学会「肥満症診断基準2011」（2011年）[1]	BMI < 18.5（やせ） BMI 18.5〜25（標準） BMI ≧ 25（肥満）：個別対応（5kg程度が一応の目安）	産科的異常の減少

（日本産科婦人科学会/日本産婦人科医会，編集・監修．産婦人科診療ガイドライン産科編2014．東京：日本産科婦人科学会；2014[15]より）

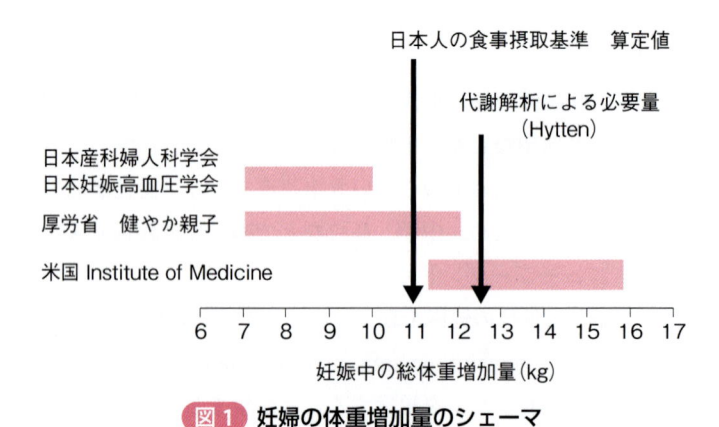

図1 妊婦の体重増加量のシェーマ
（第66回　日本産科婦人科学術集会シンポジウムより）

産婦人科学会[17]は普通体格（BMI 18〜24）の女性で7〜10kg，厚生労働省健やか親子21は妊娠前のBMI 18.5〜25の女性に対して，妊婦の体重増加を7〜12kg[18]，日本人の食事摂取基準（2015年度版）は妊婦の最終体重増加量を11kgと設定して必要なエネルギーを算出している[14]．しかし，いずれにしても代謝解析や介入試験に基づいたものではない．

　また前述のようにやせ妊婦においては切迫早産，早産率が高く，低出生体重児のリスクも高いとされている[3]．やせ妊婦は妊娠中の体重増加と児の出生体重は正の相関を認めることから[19]，妊娠時点で非妊娠時のBMIによる体格評価を行い，妊娠中に十分な栄養を摂取できるよう，早期に栄養指導を介入することが望ましい．肥満妊婦に関してはどのような指導を行うか，我が国ではコンセンサスがない．厚生労働省の健やか親子21では，妊娠前のBMI 25以上の肥満妊婦は「個別に対応する」となっている[14]．日本産科婦人科学会（1997）[17]，日本妊娠高血圧学会（2009）では，妊娠前BMI 24以上の肥満妊婦の体重増加について，妊娠に伴う合併症を減少させる目的で5〜7kgとしている[20]．日本肥満学会の肥満症診断基準2011年では，妊娠前BMI 25以上の肥満妊婦では個別対応という厚生労働省の指針に加えて，「5kg程度が一応の目安」と追記されている[21]．いずれにおいても介入研究による成績に基づいておらず，児への長期的な予後に対する影響は考慮されていない．複数ある指針の中でいずれに基づいて指導するべきか，判断しなければならない．その際には，必ずしも十分なエビデンスに基づいていないこと，個人差が大きいことを配慮することが必要である．また，厳しく体重増加量を制限する根拠は十分でない．

3 妊娠中にどのような栄養指導を行うか？

1) バランスのよい食事摂取をすすめる．
2) 非妊娠時のBMIに応じて栄養指導を行う．
3) 妊娠早期に簡易的な栄養摂取の問診を行い，栄養摂取の乏しい例，バランスの悪い例，欠食の多い例などは積極的に管理栄養士にコンサルトする．

■解説

　厚生労働省は，「日本人の食事摂取算定基準（2015年版）」において，妊婦中に適切な栄養状態を維持するために摂取すべき1日あたりの付加エネルギー量を，妊娠初期は＋50kcal，妊娠中期は＋

表2　推定エネルギー必要量（kcal/日）

身体活動レベル	女性		
	I（低い）	II（普通）	III（高い）
18〜29（歳）	1,650	1,950	2,200
30〜49（歳）	1,750	2,000	2,300
妊婦（付加量）　初期 中期 後期	＋50 ＋250 ＋450	＋50 ＋250 ＋450	＋50 ＋250 ＋450

〔厚生労働省．日本人の食事摂取基準（2015年度版）「日本人の食事摂取基準（2015年度版）」策定検討会報告書[18]より〕

表3 妊婦の食事摂取基準（主な栄養素の基準）

エネルギー			推定エネルギー必要量（付加量）		
エネルギー（kcal/日）		初期 中期 後期	＋ 50 ＋ 250 ＋ 450		

栄養素			推定平均必要量[*1]	推奨量[*2]	目安量[*3]
蛋白質（g/日）		初期 中期 後期	＋ 0 ＋ 5 ＋ 20	＋ 0 ＋ 10 ＋ 25	− − −
脂質 非妊時 食事摂取		脂質（％エネルギー）	−	−	−
		飽和脂肪酸（％エネルギー）	−	−	−
		n-6 系脂肪酸（g/日）	−	−	9
		n-3 系脂肪酸（g/日）	−	−	1.8
炭水化物		炭水化物（％エネルギー）	−	−	−
ビタミン	脂溶性	ビタミン A（μgRAE/日） 初期・中期 後期	＋ 0 ＋ 60	＋ 0 ＋ 80	− −
		ビタミン D（μg/日）	−	−	7.0
		ビタミン E（mg/日）	−	−	6.5
		ビタミン K（μg/日）	−	−	150
	水溶性	ビタミン B_1（mg/日）	＋ 0.2	＋ 0.2	−
		ビタミン B_2（mg/日）	＋ 0.2	＋ 0.3	−
		ビタミン B_6（mg/日）	＋ 0.2	＋ 0.2	−
		ビタミン B_{12}（μg/日）	＋ 0.3	＋ 0.4	−
		葉酸（μg/日）	＋ 200	＋ 240	−
		ビタミン C（mg/日）	＋ 10	＋ 10	−
ミネラル	多量	ナトリウム（mg/日）	−	−	−
		カリウム（mg/日）	−	−	2,000
		カルシウム（mg/日）	−	−	−
		マグネシウム（mg/日）	＋ 30	＋ 40	−
		リン（mg/日）	−	−	800
	微量	鉄（mg/日） 初期 中期・後期	＋ 2.0 ＋ 12.5	＋ 2.5 ＋ 15.0	− −
		亜鉛（mg/日）	＋ 1	＋ 2	−
		銅（mg/日）	＋ 0.1	＋ 0.1	−
		ヨウ素（μg/日）	＋ 75	＋ 110	−

[*1] 推定平均必要量：母集団における必要量の推定値（50％の人が必要量を満たすと推定される摂取量）
[*2] 推奨量：母集団に属するほとんどの人（97～98％）が充足している量
[*3] 目安量：ある一定の栄養状態を維持するのに十分な量
（[*1]，[*2] は付加量である）
〔厚生労働省．日本人の食事摂取基準（2015 年度版）「日本人の食事摂取基準（2015 年度版）」策定検討会報告書[18] より〕

250kcal，妊娠後期は＋450kcalとしている．すなわち普通の活動レベルの女性で妊娠中期に，1日に2,250kcal（付加量250kcal），後期に2,450kcal（付加量450kcal）のエネルギー摂取を推奨している．蛋白質の付加推奨量は妊娠中期に10g，後期に25gとされている[16]（表2, 3）．

我々は，浜松医科大学助産学専攻学科の久保田君枝教授との共同研究において，妊娠食事摂取調査を行ったところ，1日の平均摂取エネルギーは妊娠初期，中期，後期いずれも約1,600kcalであった[21]．今回の我々の検討では，厚生労働省のエネルギー摂取推奨値と比べて，妊娠中期では30％，妊娠後期では37％も下回っており，妊婦の栄養摂取不足が明らかとなった．また欠食を認める例が多く，欠食を認める場合，1日の平均摂取エネルギーが有意に低値を示した．疫学研究から胎生期低栄養環境下で生まれた場合，将来のメタボリックシンドロームのリスクが上昇すると報告されており[22]，妊娠中の十分な栄養摂取は児の長期的な健康にとって非常に重要である．また我々の調査において，1日の摂取エネルギーが約1,600kcalであったにもかかわらず，妊娠中の平均体重増加量は10.4±3.2kgあったことから[21]，妊娠中の体重増加量だけでは，妊婦の栄養摂取状況を把握することは困難である可能性が示唆された．そのため，妊婦健診の場では，積極的に管理栄養士との協力体制を構築し，早期に栄養摂取の問診等を行うことにより，欠食やバランスの悪い食事，栄養摂取不足などが認められる場合は早期にコンサルトすることが望まれる．

■文献
1) 日本肥満学会，編．肥満症診断基準2011．肥満研究．2011; 17 増刊．
2) Weight Gain During Pregnancy: Reexamining the Guidelines, Report Brief. Institute of Medicine National Academies. 2009（Guideline）
3) Ehrenberg HM, Dierker L, Milluzzi C, et al. Low maternal weight, failure to thrive in pregnancy, and adverse pregnancy outcome. Am J Obstet Gynecol. 2003; 189: 1726-30.
4) Weiss JL, Malone FD, Emig D, et al; FASTER Research Consortium. Obesity, obstetric complications and cesarean delivery rate-- a population based screening study. Am J Obstet Gynecol. 2004; 190: 1091-7.
5) Shaw GM, Velie EM, Schaffer D. Risk of neural tube defects-affected pregnancies among obese women. JAMA. 1996; 275: 1093-6.
6) Morikawa M, Yamada T, Yamada T, et al. Prevalence of hyperglycemia during pregnancy according to maternal age and pre-pregnancy body mass index in Japan, 2007-2009. Int J Gynaecol Obstet. 2012; 118: 198-201.
7) Cnattingius S, Bergström R, Lipworth L, et al. Prepregnancy weight and the risk of adverse pregnancy outcomes. N Engl J Med. 1998; 338: 147-52.
8) Jensen DM, Damm P, Sørensen B, et al. Pregnancy outcome and prepregnancy body mass index in 2459 gluocse-tolerant Danish women. Am J Obstet Gynecol. 2003; 189: 239-44.
9) ACOG Committee Opinion No.549, Obesity in Pregnancy.
10) Prevention of neural tube defects: results of the Medical Reseach Council Vitamin Study. MRC Vitamin Study Research Group. Lancet. 1991; 338: 131-7.
11) Czeizal AE, Dudas I. Prevention of the first occurrence of neural tube defects: results of the ceptional vitamin supplementation. N Engl J Med. 1992; 327: 1832-5.
12) Lumley J, Watson L, Watson M, et al. Periconceptional supplementation with folate and /or multivitamins for preventing neural tube defects (Cochrane Review). In The Cochrane Library Issue 4, 2009.

13) Berry RJ, Li Z, Erickson JD, et al. Prevention of neural-tube defects with folic acid in China. N Engl J Med. 1999; 341: 1485-90.
14) 厚生労働省. 妊産婦のための食生活指針「健やか親子21」推進検討会報告書
http://www.mhlw.go.jp/houdou/2006/02/h0201-3a.html, 2006
15) 日本産科婦人科学会/日本産婦人科医会, 編集・監修. 産婦人科診療ガイドライン産科編2014. CQ001「特にリスクのない単胎妊婦の定期健康診査(定期健診)は?」. 東京: 日本産科婦人科学会; 2014.
16) Hytten FE, Leitch I. The physiology of human pregnancy. 2nd ed. Oxford: Blackwell Scientific Publication; 1979.
17) 中林正雄. 妊娠中毒症の栄養管理指針. 日産婦雑誌. 1999; 51: N507-10.
18) 厚生労働省. 日本人の食事摂取基準(2015年度版)「日本人の食事摂取基準(2015年度版)」策定検討会報告書.
19) Johnson JWC, Longmate JA, Frentzen B. Excessive maternal weight and pregnancy outcome. Am J Obstet Gynecol. 1992; 167: 353-72.
20) 日本妊娠高血圧学会, 編. 妊娠高血圧症候群(PIH)管理ガイドライン2009. 東京: メジカルビュー社; 2009. 75-6.
21) Kubota K, Kohmura YK, et al. Changes of maternal food intake, body weight and fetal growth through pregnancy in pregnant Japanese women. J Obstet Gynaecol Res. 2013; 39: 1383-90.
22) Gluckman PD, Hanson MA. Living with the past: evolution, development, and patterns of disease. Science. 2004; 305: 1733-6.

〈幸村友季子〉

A 妊娠の管理

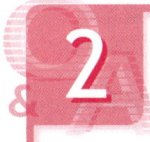

2 卵子（胚）提供による妊娠に対する注意と管理法について教えてください．

　近年，生殖補助医療（ART）の進歩と普及に伴い，早発閉経や高齢難治性不妊症などの女性が海外で卵子提供による ART を受けて帰国し，日本の施設で妊娠・分娩管理を行う機会が増えてきている．海外からの報告では，卵子提供妊娠は妊娠高血圧症候群（PIH）や子宮内胎児発育不全（FGR）の risk factor であると報告されている[1,2]．

　しかし，日本において卵子提供はいまだに認められておらず，海外で卵子提供され妊娠した妊婦の管理方法に関しては未だ確立されていない．そこで，当院にて我々が妊娠・分娩管理を行った日本人の卵子提供妊娠の経験をもとに，その注意点と管理法について概説する．

1 卵子提供妊娠の特徴

　2007〜2011 年に当院で妊娠・分娩管理を行った日本人の卵子提供妊娠 15 例（卵子提供群）と，同時期に患者自身の卵子を用いた通常の IVF により妊娠に至った 47 例（IVF 群）において，周産期事象について検討した．なお，卵子提供群は単胎 8 例，双胎 7 例であり，IVF 群は単胎 38 例，双胎 9 例であった．

　卵子提供群と IVF 群の背景（表 1）は，母体年齢（歳）は単胎（46.0 ± 0.7 vs 38.5 ± 3.2）で有意

表1 単胎・双胎別の卵子提供群と IVF 群の背景

<単胎>

	卵子提供群 (n = 8)	IVF 群 (n = 38)	P
分娩時年齢（歳）	46.0 ± 0.7	38.5 ± 3.2	< 0.01
初産率（%）	100	76.3	ns
分娩週数（週）	36.0 ± 2.4	38.6 ± 2.0	< 0.01
妊娠中の体重増加量（kg）	11.0 ± 3.7	10.5 ± 3.1	ns
非妊時 BMI	19.3 ± 1.4	20.3 ± 2.1	ns
高血圧家族歴（%）	25.0	28.9	ns
帝王切開率（%）	100	34.2	< 0.01

<双胎>

	卵子提供群 (n = 7)	IVF 群 (n = 9)	P
分娩時年齢（歳）	41.3 ± 5.8	38.6 ± 3.5	ns
初産率（%）	71.4	88.9	ns
分娩週数（週）	34.3 ± 2.2	34.8 ± 1.5	ns
妊娠中の体重増加（kg）	12.6 ± 2.1	10.5 ± 4.0	ns
非妊時 BMI	19.9 ± 2.4	20.4 ± 1.6	ns
高血圧家族歴（%）	0.0	44.4	< 0.05
帝王切開率（%）	100	100	ns

(mean ± SD)

差（p＜0.01）を認め，双胎（41.3 ± 5.8 vs 38.6 ± 3.5）では有意差を認めなかった．単胎・双胎ともに初産率，母体非妊時 BMI，light for date 児の発生率には 2 群間で有意差を認めなかった．

分娩週数では卵子提供群で有意に短く（p＜0.01），早産率は，単胎で 37.5％と IVF 群 13.2％に比し高い傾向（p＝0.09）を認めた．一方，双胎においては両群とも高率であり，両群間に有意差を認めなかった．

卵子提供群と IVF 群の妊娠高血圧腎症（preeclampsia: PE）発症率は単胎（25.0 vs 0.0），双胎（57.1 vs 0.0）ともに卵子提供群で有意（p＜0.01）に高率で，一方，妊娠高血圧症（gestational hypertension: GH）は 2 群間で差を認めなかった（図1）．また卵子提供群の PIH の 20％が 34 週未満の早発型であった．PIH 発症のリスク分析を多変量解析で行ったところ，卵子提供妊娠（odds ratio 7.44）のみが有意（p＜0.05）に PIH 発症率を高め，母体年齢，多胎妊娠，非妊時 BMI，高血圧家族歴は有意な因子とはならなかった（表2）．なお，症例数が十分でなかったため PE 発症率では有意差は出なかった．我々の結果では，日本人においても卵子提供妊娠は PIH 発症の risk factor であり，特に PE が多いことが特徴であった．

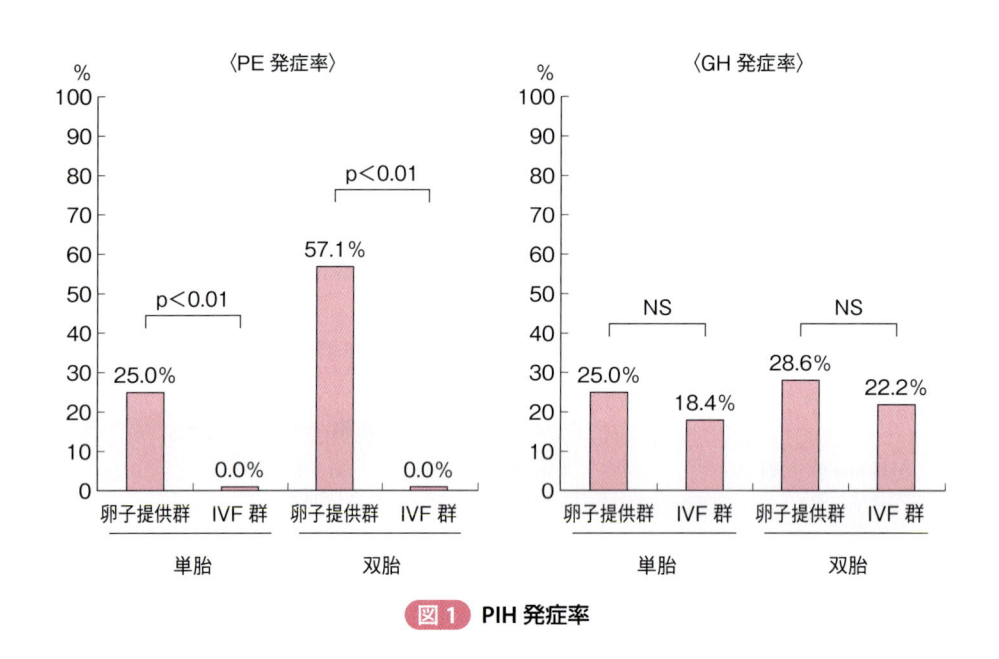

図1 PIH 発症率

表2 PIH 発症のリスク分析－多変量解析－

	オッズ比	P
卵子提供妊娠	7.44 （1.25～44.5）	＜ 0.05
多胎妊娠	2.32 （0.56～9.62）	ns
分娩時年齢	1.06 （0.88～1.26）	ns
非妊時 BMI	1.33 （0.94～1.88）	ns
妊娠中体重増加	1.03 （0.84～1.27）	ns
高血圧家族歴	0.91 （0.21～3.88）	ns

（n ＝ 62）

A 妊娠の管理

2 卵子提供妊娠における PIH 発症機序（図2, 3）

　PIH の発症機序はさまざまな角度から説明されうるが，3 step theory[3] が最も有力であると考えられる．正常妊娠では，まず精漿中に含まれる可溶性父親由来主要組織適合遺伝子複合体（major histocompatibility complex: MHC）クラス I 抗原が性交により母体免疫細胞にプライミングされることにより，父親抗原特異的な免疫寛容が誘導される[4]．コンドームユーザーや同棲期間が短い妊婦において PIH の発症リスクが高い[5] のは，精漿の曝露期間が短いために，父親抗原に対する十分な免疫寛容が誘導されないためと考えられている[6]．着床期から妊娠初期には，抗原提示細胞である樹状細胞[7]，免疫寛容を司る制御性 T 細胞（regulatory T cell: Treg）[8] が重要であり，トリプトファン異化酵素である indoleamine 2,3-dioxygenase（IDO）[9] も免疫寛容に重要な役割を果たす．その後，子

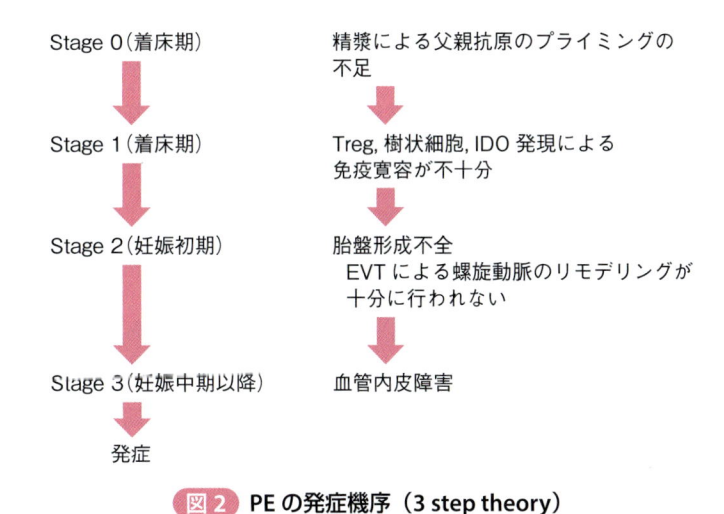

```
Stage 0（着床期）       精漿による父親抗原のプライミングの
      ↓                不足
Stage 1（着床期）       Treg, 樹状細胞, IDO 発現による
      ↓                免疫寛容が不十分
Stage 2（妊娠初期）     胎盤形成不全
      ↓                 EVT による螺旋動脈のリモデリングが
                        十分に行われない
Stage 3（妊娠中期以降）  血管内皮障害
      ↓
     発症
```

図2 PE の発症機序（3 step theory）

図3 EVT によるリモデリング

宮の螺旋動脈の血管平滑筋細胞，コラーゲン線維，血管内皮細胞が絨毛外トロホブラスト（extravillous trophoblast: EVT）により置換される（図2, 3）．この過程で，螺旋動脈壁の血管平滑筋が消失するため動脈管径は拡大し，血管抵抗も減少し，多くの母体血が絨毛間腔に流れ込み，その後の児の発育に有益となる．

　PIHのなかでもPE，特に早発型では，EVTの浸潤は脱落膜や子宮筋の表層に留まっており，螺旋動脈のリモデリングも不十分となり血管径が細いままで，十分な母体血液が絨毛間腔に流れ込まない．このことがのちに胎盤の低酸素化を引き起こし，全身的な炎症の原因となり，高血圧，蛋白尿が発症する誘因となる．また，胎盤の低酸素化によりトロホブラストから大型のcell debrisなどの血管内皮細胞傷害物質が流血中に流れ出し，好中球や単球を活性化させ，血管内皮障害を引き起こす[3]．

　PIHの発症に免疫が深く関与していることは従来から知られている．たとえば，PIHは初産婦（流産の既往もまたPIH発症を減少させる）に多いが，経産婦には少ない．しかし経産婦でもパートナーが変わると初産婦同様の発症率が高いこと[10]，AID妊娠[11]ではPIH発症率が高いこと，PIHにおける脱落膜の血管病変が移植拒絶反応の血管所見に類似すること[12]などから，PIHの病態形成には，非自己である胎児胎盤と母体間の免疫応答の異常が関与していることが推測される．卵子提供妊娠では胎児胎盤がまったく自己由来の抗原をもたないため，免疫応答の異常が起こりやすいことが推測される．

3 卵子提供妊娠の注意と管理法

　卵子提供妊娠の特徴は高齢かつPIH（特にPE）発症率が高いことである．また当院で経験した卵子提供妊娠のPIHのうち20％が早発型であったことより早期のターミネーションによる早産のリスクが高いといえる．以上より卵子提供妊娠はハイリスク妊娠のため周産期センターでの管理が望ましく，PIH（特にPE）発症に十分に留意して管理する必要がある．

■文献

1) Wiggins DA, Main E. Outcomes of pregnancies achieved by donor egg in vitro fertilization—a comparison with standard in vitro fertilization pregnancies. Am J Obstet Gynecol. 2005; 192: 2002-6.
2) Abdalla HI, Billett A, Kan AK, et al. Obstetric outcome in 232 ovum donation pregnancies. Br J Obstet Gynaecol. 1998; 105: 332-7.
3) Redman CW, Sargent IL. Immunology of pre-eclampsia. Am J Reprod Immunol. 2010; 63: 534-43.
4) Robertson SA, Guerin LR, Bromfield JJ, et al. Seminal fluid drives expansion of the CD4＋CD25＋T regulatory cell pool and induces tolerance to paternal alloantigens in mice. Biol Reprod. 2009; 80: 1036-45.
5) Robillard PY, Hulsey TC. Association of pregnancy-induced-hypertension, preeclampsia, and eclampsia with duration of sexual cohabitation before conception. Lancet. 1996; 347: 619.
6) Saito S, Sakai M, Sasaki Y, et al. Inadequate tolerance induction may induce pre-eclampsia. J Reprod Immunol. 2007; 76: 30-9.
7) Plaks V, Birnberg T, Berkutzki T, et al. Uterine DCs are crucial for decidua formation during embryo implantation in mice. J Clin Invest. 2008; 118: 3954-65.
8) Shima T, Sasaki Y, Itoh M, et al. Regulatory T cells are necessary for implantation and maintenance

of early pregnancy but not late pregnancy in allogeneic mice. J Reprod Immunol. 2010; 85: 121-9.
9) Mellor AL, Munn DH. Creating immune privilege; active local suppression that benefits friends, but protects foes. Nat Rev Immunol. 2008; 8: 74-80.
10) Robillard PY, Hulsey TC, Perianin J, et al. Association of pregnancy induced hypertension with duration of sexual cohabitation before conception. Lancet. 1994; 344: 973-5.
11) Smith GN, Walker M, Tessier JL, et al. Increased incidence of preeclampsia in women conceiving by intrauterine insemination with donor versus partner sperm for treatment of primary intertility. Am J Obstet Gynecol. 1997; 177: 455-8.
12) Labarrere CA. Acute atherosis. A histopathological hallmark of immune aggression? Placenta. 1988; 9: 95-108.

〈中林　靖，齋藤　滋，中林正雄〉

A 妊娠の管理

3 妊娠中に発症した深部静脈血栓症の治療について教えてください.

1 深部静脈血栓症・肺血栓塞栓症の治療

妊娠中の深部静脈血栓症・肺血栓塞栓症（DVT/PTE をあわせて VTE と表記する）の治療の原則は，中枢性か末梢性かで異なるが，特に肺動脈本幹部血栓例では母体救命が基本となる．PTE を伴わない下腿に限局した DVT では血栓の中枢方向への進展を防止し PTE を発症させないことが目標

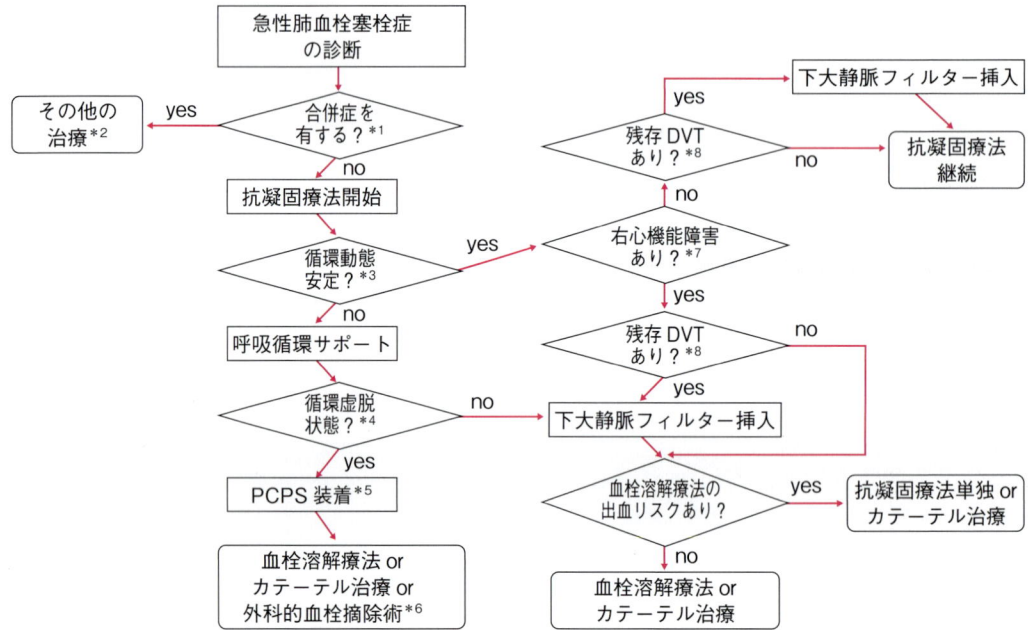

*1 高度な出血のリスクがある場合
*2 病態に応じた施行可能な治療を行う
*3 循環動態不安定とは，ショックあるいは遷延する低血圧状態を示す
*4 心肺蘇生を要する状態，あるいは高度なショックが遷延する状態
*5 施設の設備や患者の状態により，装着するか否かを検討する
*6 施設の状況や患者の状態により，治療法を選択する
*7 心エコーによる右室拡大や肺高血圧の存在により評価
*8 遊離した再塞栓を来たした場合，重篤化する危険性のある深部静脈血栓

治療のアルゴリズムを示すが，あくまでも 1 例であり，最終的な治療選択は各施設の医療資源に応じて決定することを，妨げるものではない.
DVT：深部静脈血栓症
PCPS：経皮的心肺補助

図1 急性期血栓塞栓症の治療アルゴリズムの 1 例

循環器病の診断と治療に関するガイドライン（2008 年度合同研究班報告）
肺血栓塞栓症および深部静脈血栓症の診断，治療，予防に関するガイドライン（2009 年改訂版）
〔http://www.j-circ.or.jp/guideline/pdf/JCS2009_andoh_h.pdf（2015 年 2 月閲覧）〕

となる．全体としては母体の生命が安全な状態と判断される場合にのみ，妊娠の継続や個別の産科合併症の管理，胎児管理といったプロセスに進むこととなる．

そのため，急性 VTE の初期診断治療段階では循環器内科医，血管外科医，場合によっては集中治療医によるチームの管理が主体となる．

図1に示すように産科医が関与するのは急性血栓塞栓症診断時ならびに循環動態が安定し，残存 DVT がない母体の危機的状態を脱出した時点である．また，妊娠自身は血栓溶解療法の相対禁忌であり，循環虚脱状態で血栓溶解療法を行う時点，もしくは下大静脈フィルター挿入時で出血リスクがなく血栓溶解療法が必要な場合のみ血栓溶解療法は対象となる[1]が，投与時の胎盤後血腫などの産科合併症に十分注意を払う必要がある．血栓溶解療法中で帝王切開が必要な場合には術中の止血困難や創部出血，血腫形成の可能性が高く，高度な判断が求められる．

なお，初期治療時，忘れてはならないのが治療開始前の血栓性素因の検索のための血液検査である．プロテイン S 抗原量，活性（全ならびに遊離型）のように妊娠中は生理的に低下するため，先天性の低下症の判断は両親の値を参考にする必要がある場合もある．また VTE による 2 次的消費により関連凝固阻止因子活性が低下する可能性があり判断が困難な場合もある．ヘパリン投与後は活性で評価するループスアンチコアグラントなどさらに評価が困難となる．

a. 急性 VTE 治療

急性 VTE 合併妊婦では薬物治療の第一選択は抗凝固療法であり，禁忌でない限り治療的抗凝固療法ののち予防的抗凝固療法を妊娠全期間中投与することが推奨される（grade 1A）．急性 VTE 時に施行する治療的抗凝固療法は full dose 抗凝固療法もしくは用量調節抗凝固療法である．急性 VTE が疑われた段階で初回投与として未分画ヘパリン 5,000 単位を静注ののち 1,400 単位/時か 17,500 単位1日2回皮下注，抗第 Xa 因子ヘパリン濃度が 0.3〜0.7U/mL に相当する治療域，すなわち APTT が正常対照の 1.5〜2.5 倍延長するように 6 時間ごとに測定して調節するものである．2 週間前後で超音波検査や MRI を用いた血栓の評価を行い，器質化し新たな血栓形成が認められなければ，予防的抗凝固療法へ移行する．

その間，未分画ヘパリンによりヘパリン誘発性血小板減少（HIT）を発症した場合には，原則保険適応はないが，より交差性の少ない低分子量ヘパリン，抗 Xa 阻害剤を使用し妊娠期間の延長を図る．妊娠週数によっては NICU 管理により児の予後が良好と判断される場合妊娠終結も選択となる．これらの薬剤で血小板減少が改善しない場合，特に妊娠 24 週未満では児の未熟性を考慮しヒルジンアナログ合成トロンビン阻害剤であるアルガトロバンを選択するか判断する必要がある．分子量が小さいため薬剤の胎児への移行がある．

不安定な血行動態を伴う重症急性 PTE 例の血栓溶解療法では，組織型プラスミノゲンアクチベータ（tPA）（遺伝子組換えモンテプラーゼ）を発症後 6 時間以内に 13,750〜27,500IU/kg を静脈内投与する．循環器病の診断と治療に関するガイドライン（2009）[1]では，1）正常血圧で右心機能障害も有しない場合は，抗凝固療法を第一選択とする．2）正常血圧であるが右心機能障害を有する場合には，効果と出血のリスクを慎重に評価して，血栓溶解療法も選択肢に入れる．3）ショックや低血圧が遷延する場合には，禁忌例を除いて血栓溶解療法を第一選択として推奨する．

A　妊娠の管理

　図1に示すように循環動態が安定しているが残存DVTがある場合には下大静脈フィルターが考慮される．ただ，妊娠・産褥期に発症するVTE症例における先天性血栓性素因を有する症例の割合は各種報告で差があるが，10％程度である．また，妊娠といった生理的過凝固状態の負荷が一時的にかかった結果の発症であることから，PTE予防のための永久型下大静脈フィルター留置は推奨されない．また，一時的下大静脈フィルター留置に関しても約20％程度に感染，血栓形成などの合併症があることから，その留置は慎重に行い，①妊娠34週前後での器質化していない遊離血栓の存在，②ヘパリン抵抗性血栓の存在，③抗凝固療法が困難である例が対象となる．

　非妊娠時では静脈血栓予防薬剤としてワルファリンが推奨されるが[3]，妊娠中は胎児への移行による頭蓋内出血の可能性があり，母体の心臓機械弁留置者以外には使用されない．

b. 妊娠中の抗凝固療法

　抗凝固療法の実際的具体例としてはACOG Practice Bulletin 2011に提示されているものが参考となる[4]．日本では帝王切開術後の予防的投与が保険で認められている低分子量ヘパリン　エノキサパリンは現時点で妊娠期間中の投与保険適応がないため，改変したのが表1である．未分画ヘパリンの予防的投与量については表中の量を日本人に合わせて減量してもよい．また，先天性血栓性素因合併妊娠における妊娠中および産褥期の血栓予防対策例も参考となる[4]．

表1　抗凝固療法

抗凝固療法	量
予防的未分画ヘパリン	UFH 5,000～10,000U　皮下注　12時間ごと UFH 5,000～7,500U　皮下注　12時間ごと　第1三半期 UFH 7,500～10,000U　皮下注　12時間ごと　第2三半期 UFH 10,000U　皮下注　12時間ごと　第3三半期 aPTT延長ない限り
治療的未分画ヘパリン	UFH 10,000U以上　皮下注　12時間ごと 治療域 aPTT（1.5～2.5 投与6時間後）に投与量を調整
産褥抗凝固療法	4～6週間　予防的未分画ヘパリン投与 もしくは未分画ヘパリン INR（2.0～3.0）を目標に投与し， 2日 INRを2.0以上にしながらワルファリンを4～6週間投与する

注：日本では低分子量ヘパリンの治療的，もしくは妊娠中の予防的投与は認められていない．
UFH: unfractionated heparin（未分画ヘパリン）
（James A; Committee on Practice Bulletins－Obstetrics. Obstet Gynecol. 2011; 118: 718-29[4]を改変）

c. 急性PTEに伴う問題点

　妊娠・産褥期の母体死亡は，残された家族の大きな負担となる．妊娠中も予測される合併症として，VTEの予防と対策について十分なインフォームドコンセントを文書で得ることが推奨される[5]．

　また，重症急性PTE例で人工早産となる場合，新生児集中治療室（NICU）管理が必要となり児の未熟性による問題が発生する．産褥期では，産科，新生児科，血管外科，循環器内科などの当該診療科は密接な診療連携が必要となることに留意すべきである[6]．

■文献

1) 循環器病の診断と治療に関するガイドライン（2008年度合同研究班報告）．肺血栓塞栓症および深部静脈血栓症の診断，治療，予防に関するガイドライン（2009年改訂版）．
2) 杉村　基．【血栓止血の臨床　研修医のために】産科領域における抗血栓療法の特殊性（産婦人科の立場より）日本血栓止血学会誌．2008; 19: 745-9.
3) 杉村　基．産婦人科領域における血液凝固阻害薬―その特殊性と今後の適正使用の検討．産科と婦人科．2010; 65: 931-6.
4) James A; Committee on Practice Bulletins－Obstetrics. Practice bulletin no.123: thromboembolism in pregnancy. Obstet Gynecol. 2011; 118: 718-29.
5) 杉村　基．【静脈血栓症】産婦人科における深部静脈血栓症．関東連合産科婦人科学会．2012; 49: 143-5.
6) 杉村　基．産婦人科領域における肺血栓塞栓症．日本血栓止血学会誌．2001; 12: 460-6.

〈杉村　基〉

A 妊娠の管理

4 妊娠中のビタミンD欠乏症と妊娠予後について最新の知見を教えてください．

1 我が国でビタミンD欠乏症が存在するのでしょうか？

　ビタミンDはカルシウム代謝に関与し，副甲状腺ホルモンによってコントロールされる．一般に欠乏症では乳幼児で骨格の形成異常（くる病），成人では骨軟化症や骨粗鬆症の原因となることで知られるほか，感染症，多発性硬化症，循環器疾患や発癌リスク（大腸癌，乳癌，卵巣癌など）の増加に関連する可能性が指摘されている．食品では魚介類，卵，きのこ類に多く含まれるほか，紫外線の影響を受けて皮膚で代謝生成される．

　妊娠中のビタミンD欠乏症について，日本人の食事を他の先進国とともに調査した結果が存在する[1]．これによれば，我が国の妊娠中の必要量（表1）として定められた7.0μg/日を平均して満たしていないことが明らかになり，これは他の先進国でも同様の結果であった．またビタミンDの血中濃度について，他国での非妊娠女性での調査であるが近年減少傾向にあることが明らかになってきており，肥満率の上昇や食事内容の変化に加えて日光にあたらない，もしくは日焼け止めを多用することが原因であるとされている．北米での妊娠女性を対象とした調査では人種差や季節による差が著明であり，日光曝露の影響は特に大きいものと考えられ，我が国でも近年日焼けを嫌う女性は少なくないことから今後の欠乏症の増加が懸念される．また，食事における「魚離れ」（近年は水銀含有の問題から妊娠中の摂取を必要以上に忌避する向きも存在する）についてもビタミンDのみならず，カルシウムの不足にも関与しており，決して無視できない問題であろう．

表1 ビタミンDの食事摂取基準値[2]

【18〜29歳，30〜49歳共通】
非妊娠女性　5.5μg/日
妊娠時付加量　＋1.5μg/日
（妊娠全時期を通じて）

2 ビタミンD欠乏症が妊娠経過や胎児に影響を与えた報告はあるのでしょうか？

　妊娠中は胎児からのカルシウム要求があるため，ビタミンD摂取必要量が増加し，付加量が設定されている[2]．新生児にくる病を生じるほどの妊娠中のビタミンD欠乏症はまれとしても，新生児にみられる頭蓋癆（これまでは病的なものではないとされてきた）が在胎中の母体ビタミンD欠乏症に関連していることが明らかになってきている[3]ほか，近年乳幼児においてビタミンD欠乏症の報告が散見される．さらに，疫学的に推定される妊娠経過・新生児への低ビタミンD血症の影響は次第に増えている．新生児の喘息や喘鳴，成長後の1型糖尿病や精神疾患を増加させる可能性が指摘されてきたほか，最近では児の4歳時点での筋力低下[4]が指摘されており，カルシウムや骨格系に影響するビタミンであることを考慮すれば有力な知見であろうと思われる．

　また，以前から臨床的に証明されるには至っていないものの，女性において多嚢胞性卵巣症候群（PCOs）や子宮内膜症といった生殖機能に与える影響は指摘されてきたが，近年，妊娠経過と周産期

A　妊娠の管理

表2　ビタミンDが妊娠経過に与える影響（推定を含む）

【妊娠成立まで】	【妊娠経過中】	【胎児・新生児】
・多嚢胞性卵巣症候群（PCOS） ・子宮内膜症 ・細菌性腟症	・切迫早産 ・妊娠高血圧腎症（重症型）	・新生児くる病，頭蓋癆 ・喘息・喘鳴 ・筋力低下 ・1型糖尿病 ・精神疾患　など

事象に与える影響についても報告が増えている．まず，切迫早産がビタミンDの低値と関連しているとする報告が存在する．またこれとの関連性は証明されていないが，切迫早産の原因となりうる細菌性腟症をもつ女性もビタミンD低値群で高率であるとの説もある．さらに，最新の研究から妊娠高血圧症候群への影響が注目されている[5]．1959～1965年の保存検体を用いたコホート研究であるが，ビタミンD欠乏症の妊婦では正常に比し40％も重症型妊娠高血圧腎症の発症が高率であることが明らかとなった．これに対し，軽症型妊娠高血圧腎症の発症率には影響しないとの報告がなされた（診断基準は現在の各国のものと異なる）．カルシウム代謝が血圧に与える影響は少なくないと考えられ，ビタミンD欠乏症がこれら疾患に関与する可能性は十分に考えられる．ただし，これを疾患の治療や予防につなげるための臨床研究は現段階で進んでいない．

3 ビタミンD欠乏症を避けるために必要なことは何でしょうか？

妊娠中のビタミンD欠乏症を避けるために必要なのは，まず適切な日光への曝露であろう．たとえば英国ではすべての妊婦はビタミンD欠乏症の危険があるとし，特に南アジア系人種などでは白色人種に比し紫外線によるビタミンDの産生効率が低いとして注意をよびかけている（英国は高緯度のため，冬季などで日照時間が短いことが問題となる．また多民族国家のため元来の生活習慣と異なる生活を強いられる妊婦が存在するが，これは将来の我が国でも起こりうることである）．

日本においても極端に日焼けを嫌い，強すぎる日焼け止めの使用や日光にあたらないといったことは避けることが望ましいが，季節や居住地域，また何らかの理由で日光にあたることを推奨できない妊婦に対しては，サプリメントの併用などが考慮されるべきであろう．ただし妊婦に対してサプリメントやビタミンD製剤（カルシトリオール，アルファカルシドールなど）の適切な投与量は定められておらず，またこれらの内服が周産期事象を減少させるエビデンスは現在存在しない．

したがってビタミンD欠乏症については生活習慣・食習慣でのカバーが最も重要であり，特に日光曝露に加えて魚介類の摂取が鍵であろう．水銀含有の問題から妊婦の摂取に注意が喚起されている魚介類であるが，極端に制限するなど我が国固有の食生活を変化させた結果，ビタミンD欠乏症妊婦を増加させるのは本末転倒ともいえ，緊急に検討の必要な課題であると考えられる．

■文献
1) Blumfield ML, Hure AJ, Macdonald-Wicks L, et al. A systematic review and meta-analysis of micronutrient intakes during pregnancy in developed countries. Nutr Rev. 2013; 71: 118-32.
2) 厚生労働省．「日本人の食事摂取基準」策定検討会報告書．日本人の食事摂取基準（2010年版）．東京：第一出版；2010.

3) Yorifuji J, Yorifuji T, Tachibana K, et al. Craniotabes in normal newborns: the earliest sign of subclinical vitamin D deficiency. J Clin Endocrinol Metab. 2008; 93: 1784-8.
4) Harvey NC, Moon RJ, Sayer AA, et al. Maternal antenatal vitamin D status and offspring muscle development: findings from the Southampton Women's Survey. J Clin Endocrinol Metab. 2014; 99: 330-7.
5) Bodnar LM, Simhan HN, Catov JM, et al. Maternal vitamin D status and the risk of mild and severe preeclampsia. Epidemiology. 2014; 25: 207-14.

〈成瀬勝彦〉

B 胎児障害・形態異常に関する相談

5 妊娠初期の超音波検査でみられる異常について教えてください．

　近年の超音波機器の進歩により，妊娠初期の小さい胎児でも詳細な画像が得られるようになっている．欧米では Nuchal translucency の測定を含めた染色体異常のスクリーニング検査が普及していることもあり，妊娠初期に構造異常を診断する研究が進んでいる．国際産婦人科超音波学会（ISUOG）では 2013 年に first trimester の超音波検査に関するガイドラインを示している[1]．観察する時期は NT 計測時の 11～13 週であり，それ以前の詳細な解剖学的な観察は困難である．条件がよければ経腹超音波で行うが，胎位や母体の腹壁の厚さなどで条件が不良な場合は経腟プローブでの観察も有用である．ISUOG Guideline から提唱されている各臓器別のチェック項目を表 1 に示す．

表 1　11～13 週 6 日の観察する超音波所見
(ISUOG Practice Guidelines: performance of first-trimester fetal ultrasound scan)

観察臓器・部位	所見
頭部	頭部の有無 頭蓋骨の形状 大脳鎌
頸部	正常像 nuchal translucency
顔面	目，水晶体 鼻骨 下顎 口唇
脊椎	脊椎（縦断面，横断面） 皮膚に覆われているか
胸部	肺の左右差 胸水，腫瘤
心臓	心拍動 対称な四腔断面
腹部	胃が左上腹部に存在 膀胱 腎臓
腹壁	臍帯付着部 臍帯の異常
四肢	四肢がそれぞれ 3 部分に分かれている 手・足の向き
胎盤	大きさ，均質さ
臍帯	3 本の血管

(Salomon LJ, et al. Ultrasound Obstet Gynecol. 2013; 41: 102-13[1] より改変)

■ B 胎児障害・形態異常に関する相談

臓器別

a. 頭部

頭部の観察はまず横断面または前後断面で頭蓋骨があること，その形態，大脳鎌の有無，脈絡叢の左右差を観察する（図1左）．診断される疾患は無頭蓋症，全前脳胞症（図1右），水頭症などである．全前脳胞症は妊娠初期で診断が可能な疾患であるが，正常の脈絡叢を描出した'butterfly' sign が消失すると報告されている[2]．NT 計測断面では開放性二分脊椎のスクリーニングに"intracranial translucency"の観察が有用と近年のトピックスとして報告されている[3]が，ISUOG Guideline では標準的な検査ではないと述べられている．

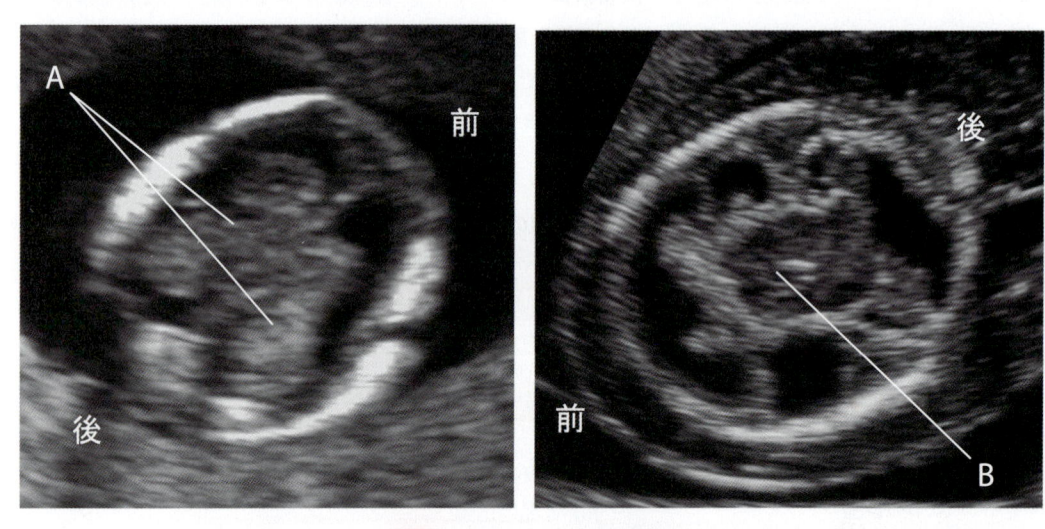

図1 正常頭部，全前脳胞症
左：正常頭部横断面像（妊娠 13 週）．両側に対称な脈絡叢（A）が描出される．
右：全前脳胞症（横断面，妊娠 13 週）．中央に大きな視床（B）が描出され，左右の側脳室は分離されていない．

b. 頸部

NT の計測では詳細に観察される部位であるが，cystic hygroma は妊娠初期に指摘される異常の中でも頻度の高い所見である．半数以上は染色体異常を合併するため絨毛採取，羊水穿刺での染色体分析を行うことは重要である．正常核型でも胎児水腫へ進行するものは予後不良である．自然寛解するものは予後良好のこともあるが，さらに形態異常の精査が必要である．

c. 心臓

妊娠初期の心臓は小さく，詳細な観察は困難であるが，条件がよければ四腔断面の観察は可能である（図2）．四腔断面で左右の心室の大きさがアンバランスな所見は検出可能である（図3左）．カラードプラは診断の補助的な役割には有用である（図3右）．ただし，ISUOG Guideline では，妊娠初期のドプラは安全性の面からは routine scanning には用いるべきではないと述べられている．

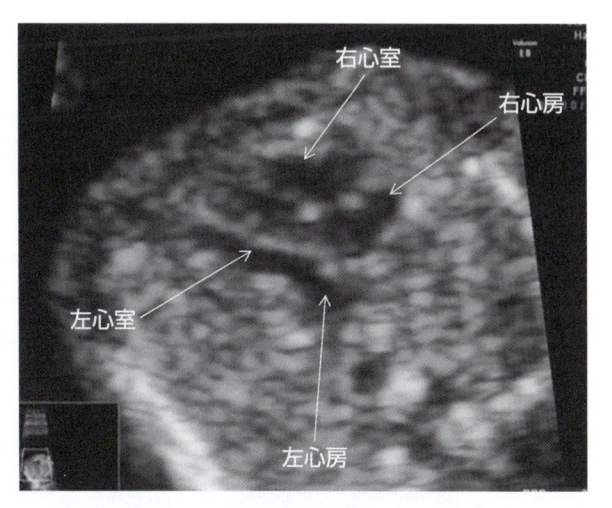

図2 正常四腔断面
正常心臓，四腔断面（妊娠13週）．左右の心室が描出される．

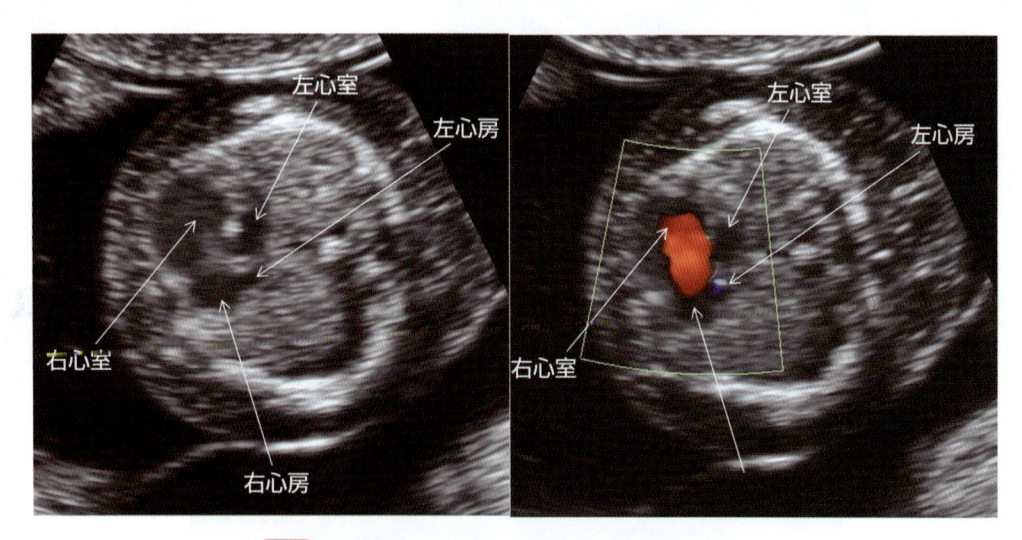

図3 心四腔断面の異常（横断面，妊娠13週）
右：Bモード画像．心室の大きさに左右差を認める．
左：カラードプラ像．左心室には流入血流がみられない．

d. 腹部・腹壁

　腹部は胃胞，臍帯付着部（図4），膀胱（図5）を観察する．胃胞は正常では心尖部と同じ左を向いている．臍帯付着部は，妊娠10週までは生理的ヘルニアがみられるので，それ以降に観察する．12週で臍帯ヘルニアがみられるようであれば，病的な所見として有意である（図6）．胎児は妊娠9週から尿を産生しているが，妊娠11〜13週で膀胱は観察されるようになる．膀胱は左右の臍帯動脈に挟まれた位置に存在する（図5）．下部尿路閉鎖では膀胱は拡大し，重症例では妊娠中期前半には羊水量が減少する．

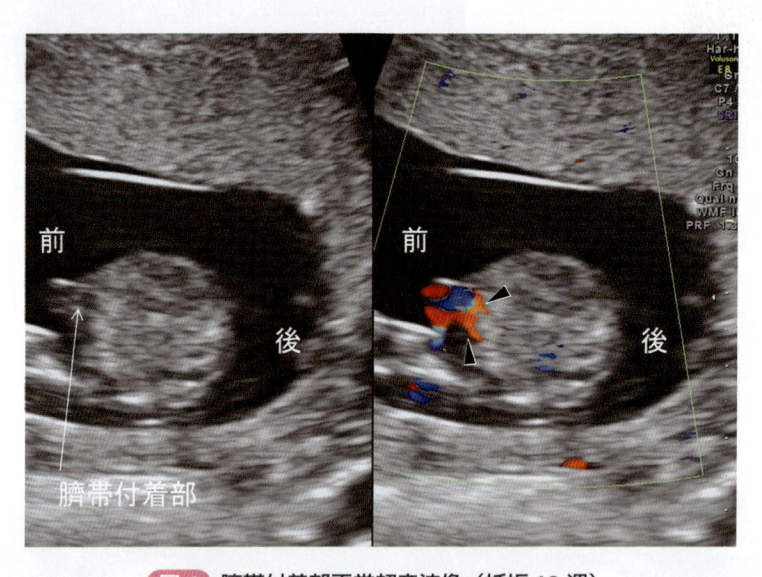

● B 胎児障害・形態異常に関する相談

図4 臍帯付着部正常超音波像（妊娠13週）
臍帯が下腹部に付着し（左），カラードプラで血流の流入出を認める（右）．
（◀は臍帯動脈）

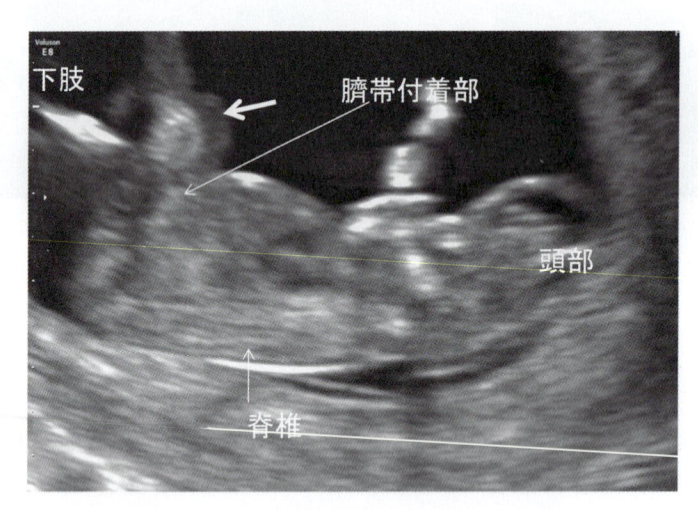

図5 臍帯ヘルニア超音波像（矢状断面，妊娠14週）
脱出した腸管を認める（太矢印）．

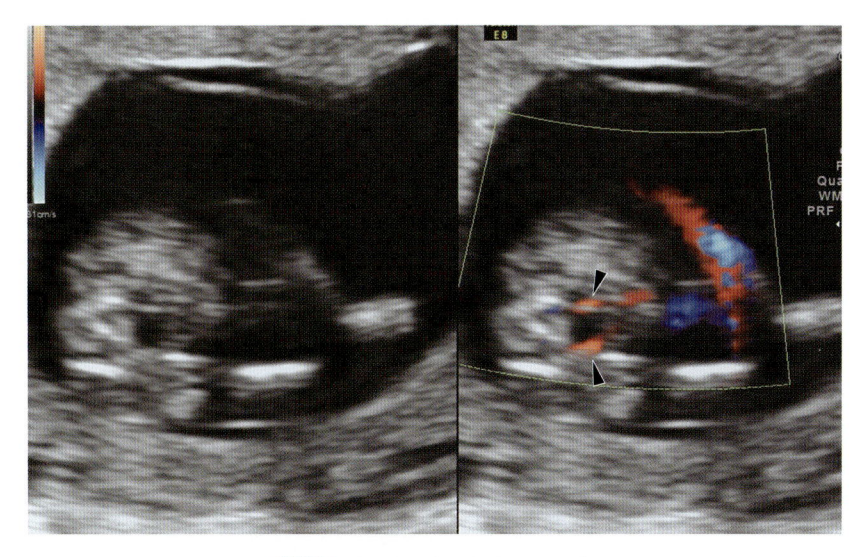

図 6 膀胱断面像（妊娠 13 週）
下腹部に液体貯溜像がみられ（左），カラードプラで左右の臍帯動脈（▼）が描出される（右）．

e. 胎盤・臍帯

胎盤の位置は妊娠中期にかけて変化するが，臍帯付着部は妊娠初期が最も観察しやすい．

卵膜付着，前置血管となる症例は胎児発育不全，分娩時の胎児機能不全のリスクが高くなるため要注意である．

■文献

1) Salomon LJ, Alfirevic Z, Bilardo CM, et al. ISUOG practice guidelines: performance of first-trimester fetal ultrasound scan. Ultrasound Obstet Gynecol. 2013; 41: 102-13.
2) Sepulveda W, Wong AE. First trimester screening for holoprosencephaly with choroid plexus morphology ('butterfly' sign) and biparietal diameter. Prenat Diagn. 2013; 33: 1233-7.
3) Chaoui R, Benoit B, Mitkowska-Wozniak H, et al. Assessment of intracranial translucency (IT) in the detection of spina bifida at the 11-13-week scan. Ultrasound Obstet Gynecol. 2009; 34: 249-52.

〈和田誠司〉

6 NIPTを含む最新の出生前診断について解説してください.

　次世代高速シークエンス法ならびに高密度マイクロアレイ法などの最新の網羅的遺伝子解析技術は，出生前診断においてもすでに臨床応用されている．これらの解析法は，母体血を用いた胎児染色体検査（non-invasive prenatal testing: NIPT）の臨床応用，さらにはトリプシンギムザ染色法（G-バンド法）や蛍光 in situ ハイブリダイゼーション法（FISH法）では検出できなかった胎児の染色体微細欠失や片親性ダイソミー（uniparental disomy: UPD）の診断を可能にした．本稿では，母体血を用いた胎児診断ならびにマイクロアレイ解析について概説し，それぞれ臨床応用に際しての注意点について述べる．

1 母体血を用いた胎児診断

a. 母体血漿中 cell-free fetal DNA（cff-DNA）の特徴

　母体と胎児のDNAは胎盤関門により互いに混じり合わないと考えられていた．しかし，1997年にはじめて母体血中に胎児DNAが検出されたことをきっかけにして，母体血を通じて胎児・胎盤の遺伝情報を得ることが可能になった[1]．

　出生前診断では，絨毛検査は妊娠11〜14週，羊水検査は妊娠15〜16週以降に実施することが推奨されているが，いずれの検査も破水や流産などのリスクを伴う．一方，母体血漿中cff-DNAは妊娠7週頃から検出可能であり，母体血漿中cff-DNAを用いた非侵襲的遺伝学的検査は，絨毛採取や羊水穿刺などの侵襲的検査よりも早期に実施することができる．

b. 母体血による胎児性別診断

　本検査は，胎児にX連鎖性劣性遺伝子異常症あるいは副腎皮質過形成のリスクがある例に研究レベルで臨床応用されている．X連鎖性劣性遺伝子異常症のキャリア妊婦では，胎児が男児であれば正常児もしくは罹患児，女児であれば正常児もしくは保因者である（図1）[2]．つまり，女児を妊娠していることが確認できれば，遺伝子検査を受けるために絨毛採取や羊水検査などの侵襲的検査を受ける必要はなくなる．そこで，X連鎖性劣性遺伝子異常症のキャリア妊婦に対して，1）妊娠11週以前に母体血漿中cff-DNAを用いて性別診断を行い，2）男児を妊娠していれば妊娠11週以降に絨毛採取を行い，3）女児であれば妊娠13週以降に超音波検査で性別を確認することができる．一方，胎児に副腎皮質過形成のリスクがある場合は，1）妊娠初期からデキサメタゾン療法を開始し，妊娠7〜10週に母体血を用いた胎児性別診断を行う，2）児が男児と診断されれば，妊娠初期からのデキサメタゾン療法を中止し，3）女児と診断されれば，妊娠11週頃に絨毛採取を行い，胎児が罹患児であれば妊娠初期からのデキサメタゾン療法を継続することができる．

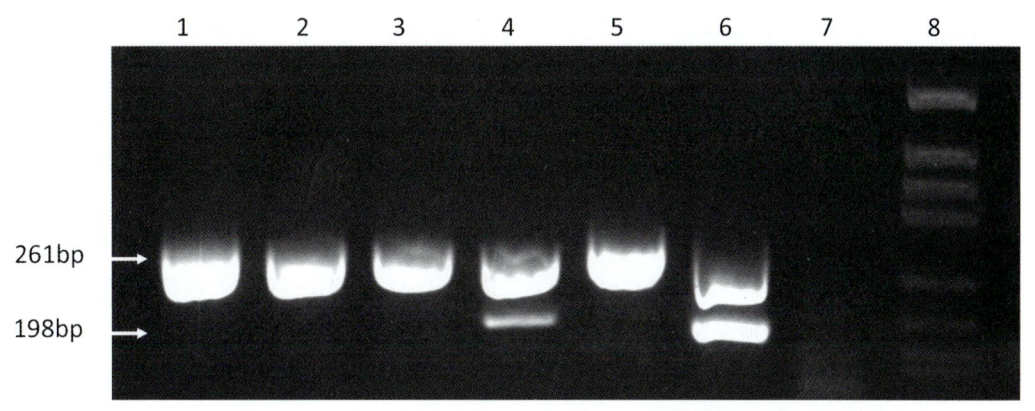

B 胎児障害・形態異常に関する相談

レーン 1： 母体全血 DNA
レーン 2： 母体血漿中 cff-DNA（妊娠 11 週）
レーン 3： 母体血漿中 cff-DNA（妊娠 12 週）
レーン 4： 男児妊娠例の cff-DNA
レーン 5： 正常核型の女性 DNA
レーン 6： 正常核型の男性 DNA
レーン 7： 蒸留水
レーン 8： サイズマーカー

図 1　母体血による胎児性別診断

レーン 1〜3，およびレーン 5 では X 染色体特異的なバンド（261bp）のみが検出され，レーン 4 およびレーン 6 では X 染色体特異的なバンド（261bp）と Y 染色体特異的なバンド（198bp）の 2 本のバンドが認められた．したがって，妊娠中の胎児は女児であると診断された．
（Miura K, et al. J Hum Genet. 2011; 56: 296-9[2)] より）

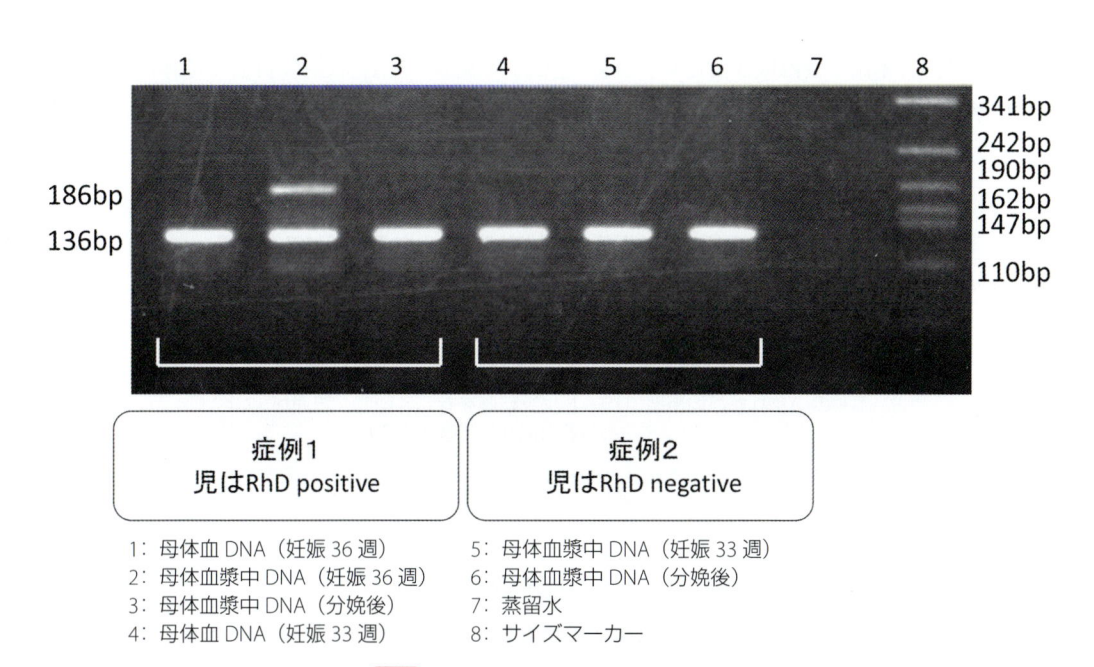

症例1　児はRhD positive
症例2　児はRhD negative

1： 母体血 DNA（妊娠 36 週）
2： 母体血漿中 DNA（妊娠 36 週）
3： 母体血漿中 DNA（分娩後）
4： 母体血 DNA（妊娠 33 週）
5： 母体血漿中 DNA（妊娠 33 週）
6： 母体血漿中 DNA（分娩後）
7： 蒸留水
8： サイズマーカー

図 2　母体血による胎児 RhD 型診断

症例 1 の妊婦血漿中には RhD 遺伝子領域の増幅産物（186bp）と RhCcEe 遺伝子領域の増幅産物（136bp）が検出されているが，分娩後の血漿中には RhD 遺伝子領域の増幅産物が消失している．一方，症例 2 の妊婦ではレーン 4 から 6 までいずれも 136bp のバンドのみが検出されているので，胎児は Rh（−）と判定された．
（三浦清徳，他．医学のあゆみ．2008; 225: 963-9[3)] より）

c. 母体血による胎児 RhD 型検査

RhD（−）妊婦では胎児の RhD 型が（＋）の場合には RhD 型不適合妊娠となり，妊婦が抗 D 抗体を有していると胎児が溶血性貧血から胎児水腫などの重篤な疾患を発症する危険性がある．胎児の Rh 型を検査する方法として羊水検査あるいは絨毛検査があるが，流産などのリスク以外にも侵襲的検査により感作を引き起こすリスクも知られている．また，妊娠管理において免疫グロブリンを投与する場合にはその副作用もリスクである．一方，母体血漿中 cff-DNA を用いた胎児 RhD 型検査は非侵襲的検査であり，上記リスクの回避につながる．RhD（−）妊婦について，血漿中の RhD（＋）遺伝子型の有無を PCR 法で検査し，RhD（＋）遺伝子型が検出されなければ，妊娠中の胎児は Rh（−）と診断される（図2)[3]．母児ともに RhD（−）であれば，妊娠中に推奨される免疫グロブリン投与も不要であると判断される．

d. 母体血を用いた胎児染色体検査（NIPT）

母体血を用いた胎児染色体検査は，2013 年 4 月より本邦においても臨床研究として導入された．本検査は，母体血漿中に流入する断片化された cell-free DNA を次世代高速シークエンス法で解析し，各染色体領域のリード数を診断に用いている．本検査の対象疾患は 21 トリソミー，18 トリソミー，および 13 トリソミーに限定され，対象例はそれら疾患のハイリスク妊婦である（表1)[4]．したがって，予めそれ以外の染色体異常症（モザイク例や不均衡型転座例も含む）の可能性が推定される場合には，母体血を用いた胎児染色体検査の対象とはならない．本検査は認定された施設で実施され，その施設認定・登録は，日本医学会臨床部会運営委員会「遺伝子・健康・社会」検討委員会「母体血を用いた出生前遺伝学的検査」施設認定・登録部会で行われる．また，本検査は，胎児の性染色体異常や染色体微細欠失の診断にも応用可能であるが，本邦における適応の拡大については十分な議論が必要である．

表1　母体血を用いた胎児染色体検査の対象となるハイリスク妊婦

1. 胎児超音波検査で胎児が染色体数的異常を有する可能性が示唆された者．
2. 母体血清マーカー検査で，染色体数的異常を有する可能性を示唆された者．
3. 染色体数的異常を有する児を妊娠した既往のある者．
4. 高齢妊娠．
5. 両親のいずれかが均衡型ロバートソン転座を有していて，胎児が 13 トリソミーまたは 21 トリソミーとなる可能性が示唆される者．

（日本産科婦人科学会/日本産婦人科医会，編集・監修．産婦人科診療ガイドライン産科編 2014．東京：日本産科婦人科学会；2014. p.99-102[4] より）

e. 母体血を用いた胎児遺伝子検査（メンデル遺伝子病）

母体血を用いたメンデル遺伝子病の胎児遺伝子検査は，現時点では研究段階である．すでに父親由来あるいは特発性の常染色体優性遺伝子異常症，両親から胎児へ遺伝する際に疾患の原因である反復配列の回数が増加するトリプレットリピート病では，PCR 検査を用いて母体が有していない遺伝子異常を母体血漿中に確認することで確定診断されたという報告がある．

また，最近では，母親由来の胎児遺伝子異常についても，Digital PCR 法や次世代シークエンス法など最新の DNA 解析技術を用いて cell-free DNA 量を定量すると，胎児が遺伝子異常を有する場合

M: Mutated allele　　W: Wild-type allele
X: X染色体　　Y: Y染色体

図3　X連鎖性遺伝子異常症キャリアの妊婦血液による胎児遺伝子診断
X連鎖性遺伝子異常症のキャリア妊婦について, relative mutation dosage（RMD）assayの結果を示す. 胎児が男児の場合, 遺伝子変異アレル（Mアレル）を有する罹患児あるいは正常アレル（Wアレル）を有する正常児のいずれかである. 理論上, 母体血漿中に占めるMアレルの割合が, Wアレルのそれに対して大きいとき, 妊娠中の胎児は罹患児である可能性が高いと判定される. 一方, 母体血漿中に占めるWアレルの割合が, Mアレルのそれに対して大きい場合, 妊娠中の胎児は正常児である可能性が高いと判定される.
（三浦清徳, 他. 産科と婦人科. 2013; 80: 1206-15[5]）より）

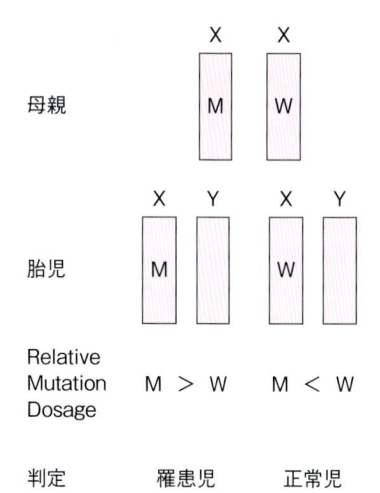

には, 野生型の遺伝子型に対して相対的に遺伝子異常の割合が高くなるため（relative mutation dosage assay: RMD assay）, 胎児が母体と同一の遺伝子異常を有しているのか否か, そのリスクを推定することが可能である（図3）[5]. ただし, 母親由来のメンデル遺伝子異常症の診断では, 母体血漿中cff-DNAを用いた胎児遺伝子診断は非確定的検査である. 本検査により罹患児と推定されるときは, 確定診断として絨毛採取あるいは羊水検査による侵襲的検査が必要になる.

f. 母体血を用いた胎児診断の臨床応用に際しての注意点

母体血を用いた胎児診断には, その検査自体で診断を確定することができる確定的検査（性別診断, RhD型診断, 父親由来もしくは特発性のメンデル遺伝子異常症についての遺伝子診断）と罹患の危険性を推測するための非確定的検査（母体血を用いた胎児染色体検査, 母親に由来したメンデル遺伝子異常症の遺伝子診断）とがある[5]. 母体血を用いた性別診断, RhD型診断, メンデル遺伝子異常症の診断は研究段階であり, 検査に際しては実施施設において, 妊婦ごとに倫理委員会の承認を受け, 妊婦自身からも同意を得る必要がある. 一方, 母体血を用いた胎児染色体検査は, 本邦においては認定施設で実施されている. 本検査は非確定的検査であり, 染色体異常のハイリスク妊婦を対象にした場合の陽性適中率（「陽性」という結果の適中率）は高いが, ローリスク妊婦を対象にした場合のそれは低い[4]. したがって, 母体血を用いた胎児染色体検査は, 胎児染色体異常のハイリスク妊婦に対して有用性が高い検査であり, 陽性例の確定診断には絨毛検査あるいは羊水検査などの侵襲的検査を受ける必要がある[4]. 一方, 陰性という結果は, 必ずしも正常核型であることを保証するものではない[4]. たとえば, 35歳の妊婦が本検査を受けて結果が陰性と判定された場合, 陰性は99.9％の確率で正常児であることを意味する. これは, 1/1000の確率で罹患児のリスクがあり, 一般女性が21トリソミーの胎児を妊娠するリスクと同じである.

2 マイクロアレイCGH法

a. マイクロアレイ解析の特徴

出生前に胎児の染色体核型を診断するには, 従来から羊水細胞, 絨毛細胞のG-バンド法やFISH

●B 胎児障害・形態異常に関する相談

法が用いられている．前者は培養が必要であり，アーチファクトが生じるリスクが指摘されており，後者には目的とする染色体領域が限定されていないときには診断が困難であるという欠点がある．一方，高密度マイクロアレイ comparative genomic hybridization（CGH）法を用いた胎児診断は，細胞培養が不要なため染色体検査に要する期間が従来のGバンド法と比較して短縮されること，あるいはGバンド法やFISH法では検出困難であった微細なゲノムコピー数の変化を1回の検査で網羅的に検出することが可能である．さらに最近では，高密度 single nucleotide polymorphism（SNP）アレイを用いた胎児染色体検査が臨床応用され，微細なゲノム量の変化に加えてUPDの有無も検出可能になった．

b．アレイ comparative genomic hybridization（CGH）法の原理

マイクロアレイパネルは，各染色体領域のゲノムクローンをスライドガラス上に固着させて作成する．そして，ゲノム量を測定したいサンプル DNA とゲノム量が2コピーであるコントロール DNA をそれぞれ異なる蛍光色素でラベルする．ついで，蛍光ラベルされたサンプルおよびコントロール DNA を等量ずつマイクロアレイパネルに競合的にハイブリダイゼーションさせる．最終的に，マイクロアレイパネルに付着しているそれぞれのDNAに由来する蛍光色素の信号強度を比較することで，サンプル DNA のゲノム量がコントロール DNA と比較してどの程度増減したのか評価する．実際の染色体検査では，正常核型の女性または男性のDNAをコントロールDNAとして用い，サンプル DNA のゲノム量が 1.5 倍の信号強度であればトリソミー，あるいは 0.5 倍の信号強度であればモノソミーと判定される．また，コントロール DNA およびサンプル DNA における X および Y のゲノム量が完全に一致した場合には，同一の性であると判定される．

c．マイクロアレイ CGH を用いた胎児染色体検査の実例

Gバンド法で染色体異常と診断された例が，アレイCGH法でどのように判定されるのか，コントロールDNAとして正常核型の男性DNA（46,XY）を用いた解析結果を紹介する（図4）[6]．図4a，4b，および4cでは，いずれもコントロールDNAをCy5，羊水細胞から抽出したサンプルDNAをCy3でそれぞれ蛍光標識している．

1）トリソミー

図4aでは，13番染色体および21番染色体のコントロールDNAに対する羊水細胞由来のサンプルDNAの信号強度はほぼ同一であるのに対して，18番染色体のそれは約1.5倍，X染色体上のそれは約2倍，そしてY染色体上のそれは極端な低値を示している．よって，胎児は18トリソミーの女児であると診断される．本例は，Gバンド法で47,XX，+18であることが確認された．

2）モノソミー

図4bでは，正常核型男性のコントロールDNAに由来する信号強度と比較して，サンプルDNAの信号強度は常染色体およびX染色体いずれもほぼ同一であるが，Y染色体上の信号強度についてのみ極端な低値を示している．よって，Xモノソミーと判定される．本例は，Gバンド法で45,Xであることが確認された．

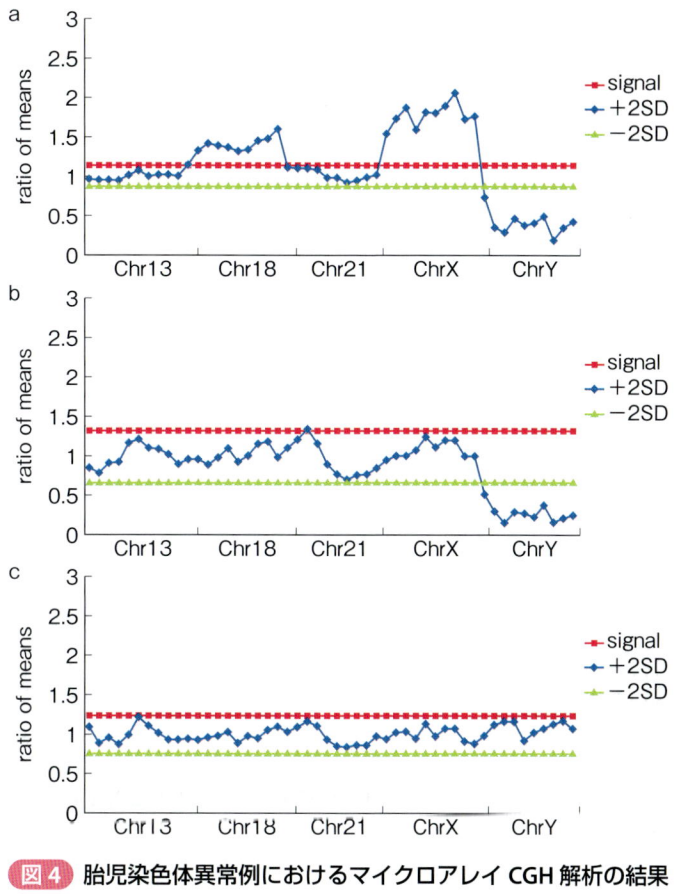

図4 胎児染色体異常例におけるマイクロアレイ CGH 解析の結果
（Miura S, et al. J Hum Genet. 2006; 51: 412-7[6]）より）

3）均衡型転座

図 4c は，コントロール DNA と羊水細胞より抽出したサンプル DNA のゲノム量が等量であることを示している．したがって，サンプル DNA のゲノム量は，正常な男性核型（46,XY）と一致していると判定される．しかし，本例は，G バンド法で均衡型転座［46,XY,t(14;21)(q10;q10)］であることが確認されている．アレイ CGH 法は，ゲノムコピー数の変化を伴わない染色体構造異常の検出には不向きであることがわかる．

d．アレイ CGH 法の出生前診断への臨床応用に際しての注意点

マイクロアレイを用いた出生前診断は，原因不明の多発奇形症候群の原因同定に寄与する．しかし，本邦において，マイクロアレイ法を用いた出生前診断は，未だ一般的な検査法とはいえない．アレイ CGH 法は，微細なゲノムコピー数の変化を検出しうるが，均衡型転座や逆位などの染色体構造異常を診断することはできない[4]．G バンド法や FISH 法を用いた胎児染色体検査は，ゲノムコピー数の変化を伴わない染色体構造異常に対して，依然として有効かつ確実な染色体検査法である[3]．また，マイクロアレイ法を用いた出生前診断では，表現型が病的なのか否か判断できない UPD，染色体微

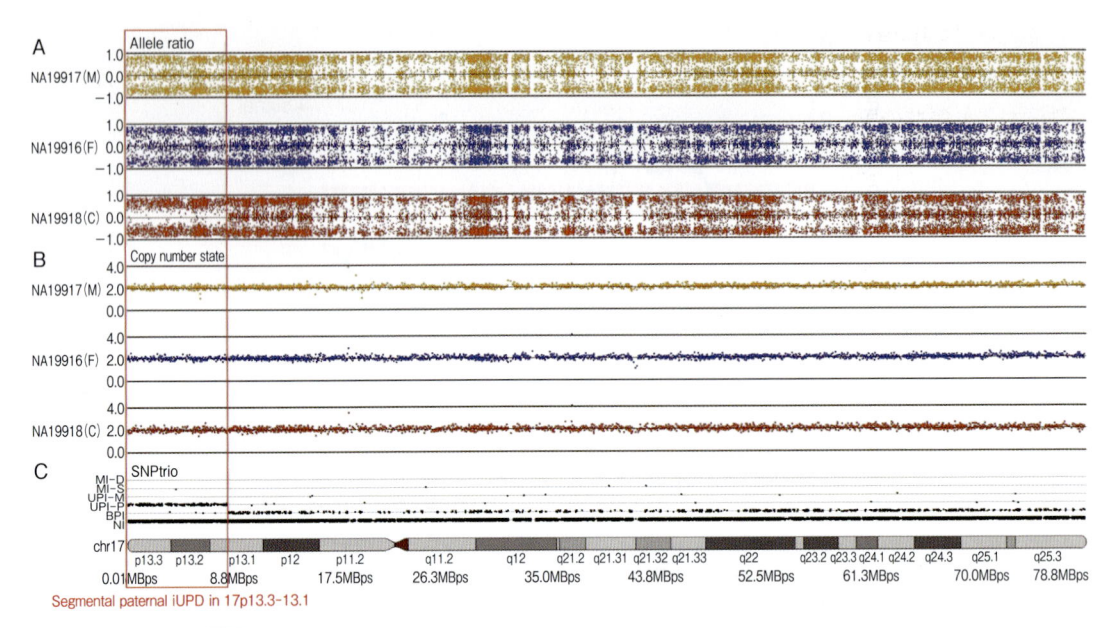

● B 胎児障害・形態異常に関する相談

図5 SNPアレイ解析で正常児に検出された微細な片親性ダイソミー領域

A. 一塩基多型（single nucleotide polymorphism: SNP）部位における遺伝子型．アレル比1，−1，および0は，それぞれ遺伝子型AA，BB，およびABを示している．赤枠内の遺伝子型を比較すると両親はAA，BB，およびABの遺伝子型を有しているが，児はAAもしくはBBの遺伝子型（ホモ接合）のみを有している．
B. ゲノムコピー数（0.0-4.0コピー）．赤枠内のゲノムコピー数を比較すると両親および児のゲノム量はすべて2コピーである．
C. 両親から児へのSNP部位の伝達パターン．赤枠内の児の染色体領域は父親由来の片親性ダイソミーであることがわかる．
M：母親アレル，F：父親アレル，C：児のアレル．
MI-D: double Mendelian inconsistency, MI-S: single Mendelian inconsistency, UPI-M: maternal uniparental inheritance, UPI-P: paternal uniparental inheritance, BPI: biparental inheritance, NI: not informative.
(Sasaki K, et al. Gene. 2013; 512: 267-74[7]）より)

細欠失あるいは遺伝子多型がみつかる可能性が指摘されている（図5）[7]．現時点では，マイクロアレイ法による胎児診断は，従来のG-バンド法で検出しえない異常が疑われる場合の検査法の一つと考えられる．それゆえ，妊婦が適正な判断を行えるように，検査の前後に臨床遺伝専門医あるいは認定遺伝カウンセラーによる遺伝カウンセリングの実施が必要不可欠である[5]．今後，マイクロアレイ法を用いた出生前診断では，検査対象を病的異常と確定しうるものに限定するなど，運用に向けての議論が必要である．

おわりに

　従来の出生前診断と比較して，最新のものが全てにおいて優れているわけではない．出生前診断では，医療者は，それぞれの検査法の特性を考えて検査計画を立案することが大切である．一方，両親は遺伝カウンセリングを通じて，事前にそれぞれの検査の意義について理解し，胎児の何をどこまで知りたいのかよく考える必要がある．遺伝カウンセリングに対応可能な施設については，日本産科婦人科学会ホームページ〔生殖医療に関する遺伝カウンセリング受け入れ可能な臨床遺伝専門医（http://www.jsog.or.jp/activity/rinshoiden_senmoni.html）〕や全国遺伝子医療部門連絡会議の遺伝子医療実

施システム（http://www.idenshiiryoubumon.org/search/）が参考になる[4]．また，染色体異常症や遺伝子異常症の自然史と支援体制に関する情報については，産婦人科医のみでは対応に限界があり，小児科医など他領域の医療スタッフや患者会と連携し，妊婦とその家族を支援する体制を構築することも重要である．

■文献

1) Masuzaki H, Miura K, Yoshimura S, et al. Detection of cell free placental DNA in maternal plasma: direct evidence from three cases of confined placental mosaicism. J Med Genet. 2004; 41: 289-92.
2) Miura K, Higashijima A, Shimada T, et al. Clinical application of fetal sex determination using cell-free fetal DNA in pregnant carriers of X-linked genetic disorders. J Hum Genet. 2011; 56: 296-9.
3) 三浦清徳, 増崎英明. 周産期医療における胎児・胎盤由来 cell-free DNA/mRNA の臨床的意義とその応用. 医学のあゆみ. 2008; 225: 963-9.
4) 日本産科婦人科学会/日本産婦人科医会, 編集・監修. 産婦人科診療ガイドライン産科編2014. 東京: 日本産科婦人科学会; 2014. p.99-102.
5) 三浦清徳, 増﨑英明. 母体血による胎児 DNA 診断. 産科と婦人科. 2013; 80: 1206-15.
6) Miura S, Miura K, Masuzaki H, et al. Microarray comparative genomic hybridization (CGH) -based prenatal diagnosis for chromosome abnormalities using cell-free fetal DNA in amniotic fluid. J Hum Genet. 2006; 51: 412-7.
7) Sasaki K, Mishima H, Miura K, et al. Uniparental disomy analysis in trios using genome-wide SNP array and whole-genome sequencing data imply segmental uniparental isodisomy in general populations. Gene. 2013; 512: 267-74.

〈三浦清徳，増﨑英明〉

B 胎児障害・形態異常に関する相談

7 妊娠中のMRI検査の胎児への影響について教えてください．

1 Answer

1）MRI検査は，胎児に対して安全に行える検査である．
2）ガドリニウム造影剤は，妊娠中使用すべきではない．

2 解説

1）現在のところ，妊娠全期間通してMRI検査が胎児に悪影響を及ぼした報告はなく，MRI検査は胎児にとって安全と考えられている[1-4]．MRI検査がヒトに与える影響として，磁場による影響と音響による影響が挙げられる．磁場の影響に関しては，細胞レベルと生体レベルで安全性が報告されている．ヒト肺線維芽細胞を用いた実験で，1.5テスラの磁場は細胞分裂に影響を与えなかった．また，胎児心拍陣痛図を用いた胎児心拍の変化を調べた報告によると，MRI検査の前後で，胎児心拍に有意な変化は認められなかった．また，胎児期にMRI検査を受けた新生児の生後9カ月および3歳時における予後調査では，罹病率および知的発達に有意な差異を認めなかった．音響による影響に関しては，胃内にマイクロフォンを留置し擬似的に胎児への音圧レベルを推測した報告により，安全であることが推測されている．この報告によると，MRI検査の際に発生する120dBの音圧は胃内で90dBに減少した．また，MRIの際に発生する音圧は，VAS（Vibroacoustic Stimulation）の音圧である135dBより低く，MRI検査に発生する音圧は安全と結論づけている．また，胎児期にMRI検査を受けた新生児の聴覚予後の調査で，聴覚障害は増加しなかったと報告している．以上より，アメリカ放射線学会は，妊娠初期も含めてどの週数であれ，必要であれば妊娠中にMRI検査を行うことができるとしている[4]．一方，カナダ産婦人科学会は，妊娠中期・後期は安全に行うことができるが，妊娠初期は，母体の検査（卵巣腫瘍の鑑別など）として行い，かつMRI検査が臨床的に必須と考えられる場合に限定して行うべきとしている．しかしながら，妊娠初期に偶発的に行ってしまったMRI検査については，妊婦に胎児への影響を心配させないようにすべきとしている[1]．いずれのガイドラインも，安全性に関する報告は，サンプルサイズが小さく，安全性を担保するには不十分と考えており，検査を行うメリットがリスクを上回る場合に限ってMRI検査を行うことを推奨している．

2）妊娠中にガドリニウム造影剤を使用することは避けるべきとされている[1-4]．理由は，今までに，ガドリニウム造影剤による胎児への悪影響を及ぼした報告はないものの，理論上，ガドリニウム造影剤が胎児腎毒性を引き起こす可能性があるからである[2]．ガドリニウム造影剤は容易に胎盤を通過し，胎児を循環し腎排泄により尿として羊水中に排出される．羊水中に排出されたガドリニウム造影剤は，羊水腔が閉鎖空間であるため，排出されることなく停滞する．ガドリニウム毒性は，停滞時間が長ければ長いほど高まると考えられている．これは，成人においては体内にガドリニウムが長時間停滞す

ると，腎性全身性線維症[注]を引き起こすことが知られており，同様のことが，母体を通してガドリニウム造影剤を投与された胎児にも起こるのではないかと危惧されているからである．以上より，アメリカ放射線学会は，妊娠中にガドリニウム造影剤を使用することは禁忌としている．一方，カナダ産婦人科学会は，限定した状況下で，インフォームドコンセントが得られた場合に限り使用してもよいとしている．限定した状況とは，穿通胎盤を疑う症例で，撮影後にまもなく帝王切開が予定されており，胎児がガドリニウムに曝露される時間が限られている場合が例として挙げられている．

　　注）腎性全身性線維症
　　　1997年に提唱された疾患で，MRI検査時のガドリニウム造影剤によって引き起こされると考えられている．特に，重症腎障害患者にガドリニウム造影剤を投与した場合に起こりやすい．ガドリニウム造影剤投与後，数日から数カ月，ときに数年後に皮膚の腫脹，発赤，疼痛などが急性ないし亜急性に発症し，進行すると皮膚の硬化，筋肉表面や腱などに石灰化を生じ，関節が拘縮して高度の身体機能障害に陥る．死亡例も報告されている．

（参考）胎児MRI検査

　胎児MRI検査は，1985年にLoweらによって初めて報告されたときは，撮影時間が長く胎動によるアーチファクトなどが問題であった[5]．しかし，近年の技術の進歩により撮影時間が短縮されたため，アーチファクトの軽減が得られ，また，セデーションの必要がなくなった．結果，解析度の高い胎児の形態観察が可能となった．また，超音波と異なり，骨による干渉がないため，胎児頭蓋内の観察に優れ，さらに，肥満や羊水過少症例では超音波より解析度の高い画像が得られる．実際，妊娠30週に行った場合，MRI検査により，心臓形態を除く95％の形態が観察可能であったとの報告がある．また，T2強調像では臓器ごとの信号強度の違いが明確である．

　以上より，胎児MRI検査の適応は拡大している．アメリカ放射線学会が提唱する妊娠期におけるMRI検査の適応を表1に示す[4]．

1）胎児中枢神経系
　超音波と異なり，骨による干渉がないため胎児頭蓋内の形態は，超音波検査と比較して，より詳細な観察が期待できる．実際，40％の症例で診断が変更し，約15％の症例で産科管理までも変更になっている．また，中枢神経系の場合，形態診断だけなく，頭蓋内出血の鑑別や脳虚血の診断も可能になる．

2）胸部
　胸部疾患は，超音波で大概の場合，診断が可能であるが，胸腔内占拠病変の占有場所や大きさを正常肺と識別しやすく，残存健常肺の評価に役に立つかもしれない．

3）腹部
　胸部疾患と同様，超音波で大概の場合，診断が可能である．しかし，肥満症例や羊水過少症例では超音波より解析度の高い画像が得られるため，MRI検査の方が有用な場合もある．

4）胎盤
　癒着胎盤が疑われる症例において利用される．特に，超音波診断で癒着胎盤かどうかはっきりしない場合に，補助的検査として利用されている．癒着胎盤を疑うMRI所見として，①胎盤内のdark

表1 胎児MRIの適応になりうる胎児疾患および所見[4]

A. 中枢神経系 ・脳室拡大 ・脳梁欠損 ・全前脳胞症 ・後頭蓋窩の異常 ・脳皮質の異常 ・脳血管異常 ・脳梗塞 ・感染 ・神経管欠損 ・椎体の異常 B. 頭蓋骨・顔面 ・血管・リンパ管奇形 ・血管腫 ・甲状腺腫 ・奇形腫 ・顔面裂（口唇・口蓋裂） ・気道閉塞をきたす疾患	C. 胸部 ・先天性嚢胞性腺腫様奇形 ・肺分画症 ・先天性横隔膜ヘルニア ・羊水過少や胸腔占拠病変や骨系統疾患により肺低形成を疑う場合 D. 腹部・骨盤・ ・仙尾骨奇形腫，神経芽腫，腎腫大などの腹腔内占拠病変の評価 ・羊水過少に伴う腎疾患 ・消化管疾患 E. 合併症を有する一絨毛性双胎 ・FLP（胎児鏡下胎盤吻合血管レーザー凝固術）前の血管形態の評価 ・一児死亡後の健常児の脳評価 F. 胎児治療の評価 ・胎児外科手術前の胎児脳の評価 ・胎児手術前の胎児奇形の評価

band（T2強調像にて得られる子宮壁側胎盤内に映しだされる帯状の低信号領域），②膀胱方向へのbulging（胎盤が，凸状に膀胱を圧排する所見），③胎盤信号のheterogeneity（胎盤内の信号強度が不均一な所見）が挙げられる．

以上については，アメリカ放射線学会のガイドラインにMRI撮影の条件も含めて詳細に記載されているので，参考になる[4]．

■文献

1) Patenaude Y, Pugash D, Lim K, et al; Diagnostic Imaging Committee; Society of Obstetricians and Gyanecologists of Canada. The use of magnetic resonance imaging in the obstetric patient. J Obstet Gynaecol Can. 2014; 36: 349-63.
2) Cunningham FG, Levono KJ, Bloom SL, et al. Williams Obstetrics. 24ed. New York: McGraw-Hill; 2013. p.222-6.
3) Gilk T, Kanal E. Interrelating sentinel event alert #38 with the ACR guidance document on MR safe practices: 2013. An MRI accreditation safety review tool. J Magn Reson Imaging. 2013; 37: 531-43.
4) American College of Radiology and Society for Pediatric Radiology ACR-SPR practice guideline for the safe and optimal performance of fetal magnetic resonance imaging. Resolution No.13, 2010. 2010 [cited 2014 October 10,]; Available from: http://www.acr.org/~/media/ACR/Documents/PGTS/guidelines/MRI_Fetal.pdf.
5) Lowe TW, Weinreb J, Santos-Ramos R, et al. Magnetic resonance imaging in human pregnancy. Obstet Gynecol. 1985; 66: 629-33.

〈金川武司〉

8 超音波検査でみえる胎児心臓の形がいつもと違います．どうすればよいでしょうか？

　先天性心疾患（CHD）は1/100出生に発症し，小さな心室中隔欠損症のように治療の必要がない疾患から大血管転位症のように出生前診断が児の予後を左右する疾患まで幅広く存在する．2014年に改訂された産婦人科診療ガイドラインでは胎児超音波検査をスクリーニング検査と精密検査で分けている．胎児心臓超音波検査の場合，スクリーニング検査であっても難易度が高く，日々のスクリーニングでパターンを認識することはもちろんのこと，研究会に参加したり小児（胎児）循環器医の指導のもとで実際の症例をスキャンすることで，ステップアップを図っていく．またオンラインセミナーも有効な手段である（http://www.isuog.org/OnlineLearning/）．

　実際に「いつもと違う」心臓と出会った際には的確な周産期管理を計画するために専門施設へ速やかに紹介していくことが重要である．鑑別を行う際の注意点を以下にお示しする．

1 Situs Sweep：まず胸腔断面において，心臓はどこにあり，軸はどちらに向いているか？　また心臓の拡大を認めるか？

　胃胞と心臓の向きは同じで，かつ左軸かどうかはスクリーニングの一番はじめに行うべきことである．児の左右が確認され，心軸が左方向に向いていることが確認されれば，プローブの左右は忘れることができる．通常心軸は約左45°にあり，軸異常によりCHDを疑うきっかけとなることも多い．胸腔内の占拠病変，心拡大の有無も確認する．

2 四腔断面：右心室，左心室の同定と，心房心室に左右差は認めないか？　心室中隔は保たれているか？　肺静脈は左右から左房に流入しているか？

　四腔断面像には多くの情報が詰まっている（図1）．まず左右の心室は各特徴を有しており，右心室は調節帯（moderator band）と肉柱形成（trabeculation）を認めるため，三角形をしている（図1赤矢印）．それに対し，左心室は滑らかな心室壁で，二等辺三角形である．三尖弁は僧帽弁より心尖部に近い部分に付着する（図1細矢印）．この特徴が逆転してみられる場合は修正大血管転位症を疑う．

　右心室が低形成の場合（図2a）は三尖弁狭窄/閉鎖や肺動脈弁狭窄，左心室が低形成の場合（図2b）には僧帽弁狭窄/閉鎖，大動脈弁狭窄/閉鎖を疑い，この際同時に必ず大動脈縮窄症がないかをチェックする．左右差がある場合はどちらかが大きいのかあるいは小さいのか判断する必要がある．右心室が大きい場合は両大血管右室起始症（DORV，図2c）を，房室弁が1つに開閉してみえる場合には房室中隔欠損症（AVSD，図2d）を疑う．心臓全体が大きく，特に構造の異常を認めない場合には心機能のチェックや高拍出性疾患の鑑別に中大脳動脈の最大血流速度（MCA-PSV）を測定する．

　肺静脈は2Dで左房に小さな角のようにして確認され（図1），低流速のカラードプラを併用するこ

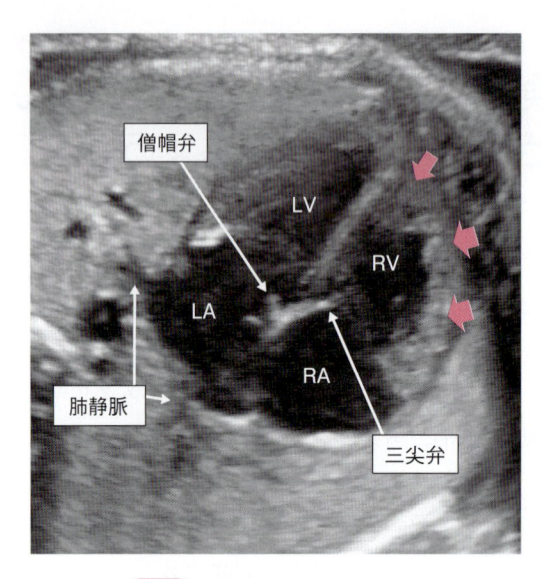

図1 正常胎児の四腔断面像

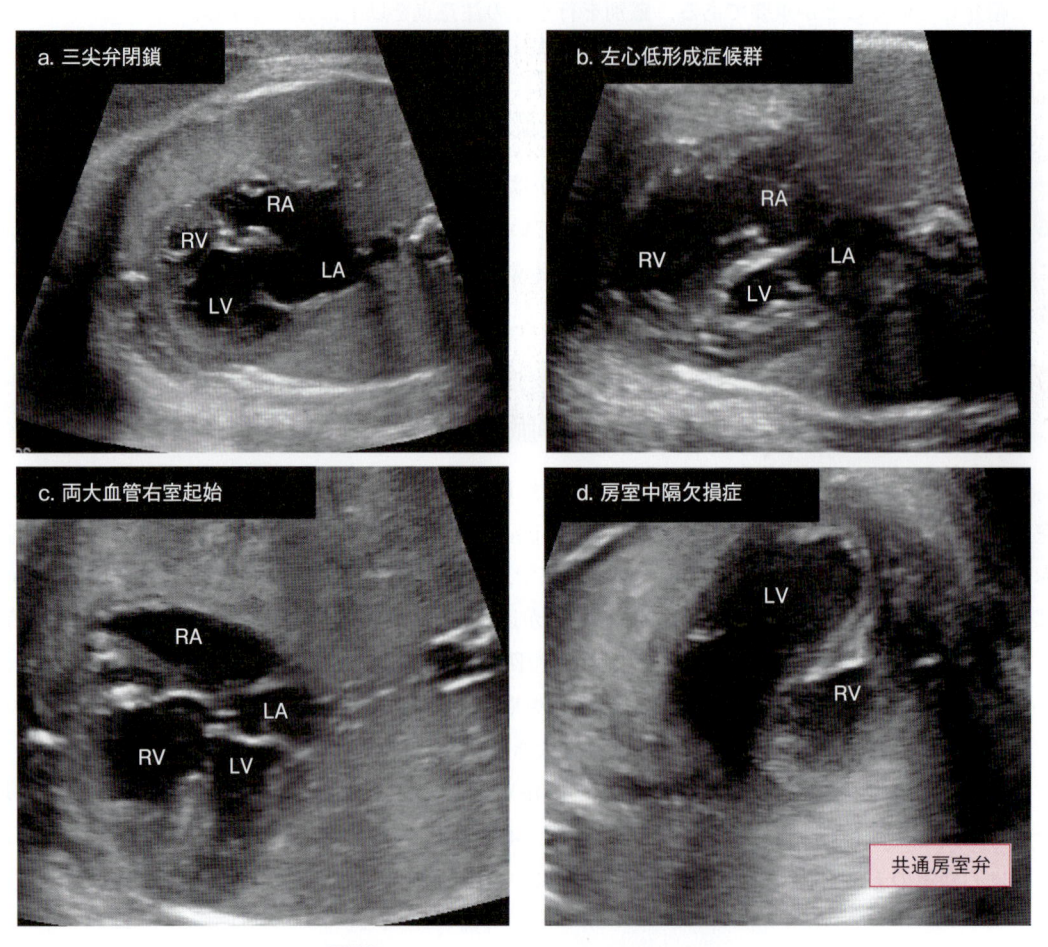

図2 先天性心疾患の胎児の四腔断面像

とで左房への血流流入を確認する．左側の肺静脈は下行大動脈のすぐ近傍を走行する．ここにギャップがある際には総肺静脈還流異常症を疑っていくきっかけになる．

3 Three Vessel View（3VV）：どちらの血管に分岐を認めるか？ 前方より描出されるのはどちらの血管か？ 血管が1本のみ観察される場合にはどのような疾患の鑑別が必要か？

　肺動脈と大動脈を超音波画像で見分ける最大の特徴は血管分岐である．肺動脈は左右に分岐するのに対し，大動脈はそのまま下行大動脈へつながっていく．通常四腔断面より頭側にプローブを水平に動かした場合，まず左心室より大動脈が流出していくことが確認される（図3a）．この際に心室中隔とのつながりを確認し，間隙を認める場合にはファロー四徴症や総動脈幹症，大動脈弓離断症のような円錐動脈幹異常関連疾患（図3b）を鑑別していく必要がある．さらに頭側にプローブを動かすと，前方右側より分岐のある血管＝肺動脈が確認される．その位置で肺動脈，大動脈，上大静脈が逆三角形で並ぶ three vessel view が確認される（図3c）．通常肺動脈径と大動脈径との関係は1〜1.2：1[1]であり，この比が崩れている際にはどこかに狭窄や拡張がある可能性が高い．

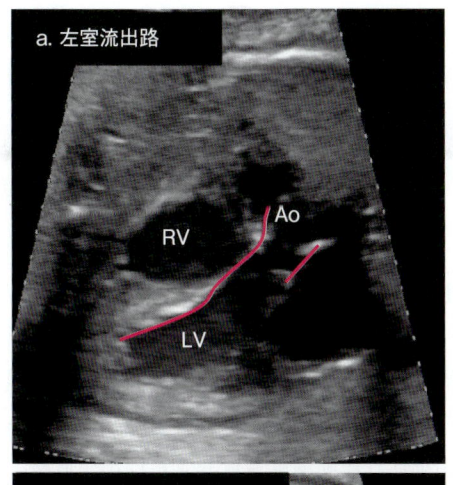

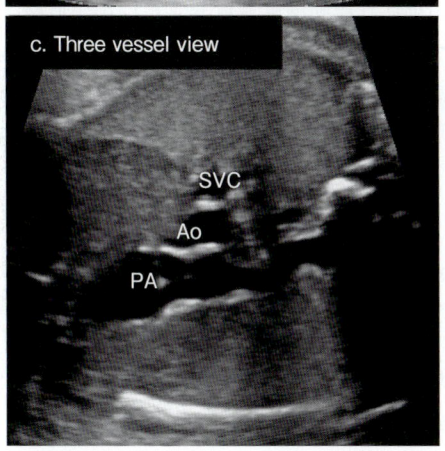

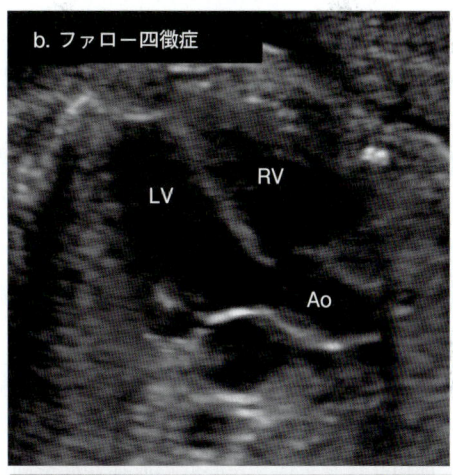

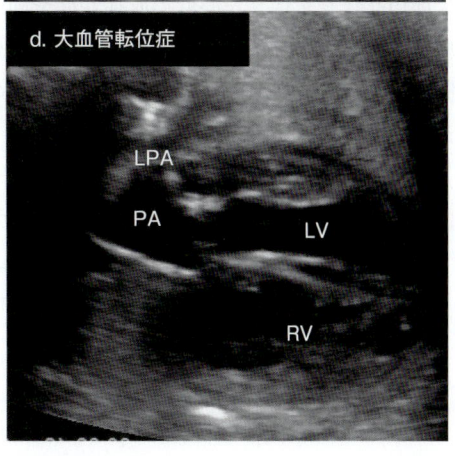

図3 流出路と three vessel view

血管の流出順序において肺動脈が先に後方左側より，かつ大動脈が前方右側から肺動脈との交叉が確認されない場合には大血管転位症と診断される（図 3d）．DORV や AVSD の際にもどちらの血管が前方より描出されるか確認することで，一歩踏み込んだ診断ができる．

また大きな血管が 1 本しか確認されない場合にはその血管が大動脈か肺動脈（動脈管）なのか確認をし，肺動脈が同定しづらい場合にはカラードプラを併用して逆流している動脈管を探す．逆流している動脈管が存在していれば，肺動脈弁狭窄ないし閉鎖と診断できる．動脈管が確認できず，大血管より逆流を認めたり肺動脈分枝が正常〜太い場合には総動脈幹症が疑われる．

4 Three Vessel Tracheal View：もう少し児の頭側にプローブを水平移動し，両大血管が下行大動脈につながる所まで確認する．両大血管径はほぼ同じか？　両大血管は気管の左側を通っているか？

横行大動脈（3VV の真ん中）が下行大動脈に流入することが確認できれば，sagittal view で大動脈弓を確認できなくても（大動脈低形成では描出が困難である）大動脈離断症は否定される．下行大動脈流入直前の横行大動脈部位はちょうど大動脈縮窄部にあたり，ここを計測することで大動脈縮窄症を鑑別できる．また動脈管と横行大動脈が気管の左側を走行することを確認し，左大動脈弓，左動脈管弓を同定できる．これを確認することで，右側大動脈弓や血管輪を診断するきっかけとなる．

胎児心エコーに関するガイドラインは日本胎児心臓病学会，日本小児循環器学会を中心に改訂中ではあるが，2006 年に作成されたガイドライン[2]や世界産婦人科超音波学会が 2013 年に改訂した Practice Guideline[3] が参考になる．

おわりに

単独の CHD により胎児期に児の状態が悪化する疾患というものは決して多くないものの，著明な心拡大を伴う Ebstein 奇形や重度の心機能不全，また持続する胎児不整脈は子宮内胎児死亡を引き起こす可能性があり，1 日でも早い専門機関への紹介が望まれる．十分な診察の後，心室中隔欠損症や軽度の肺動脈狭窄を伴うファロー四徴症などでは通常の分娩施設での分娩も検討可能なこともある．一方で卵円孔狭窄を伴う左心低形成症候群や肺静脈閉鎖を伴う総肺静脈還流異常症は出生直後より児の集中治療が必要となる．また動脈管依存性疾患ではプロスタグランジンの投与が必要とされる．各専門医が連携を十分に取り，母児にとって最良の周産期管理を提供していくことが出生前診断の意義と思われる．

■文献

1) Wong SF, Ward C, Lee-Tannock A, et al. Pulmonary artery/aorta ratio in simple screening for fetal outflow tract abnormalities during the second trimester. Ultrasound Obstet Gynecol. 2007; 30: 275-80.
2) ISUOG Practice Guidelines (updated): sonographic screening examination of the fetal heart. Ultrasound Obstet Gynecol. 2013; 41: 348-59.
3) http://www.jsfc.jp/echo/files/pdf/guideline.pdf

〈山本祐華〉

B　胎児障害・形態異常に関する相談

9 胎児先天性横隔膜ヘルニアを疑ったら，どのように診断を進めたらよいでしょうか？

1 胎児先天性横隔膜ヘルニアとは

　先天性横隔膜ヘルニア（以下 CDH: congenital diaphragmatic hernia）は先天的に横隔膜が欠損することにより，胃・小腸・大腸・脾臓・肝臓などといった腹腔内臓器が胸腔内に脱出する疾患である．脱出臓器によって正常肺が圧迫され，発育を阻害されるため肺低形成となり，生直後から呼吸障害と肺高血圧をきたし厳重な呼吸循環管理が必要な重篤な疾患である．頻度は 2,000〜2,500 分娩に 1 例程度と報告されている[1]．CDH では，80〜85％のケースで横隔膜の左側が欠損（特に左の後外側の欠損が最も頻度が高く，Bochdalek 孔ヘルニアとよばれる）しており，10〜15％が右側の欠損である．例外的に左右両方に欠損が生じている場合もある．

2 診断の進め方

a．先天性横隔膜ヘルニアの診断

1）超音波検査

　CDH の診断はほとんどが超音波検査によって行われる．CDH の中で最も頻度が高い Bochdalek 孔ヘルニアの場合，その欠損部位から胃胞が胸腔内に脱出していることが多いため，胃胞の位置異常で診断されることが多い．胎児横断面像で「心臓と胃胞が同じ断面でみえる」所見が典型的である（図

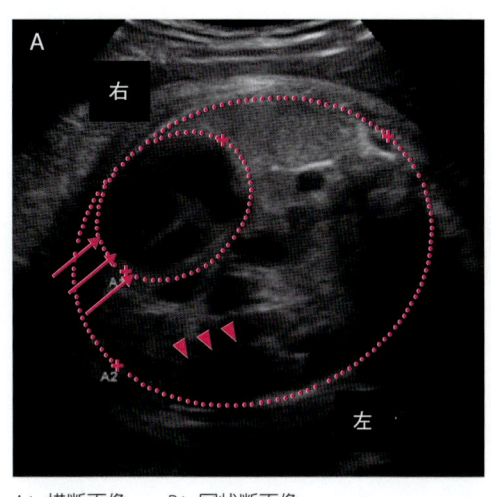

A：横断面像　　B：冠状断面像

図 1 CDH 症例の超音波画像

横断面像（A）では，心臓（→）と胃胞（△）が同一断面にみえている．また，胃胞の胸腔内への陥入により，心臓が右に偏移している．冠状断面像（B）でも胃胞が胸腔内に陥入している所見が確認できる．

表1 当院で管理したCDH症例における初診時の所見（52症例；重複あり）

胃胞が胸腔内	20
心臓の位置異常	16
胸腔内のmassあるいはcyst（疑い含）	10
羊水過多	6
先天性肺気道奇形/肺分画症（疑い含）	4
子宮内胎児発育遅延	2
胎児胸水	2
その他 （食道閉鎖，内臓錯位，心房中隔欠損症，臍帯ヘルニア など）	各1

1）．また，腹腔内臓器が胸腔内に陥入することにより心臓の位置が変わることから，心臓の偏移がきっかけで診断に至ることもある．胸腔内に腸管の蠕動を認めることで診断されることもしばしばある．肝脱出の有無は超音波では診断が難しい場合もあるが，カラードプラを用いて肝内血管の走行に注意しながらみていくことで判断しやすくなり，有用である．一般に重症度の高いものほど診断が容易なことが多い．当院で診断あるいは当院に紹介となったCDH 52症例における，診断の契機となった所見について表1にまとめた．CDHと診断した場合でも，それで安心せず他の合併奇形がないか，染色体異常を疑うような所見（胎児発育遅延や心奇形など）がないか注意深く観察する必要がある．

2）MRI

超音波検査にてCDHを疑う，あるいは診断した場合，MRI検査を補助診断として行うことが一般的である．特に肝脱出の有無はMRIを用いると診断が容易である．

b．合併奇形の評価

CDHの50～60％はほかに合併奇形のない「isolated CDH」であるが，残りの約40％は「complex CDH」とよばれ，CDH以外にも他の臓器の合併奇形や染色体異常などを合併している．合併奇形に関しては，どの主要臓器にも異常を合併しうるとされており，全身のスクリーニングが必要である．染色体異常はCDH全体の10～20％を占めており，なかでも21トリソミー，18トリソミー，13トリソミーの頻度が高い．当院で経験したCDH症例の概要を表2に示す．

c．重症度の予測

CDHの胎児期の管理において重要なことは肺低形成の程度（重症度）の予測である．

表2 当院で管理したCDH症例の概要

予後	
生存	39例（75%）
死亡	13例（25%）
横隔膜の欠損側	
左	47例（90.4%）
右	3例（5.8%）
両側	2例（3.8%）
Isolated CDH	34例（65.4%）
心奇形（重複あり）	9例（17.3%）
心室中隔欠損症	5例
Fallot四徴症	2例
肺動脈弁狭窄症	2例　など
染色体異常	6例（11.5%）
18 trisomy	3例
21 trisomy	1例　など
症候群（疑い含）	5例（9.6%）
Cornelia de Lange症候群	1例
Opitz症候群	1例
Noonan症候群	1例　など

1）間接的所見

脱出臓器は小腸，結腸，脾臓，胃，肝臓などであるが，肝脱出例は重症例が多い．またCDH症例では，胎児の食道や胃・腸管などが圧迫されることにより羊水過多となることがあり，羊水過多の存在も重症度予測の一つの指標となる．さらに羊水過多があった場合，切迫早産にも注意が必要である．定期的に子宮頸管長を計測することや，子宮収縮の頻度をモニターしながら慎重に管理することが重要である．染色体異常や重篤な心奇形を合併している場合も予後不良なことが多い．

2）超音波を用いた肺のvolume予測

超音波を用いた指標としては，LHR（lung-head ratio：健側肺の長径×短径÷児頭周囲長），LT比（lung thoracic ratio：健側肺の断面積÷胸郭の断面積）などがあり，いずれも簡便な指標である．さらに近年は，妊娠週数による影響を補正したobserved/expected lung area to head circumference ratio（o/e LHR）がより精度の高い指標として用いられている[2]．しかし，超音波ではしばしば肺と他臓器との境界を区別するのは難しく，また測定誤差の問題も指摘されている．

3）MRIを用いた肺のvolume測定

MRI画像を用いて胎児肺の部分をトレースして面積を計算し，1断面ごとの厚みを積分していくことで近似的に体積を測定する方法である．当院で同じ条件でMRI検査を行った胎児肺疾患のない症例をコントロールとして，CDH症例の肺体積がコントロールと比較して何％に相当するか（％肺体積とよんでいる）を計算し，予後予測に使用している．当院のデータでは，コントロールの約25％が生存と死亡を分けるラインであることが示されている[3]．また，MRIでは肝脱出がないか（あると予後不良），健側の肺底部のラインが保たれているか（崩れていると予後不良），胃胞の位置がどうか（心臓の後ろに入り込んでいると予後不良）にも注目している．当院ではMRI検査を34～35週ごろに施行し，上記指標につき検討のうえ患者ならびに家族に病状説明を行っている．

3 分娩時期と分娩方法

CDHと診断したら，産科，新生児科，小児外科の集学的管理が可能な施設へ紹介する．児は出生後早期に手術が必要となることが多いため，正期産となるまでなるべく妊娠継続を図る．分娩方法に関しては，世界的には経腟分娩（通常の産科適応に準じる）が標準とされているが，日本では出生直後から万全の体制で新生児の治療にあたれるよう帝王切開を選択していることが多く，当院でも妊娠37～38週に予定帝王切開を行っている．分娩予定日前後（妊娠39～41週）まで妊娠継続した場合，脱出臓器による胎児期の肺圧迫が長期化することで肺低形成や肺高血圧が増悪するため，妊娠37～38週で分娩するのが望ましいという報告[4]もある．

4 トピックス

現在CDHに対する胎児治療が注目を浴びている．胎児鏡下バルーン気管閉塞術（FETO: fetal endoscopic tracheal occlusion）とよばれる方法で，妊娠30週前後に胎児鏡を用いて胎児の気管内にバルーン留置を行うという治療である．その結果，気管が閉塞され肺自体から産生される肺胞液が肺内に貯留することで肺の拡張が促され肺低形成が改善する．ヨーロッパでの研究では，重篤な合併症を伴わない左側CDH症例に対して有意な生存率の改善が報告されている[5]．現在日本では，国立成

育医療研究センターでのみ FETO が実施可能である．

5 診断のコツとポイント

- 胃胞が腹腔内にあるか必ず確認する（CDH では胎児横断面像で「心臓と胃胞が同じ断面でみえる」所見が典型的）．
- 心尖部ならびに心臓の位置の偏移に注意する．
- 肝脱出の有無について，肝臓の位置を同定するにはカラードプラを活用する．
- CDH と診断したら，合併奇形や染色体異常の可能性を考慮し心臓を中心としたスクリーニングを行う．

■文献

1) Watanabe Y, Tsuda H, Kotani T, et al. Amniotic lamellar body count and congenital diaphragmatic hernia in humans and in a rat model. Pediatr Res. 2013; 73: 344-8.
2) Jani J, Nicolaides KH, Keller RL, et al. Observed to expected lung area to head circumference ratio in the prediction of survival in fetuses with isolated diaphragmatic hernia. Ultrasound Obstet Gynecol. 2007; 30: 67-71.
3) Hayakawa M, Seo T, Itakua A, et al. The MRI findings of the right-sided fetal lung can be used to predict postnatal mortality and the requirement for extracorporeal membrane oxygenation in isolated left-sided congenital diaphragmatic hernia. Pediatr Res. 2007; 62: 93-7.
4) Stevens TP, van Wijngaarden E, Ackerman KG, et al. Timing of delivery and survival rates for infants with prenatal diagnoses of congenital diaphragmatic hernia. Pediatrics. 2009; 123: 494-502.
5) Jani JC, Nicolaides KH, Gratacós E, et al. Severe diaphragmatic hernia treated by fetal endoscopic tracheal occlusion. Ultrasound Obstet Gynecol. 2009; 34: 304-10.

〈津田弘之〉

10 妊婦健診で胎児水腫を認めます．どのように管理したらよいでしょうか？

まず，本当に胎児水腫であるかどうか，次に胎児水腫をきたす原因について知り，適切な検査法を用いて胎児水腫をきたす原因について検索し，胎児疾患に対応した治療法（胎児治療を含む）と管理を行う．以下にその内容をわかりやすく説明する．

1 胎児水腫とは？

胎児水腫とは「胎児において体液が過剰な病的状態」で，胎児の皮下組織や体腔に液体が過剰に貯留する状態である．病態は血管内腔から組織間腔への病的体液移行で，1) 心原性や高拍出性心不全，2) 膠質浸透圧低下や血管透過性亢進，3) 静脈やリンパ管閉塞などの機序による．超音波検査で胎児に皮下浮腫（5mm 以上）と腔水症（胸水，腹水，心囊液のうち）を 1 カ所以上に認める場合，または皮下浮腫がない場合は腔水症を 2 カ所以上に認める場合に胎児水腫と診断される．

2 胎児水腫の原因は？

胎児水腫の原因は免疫性胎児水腫と非免疫性胎児水腫に分けられる．免疫性胎児水腫は胎児赤血球に対する母体抗体による胎児溶血性貧血で，その多くは Rh 血液型不適合妊娠である．本邦では免疫性胎児水腫は稀で，多くが非免疫性胎児水腫である．非免疫性胎児水腫の原因は多岐にわたるが，その主なものは，染色体疾患（ダウン症，ターナー症候群など），感染症（TORCH，パルボ B19 など），心血管系疾患（不整脈，心奇形など），胸部疾患（乳び胸，先天性肺囊胞性腺腫様奇形：CCAM，肺分画症など），双胎異常（双胎間輸血症候群：TTTS，無心体双胎），血液疾患（サラセミアなど），先天奇形症候群で，原因不明なものは特発性とされる．胎児水腫の多くは胎児心不全の末期状態であり，胎児の予後は一般にきわめて不良である[1]．

妊娠週数によりよくみられる原因が異なる．妊娠 24 週未満では染色体疾患や感染症の頻度が高く，妊娠 24 週以降では心血管系疾患，胸部疾患の頻度が高い[2]．特に，妊娠 18 週未満にみられる胎児水腫の約 80％は染色体疾患によるといわれている．

3 検査法と診断のポイント

まず胎児超音波検査と血液検査を行い，必要に応じて羊水検査と MRI 検査を行う．

a．胎児超音波検査

胎児計測，羊水量の計測を行う．FGR と羊水過多を認める場合は，胎児形態異常を伴うことが多い．胎児形態異常の検索を心血管，肺を中心に，脳，顔面，泌尿器，四肢などくまなく精査する．Cystic hygroma を伴うものや，頸部の浮腫が cystic hygroma 様でリンパ管異常を推測させる場合は染色体

疾患である場合が多い．心房心室中隔欠損と十二指腸閉鎖はダウン症候群に比較的特徴的な所見である．18トリソミーではFGR，小脳低形成，心奇形，overlapping fingersなどの特徴的な所見を認める．胎児不整脈の鑑別は心臓Mモードや大動静脈の血流ドプラを用いて行う．中大脳動脈の最高血流速度を計測し，胎児貧血の有無を推測する．その他，臍帯動脈，静脈管，下大静脈（PLI）の血流や房室弁逆流をドプラ法にて計測し，胎児・胎盤機能不全の程度について評価する．

b．血液検査

母体血液型，間接クームス検査を行い免疫性胎児水腫の鑑別をする．またトキソプラズマ，風疹，サイトメガロ，水痘，パルボB19の抗体検査を行い感染症について鑑別する．胎児徐脈を認めた場合は，抗SS-A抗体，抗SS-B抗体を検査する．また母体の血算，生化学などの一般的検査も行う．

c．羊水検査

染色体疾患を鑑別することは予後の推測，治療法の選択などに有用であり，羊水染色体検査を考慮する．染色体疾患が判明しても根本的な治療法はないので，あくまで夫婦の希望に基づき行い，その際十分な遺伝カウンセリングを行う．核型分析は，羊水細胞の培養のため2〜3週間を要するが，13，18，21，X，Y染色体プローブFISH検査を用いるとこれら染色体の数の異常（13，18，21トリソミーなど）が数日で判明する．

d．胎児MRI検査（p.33参照）

超音波検査で胎児の胸部疾患，中枢神経疾患，泌尿生殖器疾患を疑う場合は，必要であれば精査のためにMRI検査を行う．

4 胎児治療法

胎児水腫をきたした児の予後は一般にきわめて不良であり，胎児水腫をきたす疾患に対して胎児治療が試みられてきた[3]．早期娩出・生後治療で予後の改善が期待できない疾患は胎児治療が考慮されるが，胎児治療が有用である，または有用性が期待される疾患は限られている[4]．胎児治療の詳細については文献[4]と日本胎児治療グループのホームページ[5]を参考されたい．

a．TTTS

TTTSが進行すると胎児水腫を呈する．Quintero分類のstage IVにあたる．TTTSの本態は胎盤吻合血管による双胎間の慢性血流不均衡であり，この胎盤吻合血管を胎児鏡下でレーザー凝固する根本的治療法である胎児鏡下胎盤吻合血管レーザー凝固術（FLP）は，妊娠26週未満のTTTSに対して第一選択治療法である．日本においても良好な治療成績が示され[6]，2012（平成24）年に保険収載された．

b．胎児胸水

大量胸水に伴う胎児水腫は，胸水貯留による循環系への圧迫によると考えられており，胸水除去に

より循環系への圧迫を解除する胸腔・羊水腔シャント術が行われる．胸腔・羊水腔シャント術による治療効果が期待できるのは妊娠34週未満の原発性胎児胸水（主に乳び胸）と続発性胎児胸水では肺分画症によるものである[7]．胸腔・羊水腔シャント術も平成24年に保険収載された．

c．胎児貧血

　胎児貧血の主な原因としては，血液型不適合妊娠による免疫性胎児水腫とパルボB19感染（伝染性紅斑，りんご病）がある．妊娠20週未満のパルボB19感染では約10％が高度な貧血から胎児水腫となる．中大脳動脈の最大血流速度が異常高値の場合は胎児貧血を疑う．妊娠34週未満の胎児貧血には臍帯穿刺による胎児輸血も行われている．

d．胎児不整脈（p.47参照）

　胎児水腫を呈する胎児不整脈には頻脈性不整脈と徐脈性不整脈がある．胎児頻脈性不整脈には抗不整脈薬（ジゴキシン，ソタロール，フレカイニド）の経母体投与が有効であると考えられ，妊娠36週未満の症例に対して，現在先進医療Bで臨床試験が行われている．

　胎児徐脈で問題となるのは完全房室ブロックで，心室収縮が55bpm以下は予後が不良である．胎児徐脈に対してβ刺激剤（塩酸リトドリンなど）の母体投与や自己抗体陽性例では合併する心筋炎の予防や改善を期待してデキサメタゾン投与も行われている．

e．無心体双胎

　無心体双胎で，正常なポンプ児の臍帯動脈から動脈-動脈吻合を介して無心体児へ血液が送られると，ポンプ児に心負荷がかかり胎児水腫をひき起こす．治療法は無心体への血流を遮断することで，超音波ガイド下に穿刺針を無心体児に挿入し，ラジオ波で凝固して臍帯血流を遮断するラジオ波凝固術（RFA）が行われている．

f．CCAM

　胎児水腫をきたしたCCAMの予後はきわめて不良である．母体へのステロイド投与（リンデロン® 12mg筋注2回）にて軽快する例がある．妊娠34週未満のmacro cystic typeに対しては囊胞穿刺，囊胞・羊水腔シャント術が行われている．

5　早期娩出と生後治療法

　胎児治療の適応とならないものや生後治療法があるものは早期娩出を考慮する．胎児水腫の原因，妊娠週数，胎児水腫の程度と児の状態，母体の状態，予想される児の予後などを考慮し，新生児科や関連各科と十分協議して娩出のタイミングを決める．生後に外科治療が必要となる疾患では，手術可能となる胎児発育が得られるまで娩出を待機する．染色体疾患や先天性奇形症候群では一般に早期娩出による利点はなく，胎児緩和ケアを考慮する[8]．

6 母体管理

母体の状態にも十分は注意が必要である．胎児水腫では母体の妊娠中毒症，HELLP，常位胎盤早期剥離などの頻度が高い．まれであるが母体に浮腫や胸腹水をきたす mirror 症候群となる場合がある．母体の生命が危険となるため早期娩出のタイミングを逸しないようにする．

7 説明のポイント

胎児水腫をきたした児の予後は不良であり，IUFD の可能性，母体への影響の可能性についてあらかじめ説明する．原因疾患によっては胎児治療や生後治療法により予後の改善が望めるので原因検索が重要であることを説明する．検査前に検査の意義，必要性，リスク，検査結果によっては治療法がない場合があること，出生前に診断できない場合もあることなどを説明する．

■文献

1) McCoy MC, Katz VL, Gould N, et al. Non-immune hydrops after 20 weeks' gestation: review of 10 years' experience with suggestion for management. Obstet Gynecol. 1995; 85: 578-82.
2) Sohan K, Carroll SG, De La Fuente S, et al. Analysis of outcome in hydrops fetalis in relation to gestational age at diagnosis, cause and treatment. Acta Obstet Gynecol Scond. 2001; 80: 726-30.
3) Anandakumar C, Biswas A, Wong YC, et al. Management of non-immune hydrops: 8 years' experience. Ultrasound Obstet Gynecol. 1996; 8: 196-200.
4) 左合治彦．胎児治療．日産婦誌．2014; 66: 2012-8.
5) 日本胎児治療グループ Japan Fetal Therapy Group.（http://fetusjapan.jp/）
6) Sago H, Hayashi S, Saito M, et al. The outcome and prognostic factors of twin-twin transfusion syndrome following fetoscopic laser surgery. Prenat Diagn. 2010; 30: 1185-91.
7) Takahashi Y, Kawabata I, Sumie M, et al. Thoracoamniotic shunting for fetal pleural effusions using a double-basket shunt. Prenat Diagn. 2012; 32: 1282-7.
8) 船戸正久，宮田 郁．周産期生命倫理における胎児緩和ケアの意味．窪田昭男，編．周産期医療と生命倫理入門．大阪：メディカ出版 2014. p.49-61.

〈左合治彦〉

11 超音波検査で胎児不整脈を認めます．どのように管理したらよいでしょうか？

1 胎児不整脈の管理方針

　胎児不整脈管理のフローチャートを図1に示す．まず，心室拍数およびリズムから，胎児不整脈の種類を同定する．心室拍数180拍/分以上が持続する場合が頻脈性不整脈，心室拍数100拍/分以下が持続する場合が徐脈性不整脈，タイミングの早い心拍が混入する場合が期外収縮となる．頻脈性不整脈と徐脈性不整脈では，胎児心不全，胎児水腫より，胎児・新生児死亡に至る危険性がある．そのため，実際に遭遇した場合には，早期娩出するか，胎児治療を試みるか，あるいはそのまま経過観察するかの選択に迫られる．出生後であれば児への直接投薬，電気的除細動，ペーシングができるというメリットがあるが，在胎週数が早ければ早いほど児の未熟性が問題となる．一方，胎児治療では，経胎盤的な薬物療法という不確実性，および健康な母体への薬剤の影響を考慮しなければならない．妊娠37週未満であれば胎児治療を考慮し，状態が悪化する傾向がなければ，基本的には胎内で管理すべきと考える．

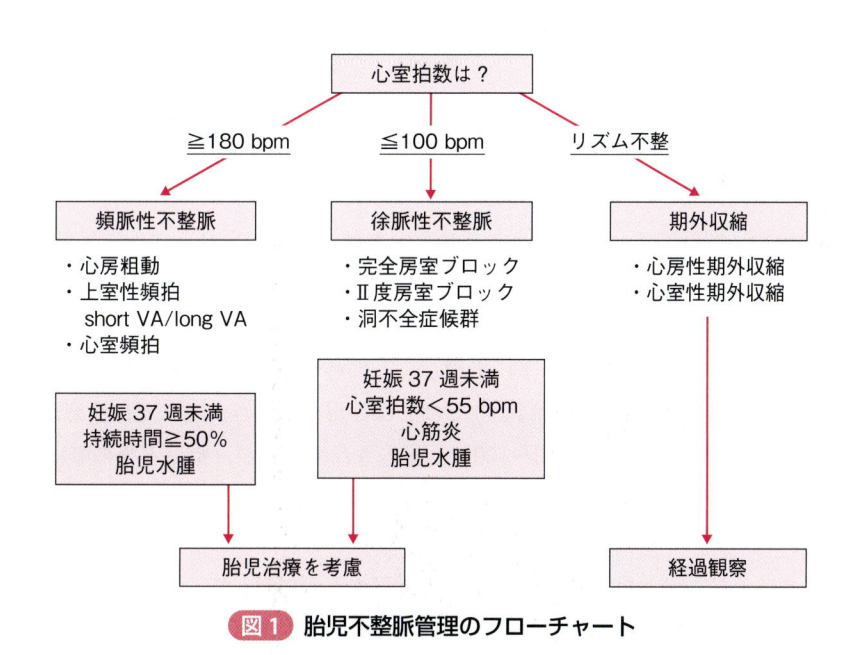

```
                    心室拍数は？
        ≧180 bpm    ≦100 bpm    リズム不整
            ↓           ↓            ↓
        頻脈性不整脈   徐脈性不整脈    期外収縮
        ・心房粗動     ・完全房室ブロック  ・心房性期外収縮
        ・上室性頻拍   ・Ⅱ度房室ブロック  ・心室性期外収縮
          short VA/long VA  ・洞不全症候群
        ・心室頻拍

        妊娠37週未満   妊娠37週未満
        持続時間≧50%  心室拍数<55 bpm
        胎児水腫      心筋炎
                     胎児水腫
            ↓           ↓            ↓
          胎児治療を考慮              経過観察
```

図1 胎児不整脈管理のフローチャート

2 胎児頻脈性不整脈

a. 胎内診断

　胎児超音波検査に基づき心房収縮と心室収縮の関係から，まずは心房粗動か上室性頻拍か判断する．Pulsed Doppler 法で診断し，補助的に M-mode 法を使用する[1]．上大静脈-上行大動脈同時血流波形が最も電気生理学的な評価方法に近いと考えられている[2]．心房粗動の多くは三尖弁輪を中心とした心房内マクロリエントリーによる頻拍発作で，心房興奮が早いため房室結節でブロックされて，通常，心房収縮と心室収縮が 2：1〜3：1 の伝導となる．上室性頻拍は 1：1 伝導を呈し，その多くは WPW 症候群に代表される房室回帰性頻拍で，側副伝導路によるリエントリーが原因である．Pulsed Doppler 法で心室収縮から次の心房収縮までの間隔が短い short VA を呈することが多い[2]．異所性心房性頻拍などの自動能亢進では，心室収縮から次の心房収縮までの間隔が長い long VA を通常呈し，胎内でも出生後も治療に難渋することが多い．

b. 胎児治療

　現時点では確立した治療プロトコールは存在せず，本邦において 2010（平成 22）年 10 月から「胎児頻脈性不整脈に対する経胎盤的抗不整脈薬投与に関する臨床試験」として前向き介入試験が始まっている．詳細は日本胎児治療グループのホームページ（http://www.fetusjapan.jp/）を参照されたい．

　ジゴキシン，ソタロール，フレカイニドなどの抗不整脈薬による胎児治療の有効性が報告されているが，現時点では保険適用外である[3]．不整脈の種類および胎児水腫の有無にもよるが，いずれの薬剤も 70〜90％の有効率が報告されている．ソタロール，フレカイニドに関しては数％に胎児死亡の報告があり，特に胎児水腫をきたしている症例では注意が必要である．胎児，新生児の管理のみでなく，母体への副作用のモニタリングおよび対応が要求される．

1) ジゴキシン

　抗不整脈薬の中では例外的に心機能を低下させない薬剤として知られている．半減期は 36〜48 時間と長く，休薬後も血中濃度が下がりにくいため，血中濃度を上げすぎないことがポイントである．一般的には 1.5 ng/mL 以上が中毒域とされているが，通常の治療域でも副作用がみられる．重篤な副作用は少ないが，消化器症状は比較的高率に出現し，入眠時や安静時に徐脈や房室ブロックが出現しやすい．また，他の抗不整脈薬との併用によりしばしば作用が増強されることに注意が必要である．胎盤移行率は胎児水腫がない場合には 80〜100％と報告されているが，胎児水腫の際には 50％以下に低下しうる．

2) ソタロール

　β遮断作用による心拍数減少は比較的低用量から出現するのに対して，K チャネル遮断作用による QT 時間延長は用量依存性に増強される．房室結節の抑制効果が主として期待される．主な副作用は徐脈，心不全，心室性頻脈などの循環器症状でそれぞれ 1〜2％程度であり，重篤な副作用として Torsades de Pointes が報告されている．胎盤移行率は 70〜80％と報告され，胎児水腫の際の移行率もよい．

3）フレカイニド

強いNaチャネル遮断作用と弱いKチャネル遮断作用を併せもち，PQ時間およびQT時間延長は用量依存性に増強される．側副路の抑制効果が主として期待される．速効性があり，心拍数低下作用および心機能抑制作用はソタロールより強いと考えられる．主な副作用としては，心電図変化（QT，PQ，QRS延長），心房粗動，浮動性めまい，房室ブロック，洞停止などが報告されている．胎盤移行率は50～90％と報告され，胎児水腫の際の移行率もよい．

3 胎児徐脈性不整脈

a．胎内診断

房室ブロックでは30～40％で心構築異常を認め，心房内臓逆位症候群（ほとんどが左側相同）や修正大血管転位に関連するものが多い．心構築異常を認めないものでは，母体の抗SS-A抗体との関連が指摘され，胎児へ移行して房室ブロックや心筋炎を生じる．出生後ペースメーカーを要し，拡張型心筋症や心内膜線維弾性症などが遠隔期に問題となってくる．

Pulsed Doppler法による上大静脈-上行大動脈同時血流波形ではPR間隔が比較的正確に測定され有用である．完全房室ブロックの症例では，A波とV波が完全に乖離している．80～100bpm程度の軽度の洞性徐脈，もしくは2：1伝導の房室ブロックを呈する場合には，QT延長症候群の可能性を念頭に置く必要がある．

b．胎児治療

1）塩酸リトドリン

心室拍数が55bpm未満の場合は子宮内胎児死亡や新生児死亡が増加するとの報告もある[4]．一方で，心拍数は予後に影響しないとの報告も少なくなく，胎児心機能障害や心構築異常の有無により，影響を及ぼす心拍数も異なると推察される[5]．約50％が胎児移行するとされ，有効な症例では胎児心拍数が10～20％程度増加し，胎児水腫が改善することもある．逆に，β刺激薬により胎児頻脈性不整脈が誘発される症例もあるため，ルーチンでは使用すべきでないと考えられる．

2）ステロイド

ステロイドによる胎児心筋炎の予防が試みられ，遠隔期の拡張型心筋症や心内膜線維弾性症への予防的効果も報告されている．実際のステロイド治療としては，胎盤移行率の高いデキサメタゾンやベタメタゾンなどが試みられている．現時点では定まった投与方法はないが，筆者は心筋炎が示唆される症例に対して，デキサメタゾン4mg/日より開始し，漸減して32週には原則中止としている．副作用として，母体の糖尿病，高血圧，易感染性，精神障害のほか，特に10週間以上の運用により胎児発育不全，羊水過少症が高率に生じうる[6]．ステロイドによる短期的な予後改善効果は証明されておらず，治療対象とする症例の選別が必要と考えられる．

4 胎児期外収縮

a．胎内診断

期外収縮は本来の洞調律より早期の突発的な収縮と定義される．発症起源により，心房性期外収縮

と心室性期外収縮に分類される．胎児エコーで診断可能であり，特にブロックを伴う心房性期外収縮が二段脈（2拍に1回）で出現した場合に，2:1房室ブロックと確実に鑑別することが重要である．一般に予後良好であるが，期外収縮の入るタイミングが早いものや連発するもので，上室性頻拍や心房粗動に移行する例があるので注意を要する．

b. 管理方針

塩酸リトドリンにより誘発される場合があるので，可能ならば投与を中止するか，硫酸マグネシウムなどへの変更を考慮する．合併異常がない限り胎内で心不全や胎児水腫に進行することはなく，胎児治療の対象とはならない．妊娠週数とともに自然消退することが多く，また陣痛発来とともに消失することも経験するため，早く娩出するメリットは乏しいと考える．陣痛発来まで待機して，その時点で胎児心拍数モニターが判読困難であれば，帝王切開術を選択している．期外収縮の頻度が5%未満であれば胎児心拍数モニターは判読可能となり，15%以上であれば多くは判読困難となる．出生後は速やかに減少し，ほとんどが1～2ヵ月のうちに自然消失していく．

■文献

1) 里見元義, 川滝元良, 西畠 信, 他. 胎児心エコー検査ガイドライン. 日本循環器学会誌. 2006; 22: 591-613.
2) Fouron JC, Fournier A, Proulx F, et al. Management of fetal tachyarrhythmia based on superior vena cava/aorta Doppler flow recordings. Heart. 2003; 89: 1211-6.
3) Jaeggi ET, Carvalho JS, De Groot E, et al. Comparison of transplacental treatment of fetal supraventricular tachyarrhythmias with digoxin, flecainide, and sotalol: results of a nonrandomized multicenter study. Circulation. 2011; 124: 1747-54.
4) Schmidt KG, Ulmer HE, Silverman NH, et al. Perinatal outcome of fetal complete atrioventricular block: A multicenter experience. J Am Coll Cardiol. 1991; 17: 1360-6.
5) Eliasson H, Sonesson SE, Sharland G, et al. Isolated atrioventricular block in the fetus: a retrospective, multinational, multicenter study of 175 patients. Circulation. 2011; 124: 1919-26.
6) Miyoshi T, Maeno Y, Sago H, et al. Evaluation of transplacental treatment for fetal congenital bradyarrhythmia: nationwide survey in Japan. Circ J. 2012; 76: 469-76.

〈三好剛一, 池田智明〉

12 骨系統疾患の胎児診断と周産期管理がどのようにされているのか教えてください．

　骨系統疾患（skeletal dysplasia）は全身の骨や軟骨の形成不全によって特徴づけられる一群の疾患である．最新の 2010 年版国際分類には 40 グループ，456 疾患が記載されているとおり，種類が多く鑑別が困難であるうえに，1 つ 1 つの疾患の発症頻度はきわめて低い．妊婦健診のルーチン胎児計測で大腿骨長（FL）短縮に気づかれることはまれでないにもかかわらず，骨系統疾患の正確な胎児診断はなかなか難しい．

　一方，骨系統疾患の多くは単一遺伝子疾患であり，臨床診断に加えて遺伝学的評価が重要である．出生後の確定診断と遺伝学的評価は，次子の再発率といったその後の遺伝カウンセリングにも必要になってくる．本稿では骨系統疾患の胎児診断と妊娠中管理，および出生直後の評価について概説する．

1 胎児診断

　骨系統疾患 456 疾患の過半数が出生時にすでに症状を呈すると考えられる．胎児期に発症するいわゆる胎児骨系統疾患にも多くの疾患があり，その予後も周産期死亡をきたす重篤なものから生命予後良好なものまで幅広い．胎児骨系統疾患を正確に診断することは，周産期管理方法の決定や妊婦，家族への告知の点からも非常に重要である．

　骨系統疾患の胎児診断には，前児罹患のための次子の評価と，通常の超音波スクリーニングによって発見された大腿骨の短縮例の精査の 2 つの場合がある．近年の分子遺伝学の進歩によって多数の先天性骨系統疾患に関連する原因遺伝子が明らかにされてきた．もし前児罹患で原因遺伝子がわかっている場合には，絨毛や羊水細胞を用いた遺伝子解析によって出生前診断が行われることも可能である．しかしわれわれ産科医が多く経験するのは，胎児に sporadic にでてくる骨系統疾患を評価しなければならないときである．そのときは超音波によりスクリーニングして系統的な精査のあとに，必要ならば胎児 CT を行うことになる．

a. 骨系統疾患のスクリーニング

　日常の診療においては，大腿骨長（FL）によって骨系統疾患がスクリーニングされる場合が多い．その場合には−3〜−4SD 以下の短縮によってピックアップするのが実際的であり，ほとんどの骨系統疾患がこれでスクリーニングされる．ただし屈曲肢異形成症と骨形成不全症軽症型では FL の短縮が軽度のことがあり，大腿骨にそれぞれ屈曲，骨折という特徴的所見があることに注意する．

　骨短縮があるか，どの程度の短縮かを評価するためには，四肢長管骨のすべて，すなわち上肢の上腕骨（humerus），尺骨（ulna），橈骨（radius），下肢の大腿骨（femur），脛骨（tibia），腓骨（fibula）を計測することが望ましい．尺骨と橈骨，脛骨と腓骨は超音波上の区別が難しいことがあるが，体幹により近位にある方をそれぞれ尺骨，脛骨とするのがわかりやすい．胎児骨系統疾患の鑑別診断の第

一歩は，胎児の全身の長管骨のすべてを，できれば左右とも計測して記録することである．

b．系統的な超音波検査

在胎週数に比べて大腿骨長が短い場合，すべての長管骨を計測するほか，彎曲や骨折，骨化の程度をみる．また胸郭の評価，四肢の位置関係，頭蓋・脊椎の所見，骨以外の合併奇形の有無，羊水量などをチェックする．

胎内で骨折をきたす疾患としては骨形成不全症がある．彎曲を認めるときは屈曲肢異形成症，タナトフォリック骨異形成症があげられる．タナトフォリック骨異形成症では大腿骨に「受話器」様変形所見が有名であるが，超音波ビームの入射方向でその形は微妙に変化するために注意が必要である．彎曲をとらえるのは簡単ではなく，骨折も単発であれば弯曲による変形と区別できないこともある．著しい骨化不良を認める疾患には骨形成不全症，低ホスファターゼ症がある．骨化不良は児頭で捉えられやすく，頭蓋骨の超音波透過性の亢進による頭蓋内組織の明瞭化やプレッシャーテスト陽性（母体腹壁からの超音波プローブの圧迫による胎児頭蓋骨の変形）などが認められる．また，頭蓋内組織の透過性が亢進してみえる場合もある．骨幹端の変化を示す疾患は多くあるが，超音波画像でそれを描出するのは一般的には難しい．

胸郭の低形成が児の生命予後にかかわるとの報告があるが，胸郭低形成と肺低形成は必ずしも同等ではないため例外も多い．われわれの経験では羊水過多例ほど出生後の呼吸不全を起こしやすいとの印象がある．胎児の羊水嚥下運動や呼吸様運動の低下が羊水過多を招くからだろう．

胎児骨系統疾患の超音波診断についてはすでに詳しい解説書が出版されている[1]．

c．胎児CTによる診断

胎児骨系統疾患に対するCTの高い診断能力についてはMiyazakiら[2]が詳しくまとめている．その報告によると，17例の胎児骨系統疾患のうち超音波検査では7例が正診だったが，胎児CTでは残りの10例の診断が変わり全例で出生前診断が可能となった．

骨系統疾患の領域では単純X線像による放射線診断学が基本的に確立していて，診断各論は成書[3,4]を参考されたい．X線所見の共通性に基づいたbone dysplasia familyの概念を前提として，さらに個々の疾患の特有な所見を確かめていくことになる．超音波像ではそういったX線所見の再現には大きな限界があるのに対し，3D-CTによる再構成画像では単純X線写真に近い像を再現することが可能である．胎児診断においてCTの価値が高いゆえんであり，CT所見の読影においても専門のX線診断学の知識が前提となる．

胎児CTによって明瞭に描出できる一般の骨X線所見は，長管骨の骨折や彎曲，扁平椎，頭蓋底や顔面の低形成，腸骨の変形，鎖骨や恥骨の骨化不全，ダンベル変形などであり，これらはしばしば診断的所見となる．逆に胎児CTで判断に迷うのはVR法での閾値設定によって微妙に変化する点状骨化，骨幹端の不整像，骨幹端縁の過剰膜性骨化（metaphyseal spur）などである．これらは場合によってはCTの原画像などを参考にすると明瞭になることがある．

2 周産期管理

　胎児骨系統疾患の正確な診断が重要なのは，妊娠分娩管理のみならず出生直後の取り扱いや出生後の治療方針に影響を与えるからである．さまざまな「予後」が推定される児について，両親が受容していく環境を我々産婦人科医が整えることが重要である．仮に「予後不良」と伝えられていたにもかかわらず，実際に産まれてみたら胎児発育遅延や軟骨無形成症のような生命的に問題のない児であった場合に，その後の母子関係の形成に多大な影響を与えるだろう．その逆の場合もありえる．周産期管理の第一歩として正確な出生前診断および予後予測が求められる．両親とは新生児医もまじえて事前によく相談のうえ，出生直後の新生児対応についての方針を打ち合わせておく必要がある．

　一般的には胎児骨系統疾患であっても通常どおりの経腟分娩でかまわない．ただし軟骨無形成症や先天性脊椎骨端異形成症といった軟骨内骨化が阻害される疾患では，四肢長管骨の短縮とは反対に頭囲の拡大があることが多い．満期での自然陣発をまっていると児頭骨盤不適合による帝王切開となりがちなので，分娩時期には考慮が必要である．また頭蓋骨の骨化不全を伴う重症の骨形成不全症や低ホスファターゼ症では，先進部が軟らかいため分娩進行に障害をきたすことがまれにある．

　出生後の管理はケースバイケースである．疾患特有の問題により肺と胸郭の形成が悪く，出生直後に自力で呼吸を続けることが難しいこともある．積極的な蘇生処置，すなわち気道確保や補助呼吸を行わなければそのまま呼吸不全で亡くなることもあるだろう．そのようなときは両親と緊密に相談しながら管理しなければならない．

　骨系統疾患はほとんどが遺伝子病であるから，次回妊娠の遺伝カウンセリングのためにも診断をあいまいにせず，生死産にかかわらず出生直後に系統的な検索を行って確定診断することが必要である．少なくとも出生直後に児の肉眼写真とX線写真（正面像，側面像）を撮影しておく．また可能であれば遺伝子診断のための検体採取と保存，あるいは病理解剖を行う．

おわりに

　胎児骨系統疾患の診断評価は一般に難しいというだけではなく，出生後の予後が不良な場合も多いため，従来は取り扱いに苦慮することが多かった．しかし近年は低ホスファターゼ症に対する酵素補充などの新しい治療法が開発され，治療の面での進歩は著しいものがある．出生早期からの適切な治療を行うため，あるいは将来の胎児治療のためにも，適切な胎児期の診断と周産期ケアが望まれる．

■文献

1) 西村　玄, 澤井英明, 室月　淳, 編. 骨系統疾患－出生前診断と周産期管理. 東京：メジカルビュー社；2011.
2) Miyazaki O, Nishimura G, Sago H, et al. Prenatal diagnosis of fetal skeletal dysplasia with 3D CT. Pediatr Radiol. 2012; 42: 842-52.
3) Sprunger JW, Brill PW, Nishimura G, et al. Bone Dysplasias-An Atlas of Genetic Disorders of Skeletal Development. 3rd ed. USA: Oxford University Press; 2012.
4) 西村　玄. 骨系統疾患X線アトラス－遺伝性骨疾患の鑑別診断. 東京：医学書院；1993.

〈室月　淳〉

C 妊娠初期の異常・処置

13 頸管妊娠が疑われた場合の診断・治療はどうしたらよいでしょうか？

　頸管妊娠は発症頻度こそ低い（全妊娠の0.006～0.1％）ものの，破裂すれば大量出血の原因となり，ときに母体の生命をも脅かす．また，治療法の選択に際して妊孕性を温存するか否か厳しい選択を迫られることもあり，様々な臨床上の問題を有する疾患である．

1 診断の留意点

　子宮頸管内に胎嚢，さらには胎児心拍を認めれば頸管妊娠の診断は確定的である（図1）．しかし，他の異所性妊娠同様，妊娠検査薬の市販化と高解像度の超音波断層法装置の出現により以前と比べ早い週数で診断することが可能となった反面，妊娠3～4週で受診して頸管内にはっきりと胎嚢が描出されないケースもしばしば経験する．そのような症例も含め，頸管妊娠の診断に際して超音波検査とヒト絨毛性ゴナドトロピン（hCG）定量を経時的に行うことは非常に重要である．

　超音波画像上，頸管妊娠との鑑別を要するものとして，不全流産，子宮体下部に着床した切迫流産，ナボット囊胞などが挙げられる．Shavelら[1]は，1997年からの12年間に治療した頸管妊娠15症例を検討し，8症例は救命部への搬送症例で，うち6例（75％）で初診時診断が誤っていたと報告している．最も多かったのは切迫流産と診断された症例（5例）で，少量～中等量の出血を主訴に来院して切迫流産と診断された後，大量出血をきたしたことで頸管妊娠と診断されている．また，初診時に診断できなかった症例では，超音波で経過を追うことで後に頸管妊娠と診断されたと述べている．

　一方，出血が中等量以上であった場合，我々の日常診療上最も高頻度に遭遇し，かつ慎重な鑑別を要するものは不全流産である．子宮外へ排出される途中の胎嚢が頸管内で留まる（頸管流産）と，超音波で頸管妊娠と類似した像が観察され，画像のみでは鑑別が困難である．その際，安易に不全流産

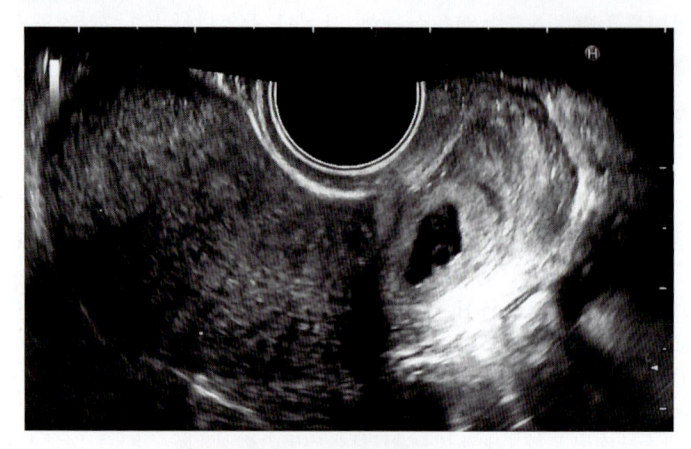

図1 頸管妊娠の経腟超音波画像
頸管流産との鑑別に注意（表1）．

C 妊娠初期の異常・処置

表1 超音波による頸管妊娠診断のポイント

1) 子宮腔内に GS を認めない
2) 樽様形状（burrel shaped）の子宮頸部
3) 子宮動脈より下に位置する GS
4) sliding sign（経腟プローベで圧を加えたときに頸管内を GS が滑って移動すること）の欠如
5) カラードプラーで胎嚢周囲の血流を認める．

（Kirk E, et al. Ultrasound Obstet Gynecol. 2006; 27: 430-7[2])より）

と診断して子宮内容除去術を施行すると大出血をきたす．両者の鑑別のポイントとしては，①子宮頸部が樽状に腫大していないか，②経腟超音波プローブで頸部を押したときに GS が頸管を滑るように動かないか，③ GS の位置が子宮動脈より上か下か，などが挙げられる（表1)[2]が，それでも鑑別に苦慮するときは，超音波断層法で3～4日おきに経時的に頸管内を観察し，卵黄嚢や胎児・胎児心拍が出現してくるようであれば頸管妊娠の，胎嚢が頸管内から下降してくるようであれば流産の可能性が高い．また，マーカーとして血中または尿中 hCG 値を測定し，hCG 値が持続して上昇するようであれば頸管妊娠の可能性が高く，下降してくれば流産の可能性が高い．頸管妊娠を疑った場合，早期診断は重要であり，また診断を急ぎたいのはやまやまであるが，超音波断層法と hCG 値を経時的に観察し，まず診断を確定させることが，結局は治療への近道になる．

2 治療法の選択

頸管妊娠の最大の問題点は，頸管内膜が脱落膜変化を起こしにくいため絨毛が容易に子宮筋層まで侵入しやすく，血管の破綻をきたしやすいこと，さらに着床場所が子宮動脈の侵入部に近いため大出血を起こしやすいことである．したがって，頸管妊娠の治療に外科的治療・保存的治療のいずれを選択しようと，出血対策は必須である．

頸管妊娠の診断が確定しており，その上で大出血をきたした場合には，本人・家族に子宮温存の希望があっても子宮摘出の止むなきに至る場合も少なくない．しかし，前述したように，早期診断されて出血も少ない症例においては子宮を残し妊孕性を温存できる機会が増えてきた．

a．出血対策

たとえ子宮全摘が選択される場合であっても，大出血時の一時的出血は非常に重要である．近年，頸管妊娠の出血に限らず，弛緩出血，癒着胎盤など子宮からの大量出血に対する止血方法として子宮動脈塞栓術（uterine artery embolism: UAE）が多く用いられるようになってきた[3]．

現在行われている UAE の一般的な方法は，大腿動脈より挿入したカテーテルを大動脈経由で左右内腸骨動脈まで進め，骨盤内血管造影により子宮動脈分岐部の確認と出血部位の評価を行った後，両側子宮動脈まで進めて吸収性の塞栓物質（ゼラチンスポンジなど）により血管を塞栓する方法である．子宮動脈の分岐部の同定が困難な場合や子宮動脈以外の内腸骨動脈の分枝からの出血が確認された場合は，内腸骨動脈レベルで塞栓術を行う．いずれの場合でも，塞栓術施行後に再度骨盤内血管造影を行い子宮動脈の塞栓効果を確認する[4]．

UAE のメリットとして，止血成功率が高いこと（95％以上），出血部位の同定が容易であることな

どが挙げられる．たとえUAEが不成功であっても，その後手術療法など他の治療法へ切り替えることが可能であることから，近年ではUAEを産科大量出血時の第一選択とする施設も多い．一方，UAEの最大の問題点は，熟練したinterventional radiologistの協力を24時間体制で受けられる施設が限られていることである．UAEが有用な治療法である反面，限られた施設でしか施行されない現状では，有効な止血手段を有しない施設においては早期に搬送を決断する必要がある．

b．手術療法

かつて，頸管妊娠に対する治療法は主として子宮摘出であった．現在でも，妊孕性温存を希望しない患者に対し，子宮摘出術が選択されることは多い．子宮摘出はそれ自体が妊娠部位からの出血を予防する目的で行われるので，前述した出血対策も兼ねた治療法とも言えるが，頸管妊娠においては子宮摘出の術中でも大量の出血をきたすことがあるので，注意を要する．我々は，頸管妊娠に対する子宮摘出術中に妊娠部位から大量の出血をきたし，腹腔内にほとんど出血していないにもかかわらず，総出血量が12,000mLにも及んだ症例を経験した[3]．そのため，子宮摘出術を施行する場合においても，ヒスキャス，ミニメトロなどのバルーンを頸管内に留置するなど，術前に何らかの出血対策を講じて，術中に腟からの出血にも注意を払うべきであると考えている．

c．メトトレキサート（methotrexate: MTX）による薬物療法

手術療法では妊孕性が温存できないため，その後の妊娠を希望し，かつ出血が少なければ保存的治療の適応となる．医学中央雑誌で検索すると，本邦で頸管妊娠に対して保存的治療が多く報告されるようになったのは1990年代後半以降である．保存的治療の方法は海外と同様にMTXの全身投与，超音波ガイド下におけるMTXまたはKClの局所投与（注入）が施行されており，MTX局所投与の報告が多い[3]．

1995年以降に報告された頸管妊娠に対する薬物療法の文献の多くはMTX single-dose therapy（MTX 50mg/m^2，筋肉内注射）によるものであり，現在では同投与法が保存的治療法の主流である．その理由として副作用や合併症が他の治療法より少ない点のほかに，投与方法が簡便で特別の手技を必要としない点も理由として挙げられる．また，異所性妊娠の妊娠部位別にみると，頸管妊娠で全身投与症例が多くみられる．これは超音波で心拍を認める症例に対するMTX single-dose therapyは卵管妊娠では適応とはならないものの，頸管妊娠では妊娠10週未満であれば80～90％の症例で奏効すると報告され，卵管妊娠よりも頸管妊娠で適応が広いことが一因と考えられる．一方，MTX単独より超音波ガイド下における胎嚢へのKCl注入とMTX single-dose therapyを併用した方がよいとする意見もあり，全身投与のみで十分なのか，局所投与も併用した方が良好な治療成績を得られるのかは未だに結論が出ていない．

d．集学的治療

子宮摘出を回避する目的で，近年では上述した治療方法のいくつかを組み合わせた治療の報告も増えてきた．上述したように，当院では子宮摘出に際して妊娠部位から大量出血をきたした症例を経験したため，以後，子宮摘出術を施行する症例でも術前にMTXを投与してhCG値の低下を確認した

後に手術療法を行うようにしたところ，術中出血はMTX施行例で有意に減少した[4]．また，文献的にはUAE施行後に他の治療を行うケースが散見され，UAE後，子宮鏡下に妊娠部位を外科的に切除した症例[5]や子宮内容除去術を施行した症例[6]が報告されている．これらは，UAEで出血対策をしながら妊娠部位のみを摘出し，子宮温存も可能にするという点でリーズナブルな治療方法である．今後，このような症例が増えていくと考えられ，症例の集積による治療法の評価が待たれる．

■文献

1) Shavel VI, Abdallah ME, Zakaria MA, et al. Misdiagnosis of cervical ectopic pregnancy. Arch Gynecol Obstet. 2012; 285: 423-6.
2) Kirk E, Condous G, Haider Z, et al. The conservative management of cervical ectopic pregnancies. Ultrasound Obstet Gynecol. 2006; 27: 430-7.
3) 野平知良，井坂惠一．頸管妊娠〜文献と自験例の検討〜．日産婦新生児血会誌．2014; 23: 33-40.
4) 森田宏紀，杉本充弘，高桑好一．子宮動脈塞栓術の適応と効果．日産婦誌．2007; 59: N398-402.
5) 荒川　香，安藤直子，飯田　玲．子宮動脈塞栓術（UAE, Uterine Artery Embolization）を施行後，子宮鏡下に治療した子宮頸管妊娠の1例．日産婦関東連会誌．2014: 51: 45-50.
6) 吉田梨恵，佐々木徹，清水巴菜，他．集学的治療にて子宮温存可能であった子宮頸管妊娠の1例．東京産婦会誌．2013; 62: 294-8.

〈野平知良〉

14 帝王切開瘢痕部妊娠の治療法を教えてください.

　帝王切開（子宮下部横切開）術後3カ月以上を経過した子宮を経腟超音波検査で観察すると，約50％に子宮切開部の内膜の欠損および，筋層の欠損または菲薄化を認め，三角形のecho free spaceとして観察される．この部分へ着床すると子宮瘢痕部妊娠（caesarean scar pregnancy: CSP）になると考えられており，1978年に英国のLarsenら[1]によって最初に報告された．近年では，帝王切開率増加や超音波技術の向上に伴って，その報告数は2001年までに19症例，2007年までには161症例と増加傾向を示しており，現在では2,000例に1例の頻度で発生すると報告されている[2]．本稿では，CSPの治療法について当施設での経験を交えて解説する．

1 病態

　CSPは異所性妊娠の中でもまれであるが，帝王切開既往の0.15％，帝切既往の異所性妊娠の6.1％を占め，帝切既往回数・母体年齢・経産回数は発症に影響しない[3]．CSPでは絨毛付着部位が子宮峡部や頸管部にあるため，子宮内膜や頸管粘膜が子宮体部に比して薄く，絨毛が容易に筋層内へ侵入し，嵌入胎盤や穿通胎盤と同様の病態となる．また，絨毛付着部位によりさまざまな臨床像や臨床経過をたどることが特徴である[4]．そのため，妊娠継続し1st trimesterを超えると，子宮破裂，癒着胎盤，膀胱浸潤，大量出血，母体死亡へと至る可能性が高く，早期に適切な診断や治療が行われることがきわめて重要となる．

2 診断

　これが最も重要で，まず「CSPと疑って診断できるか」が大きな予後の違いとなる．既往帝切後妊娠の場合，妊娠初期に，帝王切開となった原因，その妊娠週数，切開方法（底部横切開，縦切開，U字切開など）を含め，できるだけ詳細な問診を行う．診察時には，経腟超音波検査の子宮長軸で子宮体部と頸部の境界付近の観察を行い，①着床部位および絨毛付着部位の同定と，②前回切開創の同定と筋層菲薄化の有無を確認する．また，瘢痕部にGSがあった際には，③Color Doppler法でGS周囲の血流を確認し，妊娠組織のviability（活動性）を推測する．進行流産の途中でGSが下降しているものとCSPにおけるGSの違いは絨毛部分の血流の有無がその鑑別点となる（図1）．

　CSPを疑った際には，血流の状態や絨毛のviabilityの推定のため血中hCGの採血を行う．また，診断されたら造影MRI検査で創部子宮筋層の厚さ，膀胱への絨毛組織の浸潤具合や栄養血管を評価する．

3 治療・管理

　CSPに対する治療・管理においては，これまで手術方法や化学療法などさまざまな方法が報告されているが，現在でも未だコンセンサスを得られた管理方法はない．MTXなどの薬物をエコーガイ

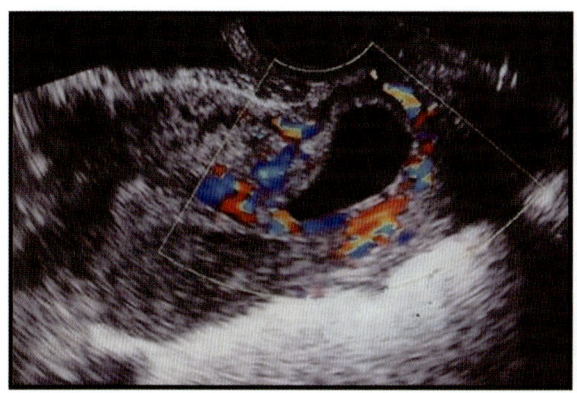

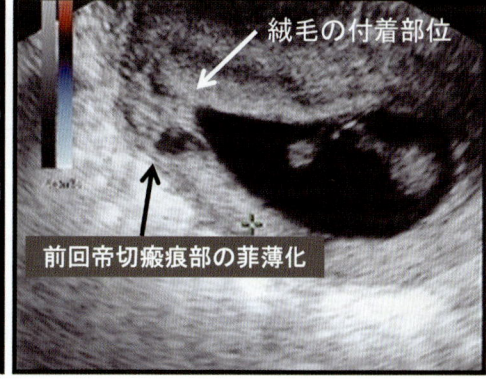

a. 胎嚢周囲を取り囲む血流　　　　　　　　　　　b. 絨毛の付着部位

図1 CSP の超音波所見

ドによる局所投与あるいは全身投与による方法[2,5]，子宮鏡や D&C による経腟的な切除術[6]や腹腔鏡による腹腔側からの外科的切除[7]などがある．前述の診断法により総合的に判断し CSP と診断した場合は，出血による緊急度，画像上から癒着胎盤や大量出血などのリスク評価，手術療法や化学療法などを含めた治療方針とその時期や順序など，個々の症例毎に評価を行って管理方針を検討する．出血管理のためにはその絨毛組織を早く除去する子宮内容除去術（dilatation and curettage: D&C）が最も早いが，豊富な血管や絨毛の筋層内侵入に伴う出血が懸念されるため，安易に行うのは危険とする報告が多い．

4 当院での CSP 管理方針

過去に我々は CSP 管理方針を検討する目的で MTX 群と D&C 群とで比較を行った．D&C 群では出血量軽減のため，hCG ≧ 20,000mIU/mL の場合は MTX の全身療法（50〜100mg/body）を追加し，hCG が 20,000mIU/mL 未満となったら，経カテーテル動脈塞栓術（transcatheter arterial embolization: TAE）を行い，その後に D&C を行うこととした．出血して緊急を要する場合には，Balloon tamponade 法で一時止血を行い，TAE で血流を遮断した後 D&C を施行した．MTX 群と D&C 群では，初診時 hCG（mIU/mL）は 21,377 ± 5,397 vs 37,717 ± 8,626（MTX 群 vs D&C 群）で有意差はなかったが，陰転化するまでの日数（日）は，76 ± 7 vs 9 ± 2 で，有意に D&C 群の方が短かった（p = 1.4 × 10^{-9}）．これらの症例で子宮摘出などの追加処置を必要とした症例は両群で認めなかった[8]．

2012 年より，TAE の子宮・卵巣への影響を考慮し，妊孕性を温存する場合には TAE スタンバイの状態で術前 TAE を用いない方針に改訂した（図2）．hCG 値は過去の D&C 症例における処置時の hCG 平均値が 15,326mIU/mL であったことから，hCG ＜ 10,000mIU/mL に低下させてから D&C とする方針とした．改訂された当院プロトコールでは，非緊急時には，児心拍確認し必要に応じて MTX や KCL の GS 内投与を行い，hCG が 10,000mIU/mL 未満になるまでは全身 MTX 療法を必要に応じて繰り返し施行して，10,000mIU/mL 未満で TAE スタンバイのもと D&C を施行することとした．術後に出血のコントロールがつかない場合は，balloon tamponade を第一選択とし，無効の場合には TAE や外科的瘢痕部切除を行う．大量出血により緊急を要する場合には，balloon tamponade

C 妊娠初期の異常・処置

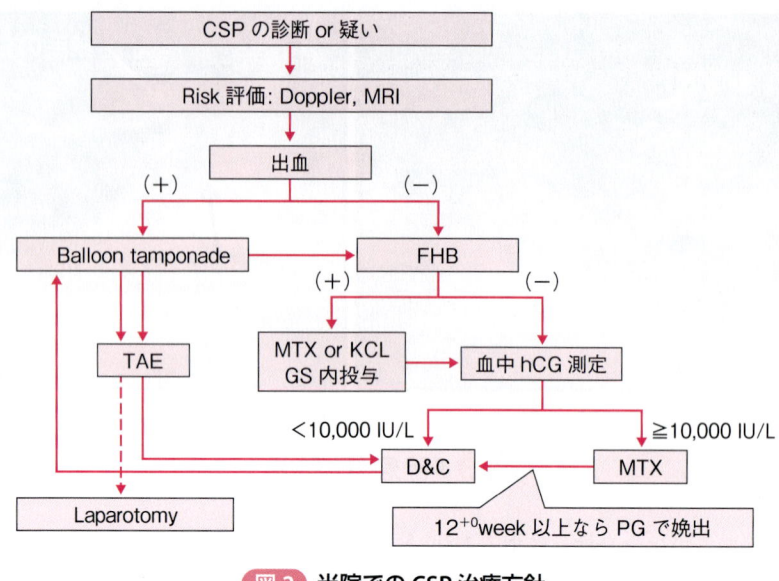

```
CSP の診断 or 疑い
    ↓
Risk 評価: Doppler, MRI
    ↓
   出血
(+)／  ＼(−)
Balloon tamponade → FHB
    ↓           (+)／  ＼(−)
   TAE     MTX or KCL   血中 hCG 測定
    ↓      GS 内投与    <10,000 IU/L ／ ≧10,000 IU/L
Laparotomy         → D&C ←  MTX
              12⁺⁰week 以上なら PG で娩出
```

図2 当院での CSP 治療方針

法で一時止血を行い，TAE で血流を遮断した後 D&C を施行することとしている．

まとめ

　CSP の管理方針は病状や施設規模に応じて選択されるべきであり，統一化することは不可能であろう．当施設では hCG を下げてからの D&C が最適と考え管理を行っているが，異なる治療方針で同様に良好な成績を出している報告もある．いずれにしても，本疾患治療のポイントは，CSP を疑って精査を行い正確な診断を行うことであり，これこそがもっとも重要なことであるといえる．

■文献

1) Larsen JV, Solomon MH. Pregnancy in a uterine scar sacculus—an unusual cause of postabortal haemorrhage. A case report. S Afr Med J. 1978; 53: 142-3.
2) Seow KM, Huang LW, Lin YH, et al. Cesarean scar pregnancy: issues in management. Ultrasound Obstet Gynecol. 2004; 23: 247-53.
3) Rotas MA, Haberman S, Levgur M. Cesarean scar ectopic pregnancies. Obstet Gynecol. 2006; 107: 1373-81.
4) 新田律子，斉藤麻紀，大久保貴司，他．嵌入前置胎盤を伴った峡部頸管妊娠（isthmico-cervical pregnancy）の1例．臨床婦人科産科．2004; 58: 1344-9.
5) Godin PA, Bassil S, Donnez J. An ectopic pregnancy developing in a previous caesarian section scar. Fertil Steril. 1997; 67: 398-400.
6) Rotas MA, Haberman S, Levgur M. Cesarean scar ectopic pregnancies: etiology, diagnosis, and management. Obstet Gynecol. 2006; 107: 1373-81.
7) Wang YL, Su TH, Chen HS.Operative laparoscopy for unruptured ectopic pregnancy in a caesarean scar. BJOG. 2006; 113: 1035-8.
8) 牧野真太郎，依藤崇志，興石太郎，他．帝王切開瘢痕部妊娠の取り扱い　日本産婦人科・新生児血液学会誌．2014; 23: 41-6.

〈牧野真太郎〉

15 採血検査で血小板が異常低値を示しました．診断・管理法について教えてください．

1 妊娠中の採血で血小板の異常低値を示す主な原因

妊娠中の採血で血小板の異常低値を示す主な原因とその偽血小板減少を除いた場合の頻度[1]を表1に示す．

a．偽血小板減少

最も多い．EDTA採血によって凝集が起こり，検査装置によるカウントでみかけ上，血小板数減少を呈する．

b．妊娠性血小板減少症（gestational thrombocytopenia: GT）

次に多い．基礎疾患がないにもかかわらず妊娠中に血小板数が減少する．この減少傾向は分娩直後まで持続し，その後急速に正常値に回復する．

表1 妊娠中の採血で血小板の異常低値を示す主な原因とその偽血小板減少を除いた場合の頻度

偽血小板減少：EDTAによる血小板凝集	―
妊娠特異的	
妊娠性血小板減少症（GT）	70〜80%
妊娠高血圧症候群	15〜20%
HELLP症候群	<1%
急性妊娠脂肪肝	<1%
妊娠非特異的	
特発性（免疫性）血小板減少性紫斑病（ITP）	1〜4%
全身性エリテマトーデス（SLE）	<1%
抗リン脂質抗体症候群（APS）	<1%
薬剤起因性血小板減少症	<1%
血栓性血小板減少性紫斑病（TTP）	<1%
先天性血小板疾患	<1%
フォン・ヴィレブランド病 IIB型	<1%
骨髄系疾患（白血病，骨髄異形成症候群など）	<1%
ウイルス感染症	<1%

（頻度については Gernsheimer T, et al. Blood. 2013; 121: 38-47[1] より）

c. 妊娠高血圧症候群，HELLP（hemolysis, elevated liver enzyme, low platelet）症候群，急性妊娠脂肪肝

これらに伴う血小板数減少は偽血小板減少を除いた妊娠中血小板減少症の15～20%を占めるが，その発症は妊娠中期以降である．

d. 特発性（免疫性）血小板減少性紫斑病〔ITP: idiopathic (immune) thrombocytopenic purpura〕

ITPのうち妊娠合併症として問題になるのは慢性型であり，以下慢性ITPについて記述する．ITPは自己の血小板に対する抗体が産生され，その抗体が付着した血小板が網内系細胞により破壊され，さらに血小板産生障害も加わり血小板減少をきたす自己免疫疾患の1つである．従来，特発性（idiopathic）という言葉が用いられていたが，自己免疫機序が明らかにされてきたため，近年は免疫性（immune）と表現されるようになってきている．血小板数減少（10万/μL以下）があり，骨髄巨核球数は正常ないし増加，赤血球および白血球は数・形態ともに正常で，血小板数減少をきたしうる各種疾患を除外して診断される．血小板に付着している抗体はPAIgG（platelet associated IgG）とよばれ，病態を反映して変動することが多く，活動性の指標として有用である．しかし，胎児の血小板減少の推定に有用であるとはされていない．皮膚・粘膜の小出血斑，歯肉出血，鼻出血，下血，過多月経などの出血傾向が認められるが，無症状で経過し，妊娠初期検査で血小板数減少を指摘されてはじめてわかる場合もある．

e. 全身性エリテマトーデス（SLE: systemic lupus erythematosus），抗リン脂質抗体症候群（APS: antiphospholipid syndrome）

SLEなどの膠原病で血小板数減少を呈することがある．APSは，リン脂質蛋白に対する自己抗体の出現を特徴とする自己免疫性疾患の1つであり，多彩な動静脈血栓症に加え，習慣流産，妊娠高血圧症候群，子宮内胎児発育不全，胎児死亡などの妊娠合併症を呈する．

f. 薬剤起因性血小板減少症

薬剤によって血小板数減少を起こす場合がある．ヘパリンは薬剤起因性血小板減少症を起こす代表的な薬剤で，ヘパリン起因性血小板減少症（HIT: heparin-induced thrombocytopenia）とよばれている．近年，ヘパリンは，深部静脈血栓症の治療，先天性血栓性素因やAPSなどの後天性血栓性素因を有する妊婦の深部静脈血栓症の予防に広く使われているが，この際はHIT発症に十分注意する必要がある．

g. 血栓性血小板減少性紫斑病（TTP: thrombotic thrombocytopenic purpura）

①溶血性貧血，②血小板減少性紫斑病，③精神神経症状，④腎機能障害，⑤発熱の5徴を特徴とする疾患である．発症には，vWF（von Willebrand）因子切断酵素（ADAMTS13）の欠乏が関与しており，先天性TTPでは遺伝子異常による本酵素の欠損が，また後天性TTPでは本酵素に対する阻害因子が存在することが報告されている．本酵素活性が低下することにより，vWFが切断されず，血中に蓄積した超高分子マルチマーvWFが血小板凝集を起こして細血管内微小血栓を生じ，溶血性

貧血，消耗性血小板減少による出血性素因，循環障害による臓器機能障害を起こすと考えられる．末梢血において破砕赤血球を多数認める．治療は，先天性 TTP では新鮮凍結血漿の輸注を，後天性 TTP では，血漿交換，副腎皮質ステロイド，抗血小板薬など組み合わせて行う．血小板輸血は禁忌である．

h．先天性血小板疾患

血小板数減少と巨大血小板を特徴とする遺伝性疾患として，①血小板膜糖蛋白 GPIb の欠如として知られる Bernard-Soulier 症候群，②難聴や腎障害を伴う Alport 症候群，③好中球封入体を特徴とする May-Hegglin 異常，などがある．

一方，小型の血小板を特徴とする遺伝性疾患として，Wiskott-Aldrich 症候群があり，湿疹と T 細胞減少による細胞性免疫不全を伴う．

Kasabach-Merritt 症候群は，皮膚の広範な血管腫に血小板減少，紫斑を伴う病態で，血管腫が巨大になると病変部で血栓が形成され，血小板やフィブリノゲンが消費されるため，血小板減少や消費性凝固障害をきたし，出血傾向が出現する．

i．骨髄系疾患

急性骨髄性白血病，急性リンパ球性白血病，慢性骨髄性白血病，骨髄異形成症候群，および再生不良性貧血などがある．

2 鑑別診断

a．病歴聴取

既往歴，家族歴，使用薬剤の有無について詳細に問診する．それにより，遺伝性疾患を疑う手がかりとなる．服用している薬剤があれば，その薬剤と血小板数減少の関係について追究する必要がある．

b．血液塗抹標本を用いて目算

妊娠中の血液検査で血小板数が減少していたら，まず，EDTA による血小板凝集によって起こる偽血小板減少を否定するため，抗凝固剤をヘパリンやクエン酸などに変更し再検する．また，血液塗抹標本をみて血小板凝集があるかどうかを直接確かめるとともに，目算で再検する．

目算による血液塗抹検査，赤血球形態，血小板形態を確認することができる．巨大血小板，小型血小板，好中球封入体などがあれば，それぞれを特徴とする先天性疾患を疑う手がかりとなる．破砕赤血球を認めれば，TTP などの消耗性血小板減少が考えられる．汎血球減少や白血球の異常高値を認めれば，白血病や再生不良性貧血などの骨髄系疾患が疑われる．

c．その他

血小板機能異常を伴う先天性血小板疾患では，血小板数が 5万/μL 以上あるにもかかわらず，出血時間が延長することがある．PAIgG は ITP の診断の参考となる．

SLE などの膠原病，APS の鑑別のためには，抗核抗体，抗 DNA 抗体，β2GPI 依存性抗 cardiolipin

抗体，ループスアンチコアグラント（lupus anticoagulant: LA）などの自己抗体の定量が必要である．異常値が認められれば内科専門医へ精査を依頼する．

3 管理法

　血小板数10万/μL以下が続く場合は，その原因，診断，治療を確実にする目的で，血液専門医に相談するべきである．

　ここでは，比較的頻度の高いGT，ITPを中心に記述する．妊娠高血圧症候群，SLE・APS合併妊娠の管理については，他項を参照されたい．

a．偽血小板減少

　真の血小板数減少を否定し得れば問題にはならず，特別な管理は不要である．

b．妊娠性血小板減少症（GT）

　血小板数減少の原因となる疾患が明らかでない場合は，GTと判断する．妊娠が終了し，直ちに血小板数が正常値に復したことを確認したところで，はじめてGTの確定診断となる．したがって，他の疾患が存在する可能性があることを十分考慮しながら，妊娠中は厳重な経過観察を行う．GTとITPはともに除外診断であり，厳密に両者を区別することは困難である．American Society of Hematology（ASH）およびBritish Committee for Standards in Haematology（BCSH）のガイドラインは，それぞれ血小板数が7万/μL，および8万/μLを下回るときはGT以外の原因の可能性が高いことを示している[2]．

　血小板数が，前回測定が正常で，著しく低下している妊婦は，HELLP症候群のハイリスク妊婦と同定でき，肝機能を含めた頻回の血液検査により，分娩時期を適切に設定することが可能となる．

c．特発性（免疫性）血小板減少性紫斑病（ITP）

　ヘリコバクター・ピロリ菌（ピロリ菌）陽性のITP患者では，除菌を行うことにより63％の症例で血小板数が増加したという報告[3]があるが，現時点では妊婦に対するこの除菌療法の効果は明らかにされていない．しかし，使用薬剤中に妊娠中の禁忌薬剤が含まれておらず，妊娠中にITPと診断が確定して，分娩までに十分な時間的余裕がある場合は，ピロリ菌の評価を行い，リスクとベネフィットを考慮して，妊娠8～12週以降に除菌療法を治療の選択肢に入れてもよい．

　無症状の妊婦においては，妊娠中は血小板数を3万以上に保つことを目標とし，定期的に血小板数の測定を行う必要がある．原則的に，血小板数3万/μL以上で，出血傾向がない場合は，経過観察とする．諸外国での治療介入を紹介すると，ASHのガイドラインでは血小板数1万/μL以下の高度の血小板減少症か，あるいは妊娠中期・末期に血小板減少（1万～3万/μL）と出血症状を認める場合とされ，BCSHのガイドラインでは血小板数2万/μL以下とされている[2]．

　妊娠中の治療の第一選択は非妊時と同様に副腎皮質ステロイド投与である．プレドニゾロン10～30mg/dayの比較的低用量の内服で開始し，効果をみながら維持量5～10mg/dayに漸減する．妊娠中に著明な血小板減少と強い出血傾向を呈して発症したような症例に対しては，プレドニゾロン0.5

〜1mg/kg/day の通常成人に対する初期投与量から開始することも考慮する．この場合，血小板数2万〜3万/μL 以上となり出血傾向も改善すれば，2週間程度で早期に漸減を検討する．副腎皮質ステロイド無効例に対しては免疫グロブリン大量療法が用いられる．400mg/kg/日，5日間投与が基本とされる．50〜90％の症例で有効で，投与開始後2〜3日で血小板数が増加し始め，5〜7日で最高値となるが，効果は一過性である．

脾臓摘出術は妊娠中でも有効であるが，流早産を増加させるという報告もあり，妊娠中は他の治療法が優先される．血小板輸血は緊急時のみに行う．トロンボポエチン受容体作動薬については，長期的な安全性が不明であること，妊婦での使用の報告がほとんどないこと，胎児への影響は不明であることより，現段階では ITP 合併妊婦においての使用は推奨されていない．

分娩時は母体の出血性合併症を予防するため，経腟分娩であれば血小板数5万/μL 以上，区域麻酔下による帝王切開であれば8万/μL 以上に維持されるように計画的に副腎皮質ステロイド増量，免疫グロブリン大量療法を行う．それでも血小板数が増加しない場合は，血小板輸血をタイミングよく行う．分娩時の安全な血小板数について，ASH では5万/μL，BCSH では経腟分娩5万/μL，帝王切開または硬膜外麻酔を行うときは8万/μL が基準として示されている[2]．

抗血小板抗体が胎児に移行し，胎児の血小板数が減少していることがあるため，分娩に際し胎児の頭蓋内出血の危険を考慮する必要があるが，帝王切開が経腟分娩より血小板が減少している胎児にとって安全であるというエビデンスはないことより，ITP 合併妊婦の分娩様式は，産科的適応に基づくべきとされる．胎児の出血リスクを増加させることに関連する分娩中の頭皮電極装着，吸引分娩，鉗子分娩などの処置は，回避することが望ましい[4]．また，分娩前の経皮的臍帯穿刺あるいは分娩中の児頭採血による胎児の血小板数の測定についても上記理由により現在は推奨されない．

■文献
1) Gernsheimer T, James AH, Stasi R. How I treat thrombocytopenia in pregnancy. Blood. 2013; 121: 38-47.
2) Gernsheimer T, McCrae KR. Immune thrombocytopenic purpura in pregnancy. Curr Opin Hematol. 2007; 14: 574-80.
3) Fujimura K, Kuwana M, Kurata Y, et al. Is eradication therapy useful as the first line of treatment in *Helicobacter pylori*-positive idiopathic thrombocytopenic purpura? Analysis of 207 eradicated chronic ITP cases in Japan. Int J Hematol. 2005; 81: 162-8.
4) Provan D, Stasi R, Newland AC, et al. International consensus report on the investigation and management of primary immune thrombocytopenia. Blood. 2010; 115: 168-86.

〈渡辺　尚〉

D 妊娠中期・後期・産褥期の異常・処置

16 妊娠中期胎児スクリーニング検査の要点を教えてください．

　胎児および胎児付属物の超音波断層検査は，胎児検査のなかでも中心的なmodalityとして定着しており，さまざまな胎児形態異常診断がなされている．一方で，一口に胎児超音波検査といってもスクリーニングと精密検査，Bモードと他のmodality，形態検査と機能検査あるいは至適妊娠週数など多様な視点がある．本項では，一般産科医療機関における妊娠中期の胎児形態異常スクリーニングの観点から，具体的な観察項目を提示する．

1 妊娠中期における胎児形態異常スクリーニングの基本的な考え方

　本邦における胎児超音波検査の現状として，①検査者は，必ずしも超音波検査の専門教育を受けていない一般産婦人科医であることが多いこと，②一般臨床で用いられているmodalityは経腹超音波断層法（Bモード法）が主体であり，Mモード法，カラードプラ法あるいは3-D超音波法をルーチンに施行している医療機関は少ないと考えられること，③検査の精密度（スクリーニング，精密検査の別）を区分した超音波検査を施行している施設は少ないこと，④一般スクリーニング検査は保険診療上で認められていないこと，などが挙げられる．これらの実情を勘案して妊娠中期スクリーニングを施行する場合，下記の要件のもとで行うことが無理のない位置づけと考える．

a．Bモード経腹超音波断層法を用いて正常胎児を診断することを目的とする

　"スクリーニング"とはあくまでも正常胎児であることを認識し，異常が疑われる胎児を抽出する目的である．したがって，検査の概念は「可及的に胎児の全身を網羅した基本スクリーニング手順」を規定し，「各々の観察断面で正常像を確認すること」であることを念頭に置く．正常像が確認できず，異常もしくは異常が疑われる際には精密検査を行うことを前提とする．

b．観察時期は生育可能限界を念頭に置いて設定する

　本邦における生育可能限界の法的側面，人工流産に関連する手技的側面，観察の容易性と簡便性，ならびに妊婦健康診査の受診間隔の点から，スクリーニング施行時期は20週前後を設定することが適当と考えられる．

c．スクリーニング検査に対する説明と同意を得ることを前提とする

　産科医療機関において，超音波検査は必ずしも胎児形態の観察目的のみならず，3次元超音波法や胎児の動きなどを母親に提示して母子愛着を図るため，あるいは記録画像として保存するなど多様な目的に利用されている．一方で，胎児形態異常スクリーニングは画像診断であり，同一のmodalityを用いるもののサービスとは異なる医療行為であることの認識を妊産婦に示すことが必要である．

表1 胎児超音波スクリーニングに対する説明と同意文章例

妊娠中の超音波検査（スクリーニング検査）について

　超音波検査は妊婦健診時に子宮内の赤ちゃん（胎児）を観察する方法として最も広く用いられています．以下に，これから行われる超音波検査の意味や特徴をご説明します．

スクリーニング超音波検査と妊婦健診時の一般超音波検査の違いについて
　妊婦健診中に行う超音波検査の目的は以下の2つに分かれます．
　1. 妊婦健診時の一般超音波検査（いわゆる通常超音波検査）：赤ちゃんの心拍や胎位（頭が下なのか，逆子なのか）の確認などを行います．推定児体重を計測するときもあります．
　2. スクリーニング超音波検査（いわゆる胎児超音波検査）：胎児と胎盤，臍帯，羊水などを詳しく観察する検査で一般超音波検査とは区別して行われます．

スクリーニング超音波検査とは？
　多くの赤ちゃんは元気に異常なく生まれてきます．しかしながら，中には生まれながらに病気を持つ赤ちゃんがいます．その病気のうち形に異常（奇形）がある場合を先天性形態異常（約2〜5%）といいます．先天性形態異常の種類はとても多く，また，重症なものから医学的には問題のない（個性の範囲）軽微なものまで程度もさまざまです．もちろん，現在の医療水準では治療困難なものもありますが，もしその病気が胎児期に診断されていると出生後（もしくは胎児期から）にスムーズに治療を開始でき，その子にとってよりよい結果をもたらすことができます．また，周産期合併症（前置胎盤など）を診断することは母体の分娩時のリスク評価・準備が可能となり，安全なお産を行う一助になります．このように形や位置を広く検索し，異常の早期発見に努める超音波検査をスクリーニング超音波検査といいます．

スクリーニング超音波検査の特徴
　上記の目的で行われるスクリーニング超音波検査ですが，超音波検査にも不得意なことや発見が難しいこともあります．
　1. 妊娠による変化：子宮や胎児は妊娠期間を通じ変化していくものです．妊娠初期にわからなかったものが妊娠後期や中期になるとわかってくることもあります．よって，適切な時期に検査を行い判断する必要があります．
　2. 小さい病変，検査条件による影響：病変が小さい場合，赤ちゃんの向きや母体腹壁が厚く超音波のビームが届かない場合などは発見が難しくこの検査ですべてを確実にみつけることはできません．
　3. 形態異常でない疾患：超音波検査は画像で形をみて判断する検査です．よって，形の異常が明らかでない病気を見つけることは得意ではありません．染色体の数の異常による病気（ダウン症など）は，超音波検査のみで診断を確定することはできません．また，遺伝子異常の病気（血友病や筋ジストロフィーなど）は形態学的異常を示さないので，超音波検査で診断することができません．
　4. 臓器の成熟や発達：赤ちゃんの動作や心臓の動き，排尿動作を分析することで，心臓や腎臓の働きの一部がわかるようになってきましたが，まだまだわからないことが多くあります．

超音波検査の結果について
　赤ちゃんの超音波検査の結果は基本的にご両親の情報と考えられます．その情報には性別のような情報から形態異常の情報，染色体異常を疑う情報までさまざまなものが含まれます．
　そのため，御両親にはその情報を知る権利があると同時に，反対にその情報を知らせてほしくない，つまり知りたくない権利もあります．
　一方，医師には検査結果を説明する義務があります．そのため，検査を行う前に，まず，知りうる赤ちゃんの情報をすべて知りたいのか，限定的に知りたいのか，逆に一切知らせてほしくないのかなどのお考えをあらかじめ示していただくことが重要であると考えています．この機会に，ご夫婦でこのことについて十分ご相談いただき，以下のアンケートにお答えいただきたく思います．情報提供はそのご意思に沿って対応させていただきます．なお，アンケートを提出した後で，それを修正したい場合はいつでも直接，外来で医師または助産師にお伝えください．

　産婦人科担当医　殿
　☐ 赤ちゃんについて知りうる情報はすべて知らせてほしい
　☐ 赤ちゃんについての以下の情報に限定し，知らせてほしい
　　☐ 性別
　　☐ 染色体異常の可能性が一般より高い（超音波検査で染色体異常の診断をすることはできません）．
　　☐ 致死性の疾患（生きていくことができない重度の病気）またはその疑い
　　☐ 妊娠中に，または，生後直ちに治療することで赤ちゃんを助けることが可能な疾患
　　☐ 発育の異常
　　☐ その他（　　　　　　　　　　　　　　　　　　　　）
　☐ 赤ちゃんについての情報は知らせてほしくない

　　　　　　　　　　　　　　　　　　平成　　　年　　　月　　　日
　　　　　　　　　　　　　　　　本人　_____
　　　　　　　　　　　　　　　　親族（続柄）_____

● D 妊娠中期・後期・産褥期の異常・処置

これらの点を背景として，また一般の妊婦健診で行われる超音波検査との混乱を避ける意味から，産婦人科診療ガイドライン産科編2014[1]では"超音波検査には「妊婦健診時に行われる通常超音波検査と，胎児形態異常診断を目的とした胎児超音波検査の2つがあることを説明する"とされている．表1に形態異常スクリーニングに関する説明と同意文書例を挙げた．

2 妊娠中期スクリーニング項目

全身の詳細な解剖をすべてチェックすることがスクリーニングの理想であるが，日常臨床の限られた時間と診断意義からみれば，この考え方は難しい．比較的大きな形態異常，あるいは微細な形態異常であっても染色体異常の部分症候として考慮すべき項目を念頭に置く視点から，以下に具体的な観察項目を列記する[2-6]．

a．頭部
・頭蓋内は左右対称（図1）．
・主な頭蓋内正常構造（側脳室，中脳，小脳）が確認できる（図1）．
・頭蓋の形状はスムースな半球状．
・上口唇に欠損がなく，鼻孔の形状が正常（図2）．

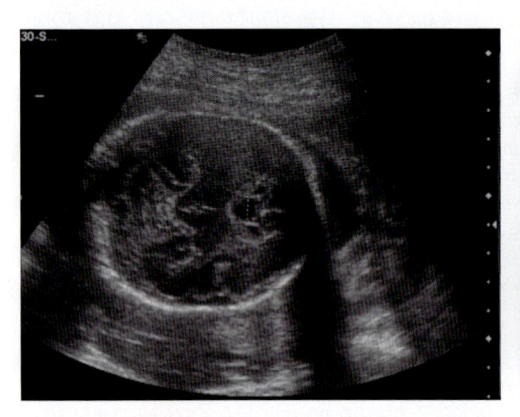

図1 頭部スクリーニング
頭蓋はスムースな半球状で頭蓋内は左右対称であること，側脳室，中脳，小脳などの主な構造が認められることを確認する．

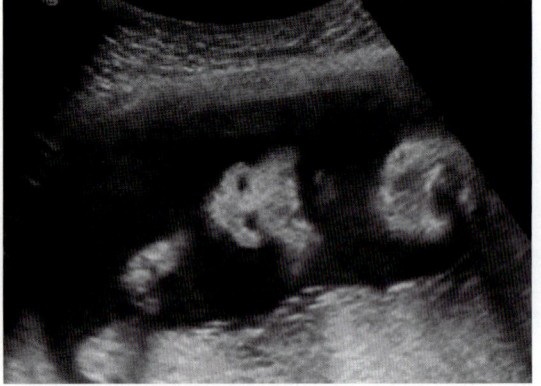

図2 顔面スクリーニング
鼻孔〜上口唇が正常形態であること（欠損部，バランスの崩れ）であることを確認する．

b．胸部（図3a, b）
・左肺・心・右肺はほぼ1/3ずつのバランス．
・左右肺・心以外の異常エコー像がない．
・肺のエコー輝度は均一．
・心四腔断面レベルで大動脈が椎体の左．
・心尖部はやや左を向き，心臓内に4つの部屋が確認できる（心四腔断面）．
・右心部分（右心房・右心室）と左心部分（左心房・左心室）の比は1：1．

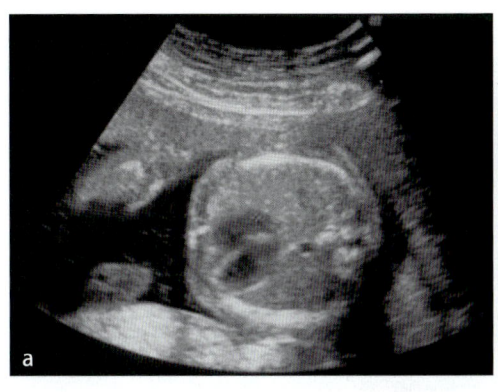

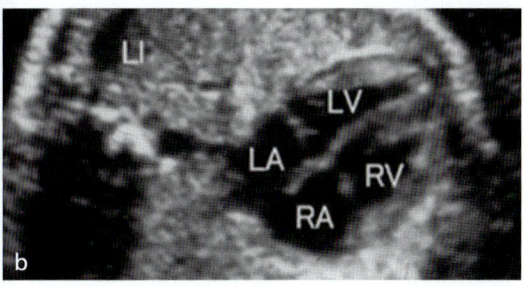

D　妊娠中期・後期・産褥期の異常・処置

図3　胸部・心スクリーニング
a. 胸部：左肺・心・右肺以外に異常エコー像がなく，三者はほぼ1/3のバランスで，肺は均一エコーであることを確認する．
b. 心：心四腔断面が確認できること，右心部と左心部の比は1：1，心房と心室の比はおおよそ1：2であることを確認する．
LA：左心房，LV：左心室，RA：右心房，RV：右心室

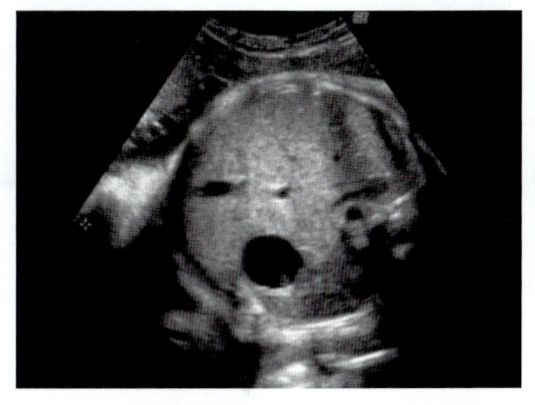

図4　腹部スクリーニング
胃，膀胱，胆嚢以外に囊胞像がないこと，腹壁の形状がスムースであることを確認する．

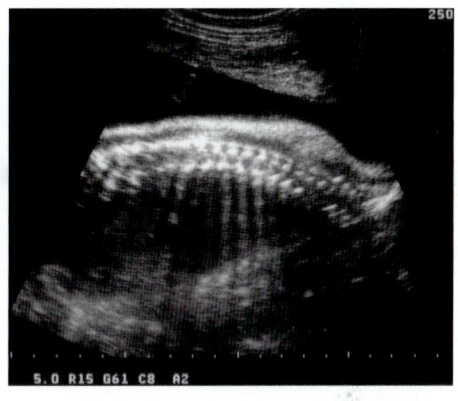

図5　背部〜臀部スクリーニング
椎体と棘突起が欠損なく並び，皮膚に隆起などのいびつな形状がないことを確認する．

- 心房と心室の比はおよそ1：2．

c. 腹部（図4）
- 胃胞は左側．
- 胃，膀胱，胆嚢以外に大きな囊胞像がない．
- 腹壁（臍部）から臓器の脱出がない（腹壁がスムース）．

d. 背部・臀部（図5）
- 椎体と棘突起が欠損なく並んでいる．
- 背中・臀部に異常な隆起がない（皮膚が連続してみえる）．

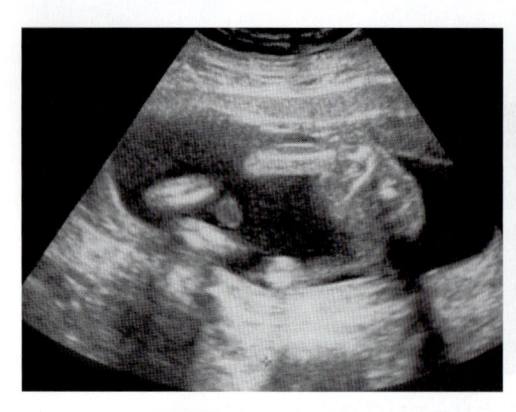

● D 妊娠中期・後期・産褥期の異常・処置

図6 四肢（上肢）
十分な長さの両上肢が上腕〜手掌まで確認できる．

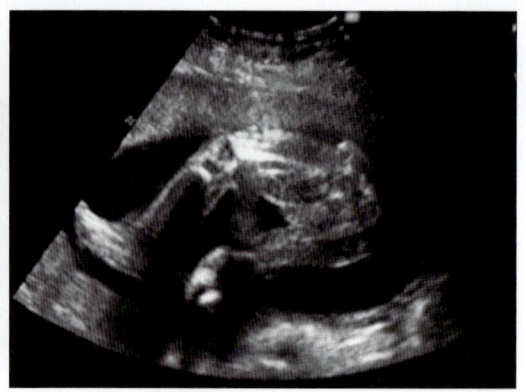

図7 四肢（下肢）
十分な長さの両下肢が大腿〜足部まで確認できる．

e．四肢（図6，7）
・十分な長さの四肢が確認できる．

付）胎児付属物（図8）
・羊水過多も過少もない．
・臍帯血管は3本．

各々の所見に関する異常と，対応する主な胎児形態異常疾患を表2に示す．

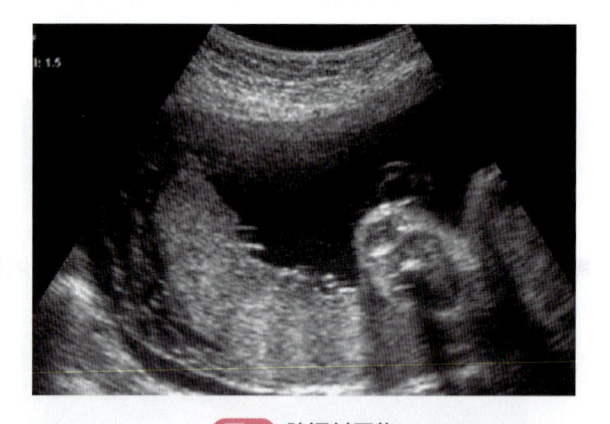

図8 胎児付属物
羊水過多・過少がなく，臍帯血管は3本であることを確認する．

おわりに

各形態異常の詳細診断手技については他項に詳細に述べられているので参照されたい．スクリーニングにあたっては，観察する妊娠時期にかかわらず，胎児形態異常の観察がインフォームドコンセントを必要とする画像診断法であること，形態異常の確定診断にあたってはより詳細な精密検査，あるいは他の出生前診断法を加味することが必要である旨，妊産婦に説明することを疎かにしてはならない．

■文献

1) 日本産科婦人科学会/日本産婦人科医会，編集・監修．CQ106-2：超音波検査を実施する上での留意点は？ 産婦人科診療ガイドライン産科編2014．東京：日本産科婦人科学会；2014. p.84-8.
2) Levi S. Ultrasound in prenatal diagnosis: polemics around routine ultrasound screening for second trimester fetal malformations. Prenat Diagn. 2002; 22: 285-95.
3) Ultrasonography in pregnancy. ACOG Practice Bulletin. 2009. p.101.
4) Ewigman B, LeFevre M, Hesser J. A randomized trial of routine prenatal ultrasound. Obstet Gynecol. 1990; 76: 189-94.
5) Ewigman BG, Crane JP, Frigoletto FD, et al. Effect of prenatal ultrasound screening on perinatal

D 妊娠中期・後期・産褥期の異常・処置

表2 妊娠中期における胎児形態異常スクリーニング観察項目，異常所見および疑われる形態異常

観察項目	異常所見	疑われる形態異常（あるいは状態）
・頭蓋内は左右対称	左右非対称	孔脳症，髄膜・脳瘤
・主な頭蓋内正常構造が確認できる	構造異常	水頭症，髄膜・脳瘤，水頭症，Chiari 奇形，Dandy-Walker 奇形他
・頭蓋の形状はスムースな半球状	突出像	髄膜・脳瘤
	変形	髄膜・脳瘤，無頭蓋症
・上口唇に欠損がなく正常の鼻孔	口唇裂	口唇裂，口唇口蓋裂
・左肺・心・右肺はほぼ 1/3 ずつのバランス	片肺が大きい・小さい	CCAM，肺無（低）形成，横隔膜ヘルニア，肺分画症
	心臓の偏移	CCAM，肺無（低）形成，横隔膜ヘルニア，肺分画症
	心臓が大きい	各種の心形態異常
・左右肺・心以外の異常エコー像がない	異常エコー像	CCAM，横隔膜ヘルニア，肺分画症
・肺のエコー輝度は均一	エコー輝度は不均一	CCAM，肺分画症
・心四腔断面レベルで大動脈が椎体の左	大動脈が椎体の右	錯位，内臓逆位，大血管転位症
・心尖部はやや左を向き，心臓内に4つの部屋が確認できる（心四腔断面）	四腔断面がみえない，あるいはバランスが乱れている	各種の心形態異常
・右心部分（右心房・右心室）と左心部分（左心房・左心室）の比は 1 : 1	四腔断面がみえない，あるいはバランスが乱れている	各種の心形態異常
・心房と心室の比はおよそ 1 : 2	四腔断面がみえない，あるいはバランスが乱れている	各種の心形態異常
・胃胞は左側	胃胞が右側	内臓逆位，錯位（無脾症，多脾症）
	胃胞がみえない	横隔膜ヘルニア，先天性食道閉鎖症
・胃，膀胱，胆嚢以外に大きな嚢胞がない	他の嚢胞像	各種の腹部嚢胞性疾患（肝，胆道，腎，卵巣，尿膜管など）
・腹壁（臍部）から臓器の脱出がない	臓器脱出像	臍帯ヘルニア，腹壁破裂
・椎体と棘突起が欠損なく並んでいる	欠損あり	二分脊椎（脊髄髄膜瘤を含む）
・背中・臀部に異常な隆起がない	異常な隆起	二分脊椎（脊髄髄膜瘤を含む），腰・仙尾部奇形腫，総排泄腔
・十分な長さの四肢が確認できる	四肢が短い	各種の四肢短縮性骨系統疾患
・羊水過多も過少もない	羊水過多	嚥下障害をきたす胎児形態異常，皮膚欠損をきたす胎児形態異常，多尿をきたす胎児内分泌性疾患，胎児水腫，胎盤腫瘍（形態異常以外の原因検索要）
	羊水過少	腎尿路系疾患（腎無形成，多嚢胞腎，嚢胞性多嚢腎，尿路閉塞）（形態異常以外の原因検索要）
・臍帯血管は3本	臍帯血管2本	単一臍帯動脈

（文献[2-6] より，一部改変）

  outcome. RADIUS Study Group. N Engl J Med. 1993; 329: 821-7.
6) ACR Practice Guideline: Practice guideline for the performance of obstetrical ultrasound. In: ACR Practice Guideline. 2007.

〈佐藤昌司〉

D　妊娠中期・後期・産褥期の異常・処置

17 臍帯異常の診断と妊娠・分娩に与える影響について教えてください．

　臍帯は，胎盤において交換された物質を輸送する重要なパイプであり，胎児の唯一の命綱であるため，臍帯異常は，妊娠・分娩中の胎児のトラブルの原因として少なくない．

　元来，大事な臍帯の中を流れる臍帯血管を守るための生理的なメカニズムは多数備わっている．そもそも羊水中に胎児・臍帯が存在することは，それらの可動性をよくし，圧迫を避けるためにある．臍帯血管を取り囲むワルトン膠質は，その弾性によって，臍帯動静脈の圧迫による血流遮断を防ぐために存在する．臍帯の生理的な捻転は可動性を損なわず，牽引や圧迫，捻転などの外力に抵抗性をもち，臍帯血流への影響を緩和する働きを持っている．また，2本の臍帯動脈は，胎児から胎盤への循環を安定させるためにあると考えられている．これらの防御機構が欠如している場合，児へ問題を起こすことがある．

1 対象とすべき臍帯異常

　いずれの臍帯異常も，胎児発育遅延，胎児死亡，胎児心拍数異常，緊急帝王切開，低 Apgar score，新生児死亡などと関連することが報告されている．注意すべき臍帯異常について述べる．

a．臍帯付着部異常

　臍帯付着部異常は，卵膜付着，前置血管，辺縁付着に分けられる．卵膜付着の出現頻度は単胎において1～2%程度で，辺縁付着は3%程度である．双胎妊娠においては，各々約10倍の頻度になる．ワルトン膠質は，その弾力で正常の臍帯血管を外力から守っているが，卵膜付着においては，膠質に守られない卵膜血管が存在することで，妊娠・分娩異常との関連が高くなる．卵膜血管は脆弱で，慢性的に，あるいは子宮収縮や胎動に伴って圧迫されやすい．さらに，破水時に卵膜上の血管が断裂した場合は，急激な胎児失血が起こるため予後が悪くなる．

　前置血管は，卵膜血管が内子宮口近くに存在するもの（胎児先進部より前置）と定義される．その頻度はさらにまれであるが，分娩中の診断は不可能であり，卵膜血管が内子宮口上にあるため，胎児先進部の圧迫や破水時の血管断裂のリスクがきわめて高い．胎児死亡率は，破水症例では70～100%にも及ぶという報告もある．前置血管が分娩前に超音波診断されていた症例では，97%の児生存率であるのに対し，診断されていなかった場合は44%しかなかったという報告があり[1]，分娩前診断と破水前の帝王切開が児の救命に必須である．

　臍帯付着部は，妊娠週数が進むにつれ超音波診断が困難になることから，妊娠中期までの診断が望ましい．中期以降，臍帯付着部位はかわることはなく，分娩前に一度でも確認できればよいのであるから，はっきり描出できるまでは根気よく検査し，正しく診断することを心がける．前置血管の診断は卵膜付着に準ずるが，確定診断は経腟超音波検査で行う．

前置血管は，臍帯血管が容易に圧迫され，断裂することもあるので，軽い子宮収縮にも気を使う必要がある．妊婦および家族に対する正しい説明と，本人たちの理解と協力が重要である．子宮収縮がある場合は安静入院管理が望ましく，それでも子宮収縮が頻発する場合は高次施設での早い時期の帝王切開も選択すべきである．Risk-benefit を考慮すれば，遅くとも妊娠 36 週までには分娩するのが望ましい．

b．臍帯過捻転

臍帯過捻転では，牽引，圧迫，ねじれに弱く，臍帯の血流障害が起きやすい状態にある．過捻転では，ひとたび臍帯血流が悪くなるような状態になれば，急速に胎児の状態が悪化する可能性がある．特にそれは臍輪部で起きることが多く，妊娠の早い時期からの胎児死亡例にしばしばみられる．また，慢性的な臍帯血管のうっ滞から，胎児発育不全の原因にもなりやすい．過捻転のなかでも，より捻転が強いほうが悪影響である場合が多いが，一概にそうともいえず，過捻転といってもまったく児に影響を与えないものから，重症となる症例まで多岐にわたる．胎児発育，well being の評価，臍帯狭窄の有無の確認や，臍帯動静脈ドプラ所見などを参考に観察し，娩出のタイミングを決定することになるが，施設ごとの管理に委ねられているのが現状である．

c．臍帯巻絡

臍帯巻絡は全分娩の約 3 割に認められ，臍帯異常のなかでは最も多い．我々の検討では，初産で 2 回以上，経産で 3 回以上の巻絡で有意に急速遂娩の頻度が高かった．3 回以上の頸部巻絡で子宮内胎児死亡例が多いという報告もあるが，このようなケースでは分娩開始前に死亡する場合も多い．多重巻絡は微弱陣痛や遷延分娩などの問題もあるが，正常分娩に至ることもしばしばあり，当院での分娩方針は個別に対応することとしている．

d．単一臍帯動脈

単一臍帯動脈は全分娩の 0.2〜1.5％に認められる．発生機序は，2 本の動脈のうち一方の動脈がもともと無形成であるもの（無形成型）と，二次的な閉塞によって一方の動脈が退縮したもの（閉塞型）があると考えられている．無形成型は，染色体数的異常や別の症候群の 1 つの表現型として関連がある場合がある．一方，胎児機能不全による緊急帝王切開は，無形成型よりも閉塞型で起きやすい．なぜ閉塞型が胎児機能不全を起こしやすいかは明らかではないが，もともと閉塞するような臍帯・胎盤の環境が悪い可能性があり，胎児機能不全が起こりやすいことが推測される．また，いずれの型も胎児発育遅延とも関連するので発育，well being の評価に注意を払う必要がある．

妊娠初期にみつかる単一臍帯動脈の場合は，他の異常がないか注意深く形態の観察を行う．超音波所見が，単一臍帯動脈単独である場合，児の染色体異常の可能性は高くならないとの報告がある[2,3]．無形成型，閉塞型の鑑別は，分娩後の病理診断に委ねられるが，複数回の超音波検査で，少なくとも前の検査で 2 本確認されていた動脈が 1 本になった場合は，閉塞型の単一臍帯動脈である可能性がある．

e．臍帯下垂・脱出

　臍帯脱出は，腟鏡診，内診によって直接診断するのに対し，臍帯下垂は経腟超音波で，臍帯が胎児の先進部よりも内子宮口側に存在する所見で診断しうる．先進部と産道との隙間の狭い頭位には少なく，先進部と産道の間に余裕のある横位，骨盤位，双胎などに多い．また，臍帯の付着部位が子宮下部（低置胎盤など）の症例は臍帯下垂になりやすく，メトロイリーゼの使用によって胎児先進部が上方へ持ち上げられた結果，産道との間に隙間ができて臍帯下垂となる場合もある．羊水過多においても，胎児先進部が羊水腔内で浮動しているため，先進部と子宮壁の間の隙間に臍帯が入りこみやすく，臍帯の下垂・脱出が起こりやすい．また，週数の早い切迫早産や頸管無力症の胎胞脱出症例も羊水過多と同様に胎児に対して相対的に羊水腔が広い状態であるので，注意を要する．これらのリスクのある症例では，こまめに観察することが重要である．

　胎動などで臍帯下垂が自然に整復される場合もあるが，経過観察していても下垂した臍帯の場所が変わらない場合，胎児心拍数異常がある場合，破水の危険性の高いときは，臍帯脱出を起こす前に帝王切開術を考慮する．破水して臍帯脱出が起きると，児の先進部と産道との間に挟まった臍帯が急激に圧迫され，児の予後が悪くなるため，緊急帝王切開が必要である．臍帯脱出が起こった場合に，臍帯に触れると血管攣縮を惹き起こし，より臍帯血流が悪化するために，用手還納を試みずに内診指で胎児先進部を押し上げて隙間を作る児頭挙上を行いながら，可及的速やかに緊急帝王切開を行う．

f．臍帯異常の胎児心拍数異常

　前置血管や卵膜付着のワルトン膠質に守られていない脆弱な卵膜血管は破綻しやすく，臍帯過捻転ではねじれや圧迫などの外力で容易に臍帯血流障害を起こしやすく，多重巻絡や臍帯脱出では，臍帯血流不全による胎児機能不全が起きやすい．

　臍帯異常における胎児心拍数陣痛図は，軽い子宮収縮でも一過性徐脈が起きるのが特徴である．分娩第2期は陣痛が強いため，臍帯異常がなくても一過性徐脈が出現しやすく，臍帯異常の影響で胎児心拍数異常が出現するのは，むしろ分娩第1期である．臍帯異常が超音波診断されており，分娩第1期や前駆陣痛でも，繰り返す胎児心拍数異常を認める場合は，十分な監視を行い帝王切開も含めた早期の分娩を考慮すべきである．

2 一つ上を行く妊婦健診

　臍帯異常の分娩管理を適切にするためには，それらを妊娠中に診断し，リスク評価を行い分類することが重要である．我々の施設では，チェックリストを用いた精密超音波検査を初期（11〜13週），中期（20週），分娩前（36週）と3回施行している．初期は，児の大きな形態異常の確認に加え，臍帯付着部異常，臍帯動脈の本数の確認を行う．中期は多くの施設でも取り入れられている胎児超音波検査で，胎盤位置，臍帯付着部位，臍帯の形態異常なども確認している．分娩前は，胎児の発育，健康状態のみでなく，胎児付属物異常の診断と再確認（描出できないものは中期の結果を参照）し，妊娠末期に新たにできる巻絡や臍帯動脈の閉塞を確認している．臍帯異常があり，ハイリスクと思われる症例では，選択的帝切，ダブルセットアップ，分娩誘発，持続胎児心拍モニタリングを行うことで対応する．我々の，分娩前リスク評価分類（表1）と，各群の胎児機能不全，緊急帝王切開の頻度を

D 妊娠中期・後期・産褥期の異常・処置

表1 分娩前の臍帯異常リスク評価

分類		異常所見
High risk	予定帝王切開とする適応はないが，胎児機能不全の可能性が高いと想定される場合	子宮上中部の臍帯卵膜付着，子宮下部の臍帯辺縁付着，臍帯過捻転，複雑巻絡および頸部巻絡3回以上，単一臍帯動脈（閉塞型もしくは不明），未破水の羊水過少など
Middle risk	通常管理より胎児機能不全の可能性が高く監視の強化が必要な場合	上記以外の卵膜付着，単一臍帯動脈（無形成型），頸部巻絡2回，胎児発育不全（推定体重≦－1.5SD）など
Low risk	知りうる胎児機能不全のリスクをあげる要因がない場合	特記すべき注意点を認めない妊婦
予定帝切	通常の帝王切開の適応とされる場合 重篤な胎児機能不全に陥る可能性の高い場合	前置血管，子宮下部の卵膜付着，長い卵膜付着（6cm以上），臍帯下垂，羊水過多など

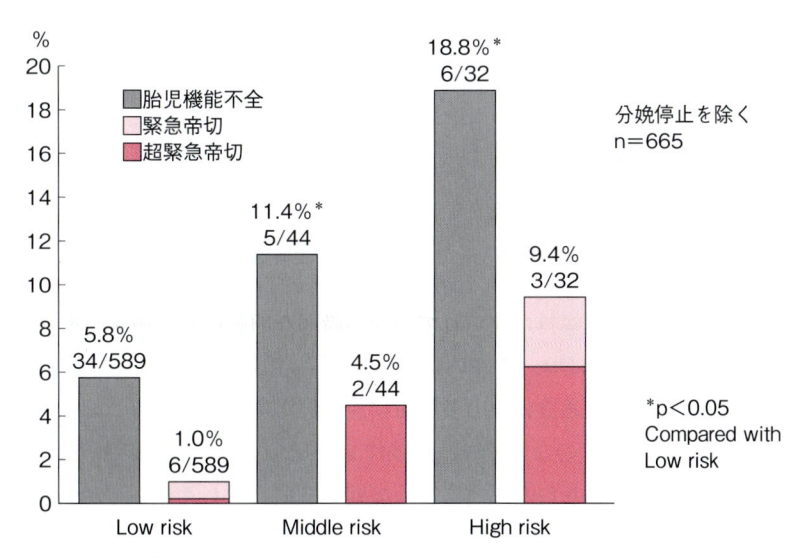

図1 各リスク群の胎児機能不全と緊急帝切の頻度

図1に示す．

　すべての臍帯異常を診断することは困難であるし，診断されたとしても妊娠中には対処できない場合も多い．事前の診断を少しでもよい管理に結びつけるというモチベーションが重要である．その一方，妊婦にとって臍帯異常は妊娠中の大きな不安材料になりうるため，正確な診断とていねいな説明が重要であり，不必要な不安をあおらないバランス感覚も要求される．

3 一つ上をいく胎児心拍数図の観察

　臍帯異常のある症例では，頻回な胎児心拍数モニタリングが重要で，さらに，変動一過性徐脈の出現は，その後の胎児機能不全出現の警戒徴候としてとらえておく必要がある．

　典型的な臍帯圧迫による変動一過性徐脈は，前後に一過性頻脈を伴う．それに対し，前後にaccelerationのないものや，細変動の乏しいもの，オーバーシュートするものはatypical variable

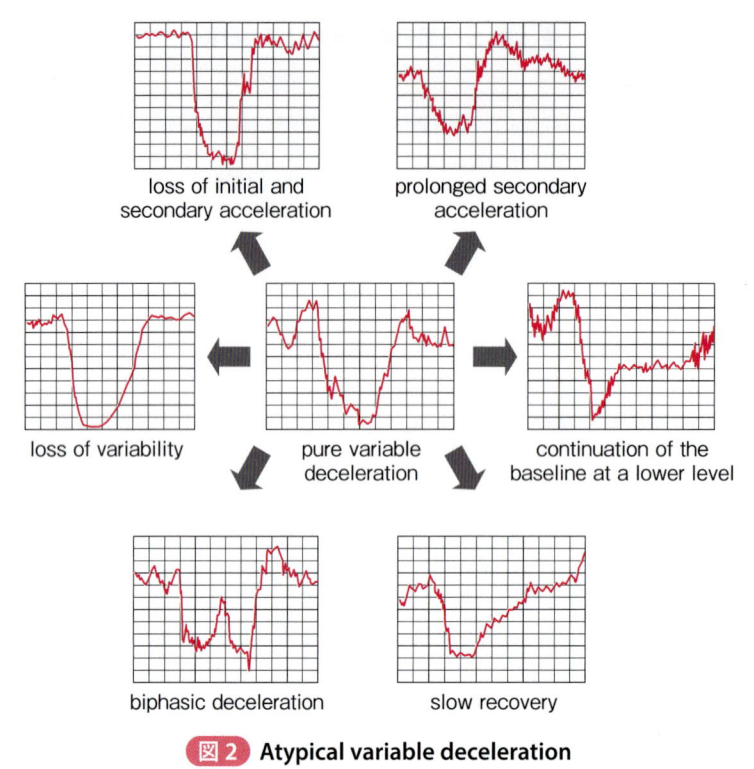

図2 Atypical variable deceleration
（Krebs HB, et al. Am J Obstet Gynecol. 1983: 145: 297-305[4] より）

deceleration（atypical VD）とよばれ，比較的状態のよくない指標であるという報告がある[4]（図2）．分娩第1期において，卵膜付着，過捻転などの臍帯に脆弱性がある場合はこの atypical VD が高頻度に出現する[5]．また，atypical VD のなかでは，前後に acceleration のない変動一過性徐脈の出現は，急激に臍帯の動静脈が同時に圧迫されることによって起こっていると考える．Atypical VD は正常症例でも出現するので，その出現だけでは分娩のタイミングなどの判断材料にはならないが，臍帯異常が既知で atypical VD が出現する場合は，それらの脆弱な部分への影響が起きていること，さらなる増悪に対する警戒徴候であると認識すべきである．

　実際の分娩時の胎児心拍モニタリングでは，日産婦の胎児心拍数波形の分類に基づく分娩時胎児管理の指針（2010）に記載されているように，施設ごとの事情や，胎児，胎盤・臍帯・羊水異常など，背景を考慮し対応すべきである．臍帯異常のハイリスク，ミドルリスク分娩では，通常の分娩管理に加え，胎児機能不全の頻度，急速遂娩の頻度を加味した体制の整備がすすめられる．

まとめ

　超音波診断機器の発達により，胎児異常の多くが出生前診断されるようになってきており，分娩方法の選択，出生後の速やかな新生児管理への事前準備が行われるようになってきている．しかしながら，臍帯異常の分娩中の管理については，ほとんどが胎児心拍数図にのみ頼っているのが現状である．分娩前の超音波検査による臍帯異常の診断と，分娩中の胎児心拍数図の判読をあわせた判断・管理が重要である．妊娠中に早い時期からリスクの振り分けを行っておくことは，妊娠・分娩管理中の異常

の予測を可能にし，事前に準備することで急な帝王切開の回避に繋がり，患者だけでなく医療提供者のためにもなると考えられる．このような質の高い妊娠・分娩管理によって臍帯異常症例の周産期予後の改善が期待される．

■文献

1) Oyelese Y, Catanzarite V, Prefumo F, et al. Vasa previa: the impact of prenatal diagnosis on outcomes. Obstet Gynecol. 2004: 103: 937-42.
2) Predanic M, Perni SC, Friedman A, et al. Fetal growth assessment and neonatal birth weight in fetuses with an isolated single umbilical artery. Obstet Gynecol. 2005: 105: 1093-7.
3) Wiegand S, McKenna DS, Croom C, et al. Serial sonographic growth assessment in pregnancies complicated by an isolated single umbilical artery. Am J Perinatol. 2008: 25: 149-52.
4) Krebs HB, Petres RE, Dunn LJ. Intrapartum fetal heart rate monitoring. VIII. Atypical variable decelerations. Am J Obstet Gynecol. 1983: 145: 297-305.
5) Hasegawa J, Matsuoka R, Ichizuka K, et al. Atypical variable deceleration in the first stage of labor is a characteristic fetal heart-rate pattern for velamentous cord insertion and hypercoiled cord. J Obstet Gynaecol Res. 2009: 35: 35-9.

〈長谷川潤一〉

D 妊娠中期・後期・産褥期の異常・処置

18 妊娠中期に胎胞形成や頸管長短縮を認めたら，どのような管理を行うべきでしょうか？

　本邦における妊婦健診では，妊娠 16～24 週までの間は 4 週間毎に行われている施設がほとんどである．ところが，頸管無力症は，妊娠 22 週前後をピークとして発症する疾患であるが故に，この時期に 4 週間に 1 回の頸管長測定をルーチンで行っていたとしても，「胎胞がみえているので，すぐに入院が必要です」と，突然にして頸管無力症と診断され，緊急入院を余儀なくされるケースがあることは，多くのベテラン産婦人科医なら少なからず経験しているはずである．

　残念なことに，頸管無力症と診断してから治療を行うといっても，エビデンスに基づいた治療法は存在せず，経験的に得た治療を行うことしかできない．そもそも，頸管無力症，あるいは，その前駆病変と考えられる頸管長短縮例の原因自体が明らかとされておらず，治療法が確立しない最も大きな理由であると考える．

　本稿では，現時点における産婦人科ガイドラインに記された基本的な治療指針を大原則としつつ，当科で管理した頸管無力症症例と頸管長短縮症例の臨床データから得られた病態推察をもとに，妊娠中期に胎胞形成例，頸管長短縮例を認めた際の最適と考えられる治療戦略につき考案し，わずかながらでも参考になれば幸いである．

1 産婦人科ガイドライン

　2014 年の時点における産婦人科診療ガイドライン産科編[1]によると，頸管無力症の取り扱いは，表 1 のような記載がある．ただし，診断された時点での妊娠週数には触れられていない．妊娠中期に胎胞形成，あるいは，頸管長短縮を認めた場合の具体的な管理指針を確認したい．

　切迫流早産に準じた注意深い経過観察とあるが，まず，規則的な子宮収縮の有無を確認する必要がある．規則的な子宮収縮を認めた場合には，切迫早産と診断し，切迫早産に準じた治療が必要である．一方，規則的な子宮収縮を認めない場合，頸管無力症，またはその前駆病変である頸管長短縮例であ

表1 CQ301．頸管無力症の取り扱いは？

Answer
1. 既往妊娠が頸管無力症であったと疑った場合，以下のいずれかを行う（B）．
   ・頸管の短縮・開大に注意しながらの経過観察
   ・予防的頸管縫縮術
2. 今回妊娠の現症から頸管無力症と診断された，または疑われた場合，以下のいずれかを行う（A）．
   ・「切迫流早産」に準じた（または，と同様の）注意深い経過観察
   ・治療的頸管縫縮術
3. 予防的頸管縫縮術は妊娠 12 週以降のなるべく早期に行う（B）．
4. 感染徴候（発熱，高度の白血球増多や高 CRP 血症）がある場合には，原則として感染の治療を優先する（C）．
5. 黄体ホルモン療法は，注意深い経過観察あるいは縫縮術の補助療法として有効性が期待されていると認識する（C）．
6. 黄体ホルモン療法を実施する場合にはその利益と危険性についてインフォームドコンセントを得る（B）．

り，腟鏡診にて胎胞の視認ができるかどうかで両者を分類する．頸管無力症と診断した場合には，入院管理の上，ベッド上安静，Long-term（Maintenance）tocolysis を予防的に行う．一方，頸管長短縮のみであれば，その時点での妊娠週数にもよるが，経過観察目的の安静入院，または，自宅安静の必要性を説明する．

治療的頸管縫縮術とは，頸管長が短縮してから行われる縫縮術であり，妊娠初期（12 週以降の早期）に縫縮する予防的縫縮術とは意味合いが異なるが，その有用性に関しては一致した見解はない．妊娠 22 週までの頸管長短縮例で，かつ 17〜33 週までの流早産既往がある場合に限り，治療的頸管縫縮術により周産期予後は良好となる可能性があるとされている．一方，早産既往のない妊婦に対する治療的頸管縫縮術の有効性は，示されていない．ただし，治療的縫縮術群では，組織学的絨毛膜羊膜炎，胎児炎症反応症候群の合併が多いことも指摘されているため，子宮内環境を把握した治療が望ましい．また，頸管無力症，頸管長短縮症例には子宮頸管炎や細菌性腟炎を併発している場合も少なからず存在し，ただちにこれらを評価する必要がある．子宮頸管炎を治療せずに頸管縫縮術を施行した場合には，かえって妊娠期間が短縮し，早産を誘発することがある[2]．

一方，最近，使用する施設も増えつつある黄体ホルモン製剤に関しては，妊娠 20〜25 週の時点で，15mm 未満の頸管短縮例に対して，連日のプロゲステロンカプセル 200mg 腟内挿入による治療が，妊娠 34 週未満早産率，ならびに新生児罹患率を低下させる可能性があること[3]，また，早産既往妊婦に対する妊娠 16〜20 週からのヒドロキシプロゲステロンカプロン酸エステル 250mg/週筋注による早産予防効果があること[4] が報告されている．現時点では，本邦での保険診療上，ヒドロキシプロゲステロンカプロン酸エステル 125mg/週のみとなっていることには注意したい．黄体ホルモン製剤は，頸管縫縮術と同等の効果があるともされる検討結果もあるため[5]，今後，期待したい治療法のひとつであるが，使用前には十分なインフォームドコンセントが必要である．

2 当科の臨床データのまとめ

規則的な子宮収縮を認めない妊娠 28 週未満の子宮頸管長短縮症例（≦25mm）を図 1 に示す如く分類し，病態を推察するために臨床データをまとめた．腟内に大きく胎胞を形成する（腟壁と接するまでに大きく胎胞が膨隆）腟内胎胞形成群（n = 9）と，頸管内に留まる頸管内胎胞形成群（Cx 0〜5mm：n = 17），および，子宮頸管長短縮例（Cx 6〜25mm：n = 66）の 3 群に大別し，早産リスク因子につき比較検討したところ（前二者は頸管無力症である），まず，頸管無力症例（入院時胎胞形成例）の発症は，妊娠 22 週をピークとして，妊娠 27 週までに限局していた．胎胞が大きく膨隆する例の妊娠予後は不良であった．この理由として，胎胞が大きく膨隆する症例ほど，子宮内の炎症が高度に存在していることが判明した[6]．すなわち，頸管無力症を治療するにあたっては，子宮内環境を把握した治療が理に適っているということになる．ただし，腟内胎胞形成例では，ほとんどの症例が数日中に早産となっており，妊娠維持機構はすでに破綻した状態であると判断した．また，治療抵抗性の頸管無力症では，羊水中 *Ureaplasma* 属，*Mycoplasma* 属と細菌との重複感染例が原因となり，高度の子宮内炎症が伴っていた[6]．

一方，頸管長短縮例における早産リスク因子につき検討すると，羊水中の軽度の炎症，子宮頸管炎，および，早期短縮型（23 週以下）が，独立したリスク因子であった[6]．頸管長が短縮し，さらに胎胞

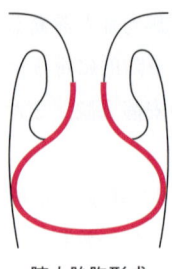

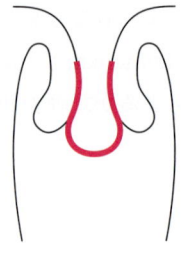

■ D 妊娠中期・後期・産褥期の異常・処置

腟内胎胞形成　　　頸管内胎胞形成　　　頸管長短縮
　　　　　　　　（Cx 0～5 mm）　　（6 mm≦Cx≦25 mm）

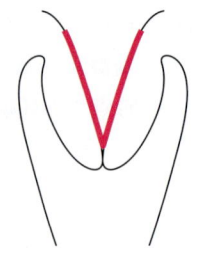

図1 規則的な子宮収縮のない頸管長短縮例を 3 群に分類

形成に至る過程に関する原因は，現在のところ不明であるが，子宮内あるいは頸管の炎症が，妊娠早期より頸管熟化に関与していると推測すれば，これらの結果も受け入れやすい．

以上をまとめると，当科の臨床データから，妊娠早期の頸管長短縮例ほど，早産しやすいという特徴があること，また，胎胞形成まで至る症例ほど，頸管や子宮内に炎症が存在している可能性が高いと予測される．切迫早産のような規則的な子宮収縮が認められない頸管無力症や頸管長短縮症例においても，「炎症」が病態進行に強く関与していることを示唆するデータである．

a. 現時点での当科の方針：頸管無力症

胎胞形成を認め頸管無力症と診断した場合には，当科では入院管理とし，Long-term tocolysis を予防的に施行し，まず，子宮頸管炎，および，細菌性腟症の評価を行っている．当科では，頸管炎の評価に頸管粘液中 IL-8 値を用いているが[7]，顆粒球中エラスターゼ（定性）を用いても評価可能である（保険適応あり）．頸管炎を認める症例に対する治療的頸管縫縮術は，炎症を助長し妊娠期間を短縮させる可能性[2] を考慮し，積極的な縫縮術は行わずに，頸管炎の治療（ウリナスタチン 5 万単位腟内投与，連日）を優先している．また，頸管縫縮術を施行する週数に関しては，胎胞形成が妊娠 27 週までに限られている特徴[6] を考慮すると，少なくともそれ以降に縫縮術をする意味はないと考え，特に週数が早い症例ほど頸管縫縮術の適応症例と考えている．また，頸管炎の原因として考えられる腟内細菌叢の評価も Nugent score にて同時に行っており，中間群以上（4 点以上）でフラジール®腟錠を 1 週間連日で腟内に投与している．

ただし，週数が早い早産であるほど，子宮内に病原微生物が存在する頻度が高い当科のデータを考慮すると，同意が得られれば羊水検査を実施し，羊水中の病原微生物の有無につき評価するべきであると考えている．2014 年の ACOG の Practice Bulletin では，子宮内感染がないことを確認したうえでの頸管縫縮術には，有益性が見出せるかもしれないとコメントされており[8]，今後は子宮内環境の評価も問われることになるだろう．また，胎胞形成症例には，抗菌薬が使用されやすいと推測するが，当院のデータでは，病原微生物陰性例の切迫早産例に対する抗菌薬治療による妊娠期間短縮が示唆する結果も示されており，適切な子宮内評価なしでの抗菌薬使用には注意も必要であろう．

b. 現時点での当科の方針：頸管長短縮症例

一方，胎胞が視認できない子宮頸管長短縮症例に対し，当科では妊娠 26 週頃までに子宮頸管長短

縮を認めた無症状の妊婦には一時的に入院管理とするか，週1回の外来管理とし，厳重に経過を観察しているが，原則，点滴による Long-term tocolysis は施行していない．早期発症例ほど厳重に管理する必要があると認識し，頸管無力症と同様に，子宮頸管炎，および，腟内細菌叢の評価を行い，適宜治療を行っている．

　経過中に胎胞形成を認めた場合には前述のごとく頸管無力症として管理し，また，規則的な子宮収縮を認めた場合は，その時点で切迫早産と診断し，切迫早産に準じた治療に切り替えている．一方，子宮収縮が認められないまま経過し，妊娠28〜30週まで経過した場合には，早産 Low risk 例と判断し，以降は外来にて1〜2週間毎に経過をみている．

　さて，これらに対する治療的頸管縫縮術に関しては，ガイドラインを参照しているが，早産既往がない場合，あるいは初産婦の場合には，治療方針に悩む場合がある．当科では，妊娠22週頃までに頸管長が25mm 未満となるような症例については，黄体ホルモン製剤を投与しつつ，さらなる短縮傾向が認められるかどうか厳重に観察している．

c. 現時点での当科の方針：黄体ホルモン製剤について（D23, p.102を参照）

　最後に黄体ホルモンに関しては，現在本邦でも最新の治療として普及しつつあるが，ガイドラインに準じた使用方法がよいと考える．当科のデータからは，分娩後に組織学的絨毛膜羊膜炎を認めた症例では，17-OHPC 治療により妊娠延長効果を認める傾向が認められたが，子宮内の炎症が認められなかった症例においては，投与の有無に関わらず，ほとんどの症例で正期産であったため[6]，子宮内炎症が惹起されやすいような症例に対して，黄体ホルモンの効果が得られるのではないかと推測している．

おわりに

　以前は，頸管炎や子宮内感染・炎症の評価自体がなされないまま頸管縫縮術の有効性に関する報告が散見されたが，頸管炎や子宮内炎症が治療抵抗性の理由であることを考えれば，その評価なくして，頸管縫縮術の有益性は論ずることができないのではないだろうか．残念ながら，羊水検査抜きにして，子宮内環境（感染・炎症）を把握する方法がないため，理に適った治療を確立させようにも困難な現状と認識しつつ，妊娠中期に胎胞形成，頸管長短縮例に出くわした場合には，その発症週数，頸管炎の有無を評価し，ガイドラインに従って治療を行うことが現実的かもしれない．

■文献

1) 日本産科婦人科学会/日本産婦人科医会，編集・監修．CQ301 頸管無力症の取り扱いは？　産婦人科診療ガイドライン産科編．東京：日本産科婦人科学会；2014. p.129-33.
2) Sakai M, Shiozaki A, Tabata M, et al. Evaluation of effectiveness of prophylactic cerclage of a short cervix according to interleukin-8 in cervical mucus. Am J Obstet Gynecol. 2006; 194: 14-9.
3) Fonseca EB, Celik E, Parra M, et al. Progesterone and the risk of preterm birth among women with a short cervix. N Engl J Med. 2007; 357: 462-9.
4) Meis PJ, Klebanoff M, Thom E, et al. Prevention of recurrent preterm delivery by 17 alpha-hydroxyprogesterone caproate. N Engl J Med. 2003; 348: 2379-85.
5) Conde-Agudelo A, Romero R, Nicolaides K, et al. Vaginal progesterone vs. cervical cerclage for the

prevention of preterm birth in women with a sonographic short cervix, previous preterm birth, and singleton gestation: a systematic review and indirect comparison metaanalysis. Am J Obstet Gynecol. 2013; 208: 42. e1-42. e18.

6) 米田 哲. 妊娠後半期における妊娠維持機構とその破綻/早産の病態解明と新たな治療戦略. 日本産科婦人科学会雑誌. 2014; 66: 2512-21.

7) Sakai M, Sasaki Y, Yoneda S, et al. Elevated interleukin-8 in cervical mucus as an indicator for treatment to prevent premature birth and preterm, pre-labor rupture of membranes: a prospective study. Am J Reprod Immunol. 2004; 51: 220-5.

8) American College of Obstetricians and Gynecologists. ACOG Practice Bulletin No.142: Cerclage for the management of cervical insufficiency. Obstet Gynecol. 2014; 123: 372-9.

〈米田 哲, 米田徳子, 齋藤 滋〉

D　妊娠中期・後期・産褥期の異常・処置

19 妊娠中期で胎盤が子宮口を覆っている妊婦への説明とその後の管理法

1 妊婦への説明

a．「前置胎盤の疑いがあります」
　　現状はこの一行につきる．しかし，続けて以下の質問をされることは必須である．

b．「前置胎盤とは，何ですか？」
　　日本産科婦人科学会の HP に前置胎盤は，以下のように記載されている．

　胎盤が正常より低い位置に付着し，胎盤が子宮の出口（内子宮口）にかかっていたり覆っていたりする状態を「前置胎盤」といい，その頻度は，全分娩の 0.26～0.57％といわれています．また，前置胎盤のうち 0.05～0.025％では，胎盤と子宮が癒着して胎盤がはがれない「前置癒着胎盤」となる可能性があります．胎盤は，お母さんと赤ちゃんをつなぐ血液・酸素・栄養のとても豊富な組織です．前置胎盤は，胎盤が赤ちゃんよりも子宮の出口付近に位置しているため，ほぼ 100％帝王切開となり，お母さんにとっても赤ちゃんにとっても危険性の高いハイリスク妊娠です[1]．

　前置胎盤の疑い例に前置癒着胎盤について言及するのは過分かもしれない．一方，何について危険性が高いのかは追加説明が必要となろう．確定診断例であっても，患者の理解に合わせた段階的な説明が望ましいことはいうまでもなく，特に今後の妊孕性や生命予後に関しては，パートナーとともに説明する．家族（筆者の経験では実母）の理解は重要であり，再度説明を求められたこともまれではない．患者の不安の軽減には，初回説明と次回説明との間隔に留意し，長くあけない方がよい．筆者は症状がなければ初回説明は，妊娠週数の経過とともに性器出血の頻度が増し，早産となりやすいことに留め，次回家族同席のもとガイドラインを参考にした以下の説明を加えている[2]．

- 前置胎盤は，産徴と異なり胎盤の一部が剥離し多量の性器出血を生じる．出血による危険は母児ともに有する．
- 多量の出血時は，妊娠週数にかかわらず母体救命のために帝王切開が必要である．
- 平均分娩週数は 34～35 週との報告が多い．
- 帝王切開時の出血量は通常の帝王切開の約 1.5 倍といわれ，自己血を含む輸血の準備を行う．
- 5～10％に癒着胎盤を合併し，3.5％に子宮摘出が必要となる．
- 少量の性器出血（警告出血）後，多量の出血をきたすことがあるので病院へ必ず連絡してください．

c.「前置胎盤疑いとは，どういうことですか？」

妊娠中期に胎盤が内子宮口を覆っている所見＝前置胎盤ではない．"胎盤は動く"のである．

1）"胎盤が動く"—placental migration

胎盤は血流の豊富な子宮体部の方向へ向かって発達し，血流の少ない子宮頸部側は被包脱落膜側における絨毛の退化（絨毛膜無毛化）が生じ，萎縮する．さらに妊娠週数の経過に伴う子宮下節の形成は，胎盤の相対的位置移動を生じる．これを placental migration という．

2）子宮下節の形成

解剖学的内子宮口と組織学的内子宮口の間を子宮峡部という．子宮峡部は，非妊娠時から妊娠中期までは 0.5～1cm 程度であるが，妊娠の進行に伴って約 10cm まで伸展し，妊娠 20 週頃には子宮腔に取り込まれ子宮下節を形成する．子宮下節の形成により，組織学的内子宮口が真の内子宮口となり，解剖学的内子宮口上に付着する胎盤は上方へ移動したようにみえる（図1）．つまり前置胎盤とは組織学的内子宮口を胎盤が覆う例である．妊娠 20～23 週に胎盤辺縁が内子宮口に及ぶ例は 0.66％，内子宮口を超えて付着する例は 0.49％ 認められる（両者あわせて 1.15％）[3] が，前置胎盤の頻度は全分娩の 0.5％ である．したがって，妊娠中期に前置胎盤を疑う例の半数以上は，前置胎盤ではないことになる．

3）組織学的内子宮口の同定

組織学的内子宮口は，頸管腺領域上端である．頸管腺領域は超音波断層法上，子宮頸管両側に低輝度エコー像として認められ，外子宮口から組織学的内子宮口までが子宮頸管である（図2）．妊娠中期の子宮頸管長は 35～45mm とされ，50mm 以上計測される場合には組織学的内子宮口の同定を誤っていないか再確認する．子宮頸管の熟化や感染は，頸管腺領域を不明瞭にする．

4）前置胎盤をいつ診断する？

前置胎盤の確定診断は，子宮峡部が伸展する妊娠 24 週以降に容易となるが，妊娠末期は児頭の下降により，かえって困難となる例もある．前置胎盤は，妊娠 28 週以降に性器出血が増加し，警告出血は妊娠 34 週前後が最多である．性器出血を認める前に診断しておきたい．Pressure Test は，解剖学的内子宮口を開大させ，前置胎盤を早期に診断できる可能性がある（図3）．Pressure Test は，

A 点：解剖学的内子宮口　B 点：組織学的内子宮口

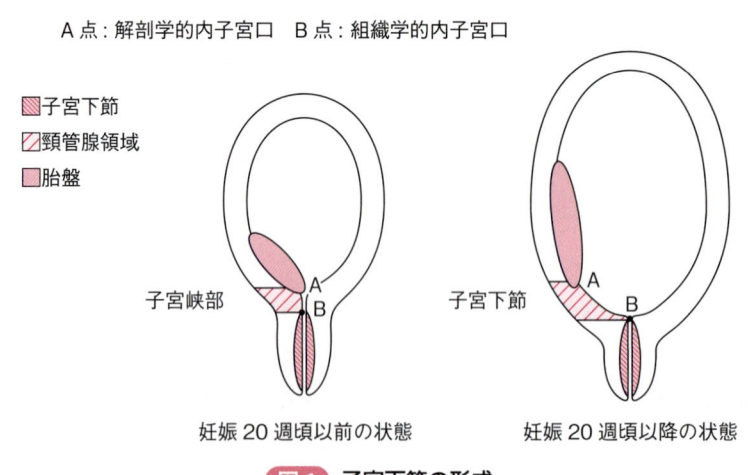

子宮下節
頸管腺領域
胎盤

妊娠 20 週頃以前の状態　　妊娠 20 週頃以降の状態

図1　子宮下節の形成

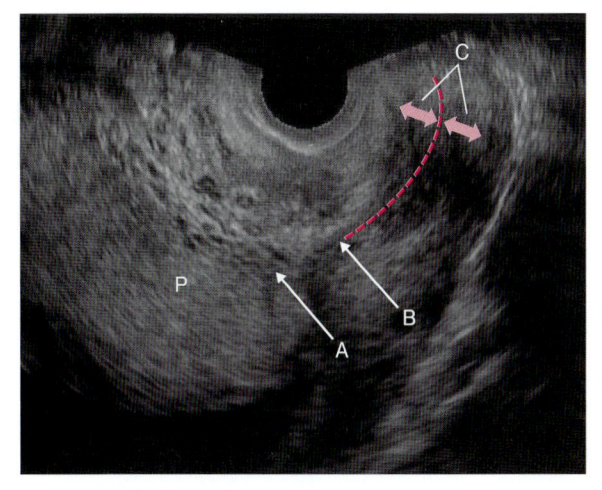

D 妊娠中期・後期・産褥期の異常・処置

図2 組織学的内子宮口の同定
A：解剖学的内子宮口
B：組織学的内子宮口
C：子宮頸管腺領域
破線：子宮頸管
P：胎盤

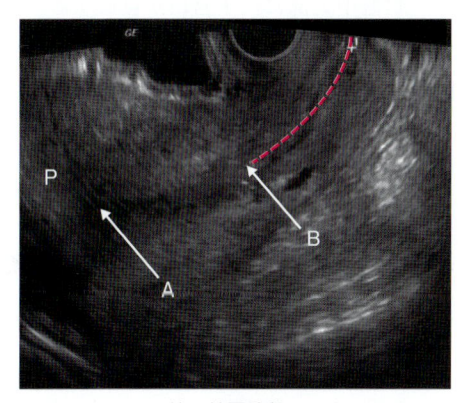

Pressure test 前　前置胎盤のようにみえる

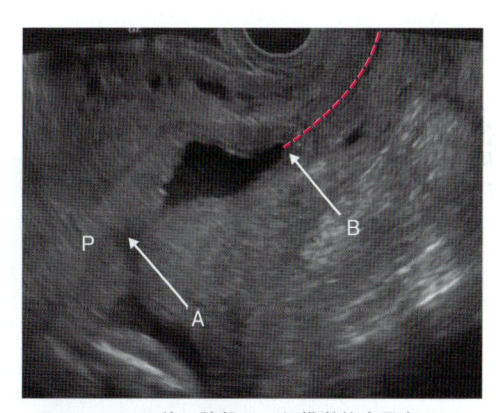

Pressure test 後　胎盤は，組織学的内子宮口から離れた位置に存在し，前置胎盤は否定された

図3 pressure testによる組織学的内子宮口の開大
A：解剖学的内子宮口　　B：組織学的内子宮口　　破線：子宮頸管　　P：胎盤

　恥骨上を背側（後方）へもしくは子宮底を尾側（下方）へ圧迫するか，患者自身に努責をかけさせ，経腟超音波断層法で子宮頸管を数十秒間観察する方法である．介助者による子宮底の圧迫は介助者による差異が生じ，性器出血を恐れる患者自身に努責をかけさせるのも好ましくない．筆者はプローブをもっていない方の手で恥骨上を圧迫し，超音波検査装置の操作（といってもフリーズボタンを押すのみ）を介助者に依頼している．いずれにせよ組織学的内子宮口を正しく同定し，全周性に観察することが肝要である．胎盤実質の辺縁に静脈洞を有する例は，それを胎盤に含め評価する．

2 PITFALL

　子宮筋の局所的な収縮は，同部位が高輝度エコーかつ形も楕円形となり，胎盤や胎盤肥厚類似像となる．経時的な観察や，子宮全体を観察し他の部位に胎盤がないか検索する．誤解を恐れずにいえば，妊娠末期に胎盤が子宮底まで及んでいる例は，前置胎盤は否定的である．多胎妊娠はこの限りでなく，

D 妊娠中期・後期・産褥期の異常・処置

分葉や副胎盤を有する例は胎盤間の前置血管に注意する．

　過度な膀胱充満や経腟プローブによる子宮頸管への強度の圧迫は，子宮下節前壁を圧迫し，子宮後壁と接近させ，胎盤が対側壁にまで付着しているよう誤認させる．プローブを引き気味に観察する．

3 ONE MORE THING…

　前置胎盤の出血の 1/10 は胎児血とされる．突然の早産は，ステロイドが未投与であることも多く出生直後の児の呼吸・循環状態は悪いことが多い．母体は輸血の準備だけではなく，近年は interventional radiology（子宮動脈塞栓術）も考慮される．多量の出血をきたす例や緊急手術を予測しうれば，非常に有用である．

その 1　胎盤の観察

　齋藤らは，組織学的内子宮口と胎盤の位置関係および所見を分類し，妊娠中の突発性出血や帝王切開時の出血量との関連を検討している[4]．胎盤辺縁に存在する無エコー域が組織学的内子宮口を覆う型（C type，図 4）は妊娠中の突発性出血のリスクが高く，胎盤中央部に内子宮口が位置する型（A type）では術中出血量が多かった．同時に子宮頸部から胎盤後壁にかけて血管叢と考えられる無エコー域（S 所見）を認める場合には，さらに出血量が増加するとしている．これは癒着胎盤の超音波

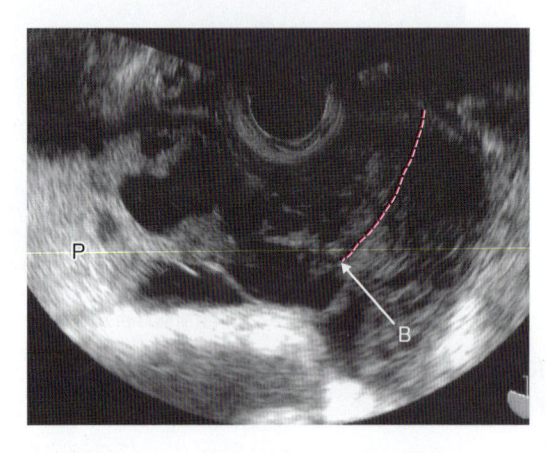

図 4　胎盤辺縁の無エコー領域が組織学的内子宮口を覆う例（C-type）
B：組織学的内子宮口
破線：子宮頸管　　P：胎盤

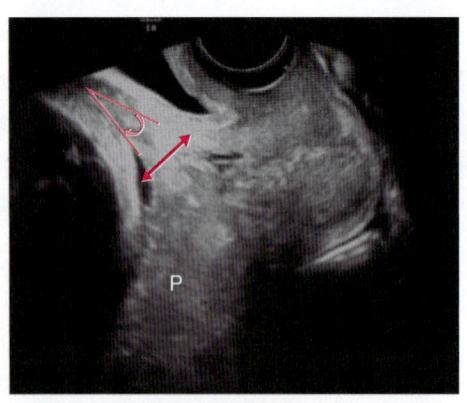

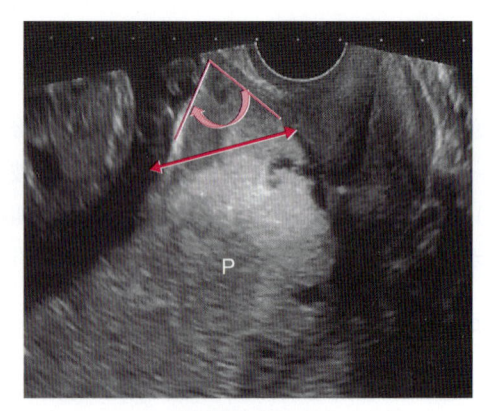

Thin edge group　　Thick edge group

図 5　胎盤辺縁の厚さによる分類（P：胎盤）

所見の一つとされる sponge like echo 像を示しているのかもしれない．

　胎盤辺縁から 1cm の部位における胎盤の厚さが 1cm 以上，あるいは子宮筋層と胎盤とのなす角が 45 度以上の群（thick edge group）とそれ以外の群（thin edge group）の比較では，thick edge group で妊娠 36 週未満の緊急帝王切開，分娩前の出血，癒着胎盤，輸血の頻度が有意に高いとの報告がある（図 5）[5]．胎盤辺縁の鈍化と膨隆，胎盤辺縁端が丸みを帯びた所見（round edge）は，胎盤早期剥離の初期症状ともいわれており[6]，thick edge group の特徴が納得できる．

その 2　子宮頸管長の観察

　前置胎盤の性器出血は，子宮頸管の展退に伴い胎盤が剥離することから生じる．警告出血の止血後 10 日程度で多量の出血をきたすといわれているが，全例警告出血が認められるわけではない．子宮頸管長の短縮例は，妊娠 34 週未満の緊急帝王切開が有意に多く，警告出血の有無と子宮頸管長は関連を認めなかった（表 1）[7]．また，子宮頸管長と帝王切開時の出血量について，負の相関（r = −0.338, $p < 0.01$）が報告されている[8]．

表 1　頸管長と緊急帝王切開率

結果		n（%）	頸管長（mm）	p value
警告出血	有	29（49.1）	35.3 ± 9.3	0.18
	無	30（50.8）	38.4 ± 8.2	
34 週未満の緊急帝王切開		12（20.3）	29.4 ± 5.7	0.0006
34 週以降の帝切		47（79.6）	38.8 ± 8.5	

（Ghi T, et al. Ultrasound Obstet Gynecol. 2009; 33: 209-12[7] より）

最後に─前置胎盤を疑う例への対応

　対応は速やかな確定診断以外にない．前置胎盤を管理できない施設ほど速やかに診断し，早期の高次施設への紹介が患者・医療者ともに幸せにする．placental migration を期待し，時期を逸してはならない．たとえ胎盤が組織学的内子宮口を覆っていない状態となっても，低置胎盤は分娩時出血が多量となる危険が高く，帝王切開も考慮される[2]．

　前置胎盤の確定診断後も胎盤（特に辺縁）と子宮頸管の観察を怠らない．並行して癒着胎盤の危険因子を抽出する．癒着胎盤の危険因子として子宮内操作既往，高齢妊娠，多産婦，頻回妊娠が知られており，特に既往帝王切開妊婦の前置胎盤例は，細心の注意を要す（D20 参照）．子宮収縮抑制剤の投与は，前置胎盤の剥離による多量の出血の治療には不適切だが，子宮収縮に伴う内子宮口開大による出血を予防するためには選択肢となりうる．警告出血後や子宮頸管長短縮例に対し，児の intact survival が期待できる妊娠週数までや手術の準備が整うまでの妊娠期間の延長に一定の有用性がある．

■文献
1) 日本産科婦人科学会 HP．一般のみなさまへ　病気を知ろう　産科の病気．
2) 日本産科婦人科学会/日本産科婦人科医会，編集・監修．CQ304 前置胎盤の診断・管理は？産婦人科診療ガイドライン産科編 2014．東京：日本産科婦人科学会；2014．p.143-47．
3) Becker RH, Vonk R, Mende C, et al. The relevance of placental location at 20-23 gestational weeks

for prediction of placenta previa at delivery: evaluation of 8650 cases. Ultrasound Obstet Gynecol. 2001; 17: 496-501.
4) 齊藤 恵, 貝原賢二, 林 康子, 他. 超音波画像からみた前置胎盤における産科出血の予測. 日産婦誌. 1999; 51 (supplement): 405.
5) Ghourab S. Third-trimester transvaginal ultrasonography in placenta previa: dose the shape of the lower placental edge predict clinical outcome? Ultrasound Obstet Gynecol. 2001; 18: 103-8.
6) Jaffe MH, Schoen WC, Silver TM, et al. Sonography of abruptio placentae. Am J Roentgenol. 1981; 137: 1049-54.
7) Ghi T, Contro E, Martina T, et al. Cervical length and risk of antepartum bleeding in women with complete placenta previa. Ultrasound Obstet Gynecol. 2009; 33: 209-12.
8) 三村貴志, 長谷川潤一, 市塚清健, 他. 前置胎盤における子宮下節の伸展と帝王切開時の出血量との関係. 日本周産期・新生児学会雑誌. 2010; 46: 45-8.

〈谷垣伸治, 小川浩平, 関口将軌, 左合治彦〉

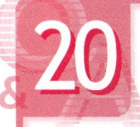

20 帝王切開既往妊婦が前置胎盤であったときの管理法を教えてください.

　帝王切開既往のある妊婦が前置胎盤であった場合,憂慮すべきは多量出血と癒着胎盤の合併である.帝王切開既往を合併しない前置胎盤では癒着胎盤発症率は 0.81％であるが帝王切開既往を合併した場合 37.8％,オッズ比 72（95％CI 31-180）までリスクが上昇する[1].また1回の既往では1〜3割,2回の既往で4〜5割,3回以上の既往で6割以上と,既往回数が増えるほど癒着胎盤のリスクが高くなる傾向がある（表1）[1, 2].前回帝王切開創部に胎盤が位置しやすい全前置胎盤や前壁付着でよりリスクが高い.また癒着の有無にかかわらず,多量出血を伴うリスクが高い[3].

　既往帝王切開の術式が癒着胎盤発症に影響している可能性がある.我々の調査では前回帝王切開時に子宮筋層の内膜側を連続縫合で行っていた場合は単結節縫合での場合に比べ有意に癒着胎盤発症が多かった[4].子宮筋層縫合法を含め,腹腔内癒着の有無や術中・術後合併症の有無など既往帝王切開時の状況を確認しておくことが今回手術時のリスクを評価する上で有用である.

表1　既往帝王切開回数と癒着胎盤リスク

帝切既往（回）	Clark et al（1985）	Silver et al[2]（2006）	炭竈ら（2009）
0	12/238（5.0％）	13/398（3.3％）	6/739（0.8％）
1	6/25（24％）	23/211（11％）	28/87（32％）
2	7/15（47％）	29/72（40％）	15/29（52％）
≧3	4/8（50％）	26/42（62％）	2/3（67％）

（Clark SL, et al. Obstet Gynecol. 1985; 66: 89-92 より）

1 画像診断

a. 帝王切開創部と胎盤の位置関係
　非妊時あるいは妊娠早期では既往帝王切開の創部をエコーで同定できることがある.図1のごとく,早い時期から帝王切開創部と胎盤が接していないかどうかを確認しておく.

b. Sponge like echo
　子宮頸管筋層にみられる管腔状の hypo-echogenic area の集簇でドプラエコーでは血流が確認できる.帝王切開時の大量出血のリスクとなる[3].

c. Placental lacunae（lakes）
　胎盤実質内,母体面近くに散在する辺縁不整な低エコー領域.重症例では妊娠初期からみられる.逆に妊娠中期にみえなくても後期に出現することもある.Grade 0: lacunae なし,Grade 1+：1〜3

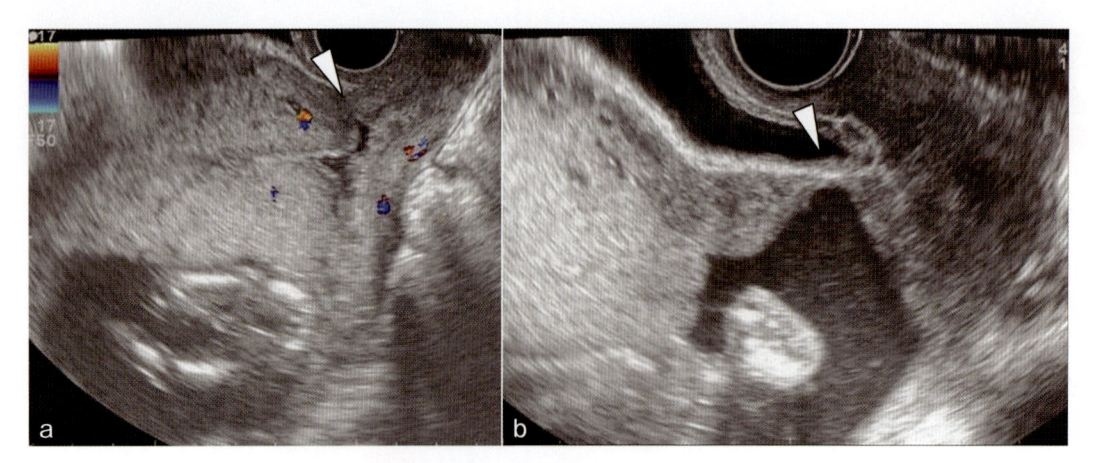

図1 既往帝王切開創部と胎盤付着部
a) 15週時．子宮体下部に帝王切開創部が確認できる．
b) 24週時に胎盤と創部が離れていることが確認できた．本症例は胎盤の自然剥離が得られた．

個の小さなlacunae, Grade 2+：4〜6個のより大きいあるいはより不整なlacunae, Grade 3+：胎盤全体に多数のlacunae, と分類され，非癒着胎盤ではGrade 0 or 1+，accretaでは半数が0，半数が1+，嵌入/穿通胎盤では2+ or 3+を示すことが多い．

d．Sonolucent zoneの消失

Sonolucent zoneとは正常妊娠胎盤において子宮筋層と胎盤後面の間にみられるlow echoic lesionを指す．脱落膜層を反映していると考えられ癒着胎盤で消失する．

e．子宮筋層の菲薄化・不整

癒着胎盤では胎盤付着部位の子宮筋層が菲薄化あるいは不整にみられる．とくに膀胱後面に位置する胎盤の場合，正常では膀胱筋層・子宮筋層・胎盤の順にhigh - low - high echoicと観察される3層構造が破綻する．

f．カラードプラ

カラードプラ法による異常な血流像は癒着胎盤と関連する．とくに子宮前壁-膀胱境界において高度な血流シグナルを認める場合癒着胎盤である可能性が高い．

g．MRI

エコーはsonolucent zoneや膀胱後面の筋層など微細な部分の観察に適しているが，MRIでは胎盤内の信号強度の濃淡を示すplacental heterogeneityや癒着部での胎盤突出像を示すbulgingなど胎盤を巨視的に観察する所見に優れている．また胎盤実質内にみられる直線状の低信号域を指すdark placental bandsが癒着胎盤に特徴的である．

2 癒着の有無と対策

　上記より術前に胎盤癒着の有無を推定する．Comstock らは上記エコー所見のうちどれか 1 つの所見がみられた場合の陽性的中率は 48％，複数みられた場合は 86％と報告している[5]．我々は帝王切開既往を有する前置胎盤において 1 つ以上の画像所見がある場合，癒着がある前提での準備を行うこととしている．当然この基準では偽陽性つまり非癒着例も含まれることになる．図 2 は 1 回帝王切開既往のある前置胎盤の症例である．エコーにて sonolucent zone の消失がみられ子宮筋層が頸部に向かって薄くなっている様子がわかる．Placental lacunae はみられなかった．つまりリスク要因＋画像所見 2 つを有する症例で，癒着している想定のもと総腸骨動脈バルーンカテーテル留置をして帝王切開を施行したが，幸い術中に胎盤は剥離し帝王切開のみで手術終了した．繰り返しエコーで観察すること，MRI を組み合わせることで術前診断の精度を向上していくことは可能であるが，やはり術前診断には限界があるため，実際の対応としては少し基準を緩くして出血対策を行うほうがベターだと考える．画像所見 1 つをもって癒着と判断し準備するか，画像所見 2 つとするのかなど，施設内で検討し対応をパターン化しておくのが 1 つの方法である．

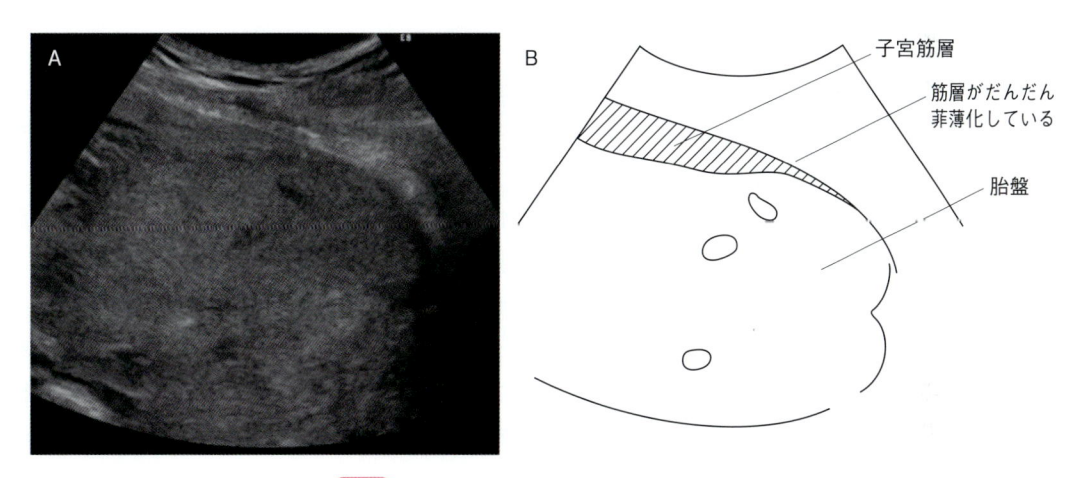

図 2　帝王切開既往のある前置胎盤の一例
a) 31 週 6 日でのエコー所見．Sonolucent zone は消失し子宮筋層は体下部にいくにつれ菲薄化している．Placental lakes は認めない．
b) シェーマ．本症例は 33 週時に警告出血があり総腸骨動脈内バルーンカテーテルを挿入して帝王切開を行ったが，子宮底マッサージにより胎盤自然剥離した．出血量 740 mL．総腸骨動脈血流遮断は要しなかった．

3 胎盤全体像の把握と子宮切開部位

　子宮切開部位をあらかじめ決めておくため，胎盤の付着部位，癒着を疑う部分を把握しておきたい．後壁優位の前置胎盤で前壁側に存在する胎盤が大きくなれば，通常通り子宮体下部横切開あるいは体部横切開が可能であるが，胎盤が剥がれず子宮閉鎖するときに十分なマージンを残しておくため胎盤付着部の上縁より数 cm 離して切開する．前壁全体を覆う前置胎盤の場合，胎盤への切り込みを避けるため子宮底部を横切開する選択肢がある．この方法は胎盤を傷つけず，児娩出後に胎盤の観察が可

能でかつ出血量も多くないと報告されている[6]．腹部切開創が大きくなること，次回妊娠時の子宮破裂のリスクが推定できないことがデメリットである．胎盤が左右どちらかに寄っていれば，体部でJ字切開，体部縦切開，底部横切開が選択肢になる．経胎盤的なアプローチは帝王切開既往のある症例では避けるべきである．

4 癒着の有無と対策（図3）

　胎盤が剥離した場合，剥離部からの出血コントロールが問題となる．子宮収縮による止血効果が弱い子宮下節では，筋層を貫いて縫合するなど結紮縫合により止血が得られる場合があるが，いたずらに時間をかけすぎると出血量だけ増加する結果となりかねない．我々はその場合にバクリバルーンを採用している．出血部分を確認し速やかに挿入・拡張することで止血が得られる．これに備え体位は開脚位とする．他に，子宮頸管前後壁を垂直かつ平行に2本縫合し密着させることで止血を図る parallel vertical compression suture が報告されている．有効な方法であるが頸管を縫縮しているため，止血が得られない場合にバクリバルーンを挿入することはできない．

　もし部分的に剥がれる場合，あるいは一部剥がれたものの一部残っている場合，剥離面からの出血を伴うので多くの症例では一期的に子宮摘出を行うしか選択肢がない．この出血を減らす手段として総腸骨動脈バルーンカテーテルによる血流遮断法がある．妊娠子宮へは側副血行路が発達し内腸骨動脈系からのみでなく外腸骨動脈系からも血流が供給されている．そのため内腸骨動脈の遮断のみでは血流遮断効果が弱く，総腸骨動脈での遮断が用いられるようになった．帝王切開直前にカテーテルを留置しておくため，児への被曝という問題がある．

　胎盤が全く剥がれない，完全に癒着しているような症例においては，少なくとも剥離性の出血がないことから待機的な対処が可能なため，いくつかの選択肢が存在する．挙児希望がある例では胎盤ごと子宮温存を目指すことも可能である．ただし胎盤が吸収・消失するまでの数カ月にわたって性器出血と感染のリスクを有する．子宮動脈塞栓あるいはバクリバルーンを併用して温存を試みた報告がある[7,8]．子宮全摘を行う場合，帝王切開後に数日待って子宮血流が減少してから全摘する二期的手術が選択可能になる．この場合は帝王切開後に選択的子宮動脈塞栓術を併用することでさらに子宮血流

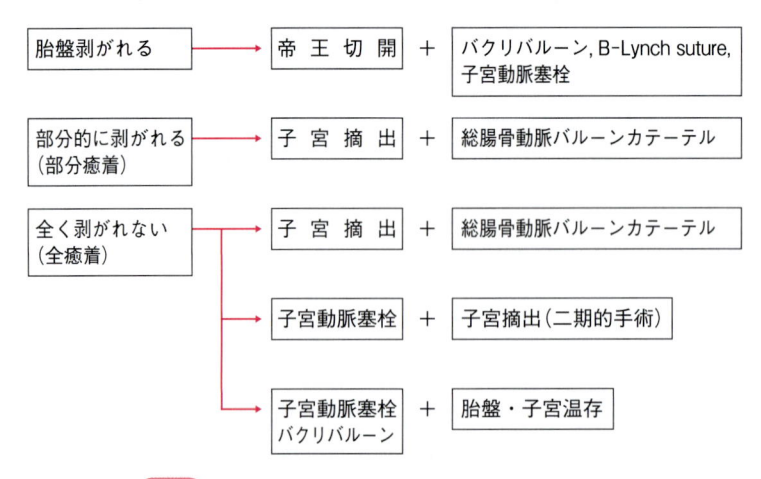

図3 胎盤剥離の有無と術式，出血に対する対応

の減少が図れる．二期的手術は出血量を抑制する効果が非常に強いが二度の手術は患者にとって負担があるため，我々は最重症例での適応としている．一期的に子宮全摘を行う場合は前述と同様，総腸骨動脈バルーンカテーテルによる血流遮断の併用が選択肢となる．

　今後治療の選択肢が広がる可能性として，手術室内に血管造影装置を併設したハイブリッド手術室の存在がある．ハイブリッド手術室ではその場で選択的子宮動脈塞栓あるいは動脈内バルーンカテーテル挿入を行うことが可能である．児娩出後に血管内操作を行うことで児への被曝を避けることができる．また選択的子宮動脈塞栓はより末梢で直接血流を遮断することから総腸骨動脈での血流遮断より効果が高いことが期待できる．ハイブリッド手術室の有効な活用法は今後の検討課題である．

■文献

1) 炭竈誠二．産科出血と胎盤異常　前置癒着胎盤の実態と当院における治療の変遷．日本産科婦人科学会雑誌．2009; 61: 1841-51.
2) Silver RM, Landon MB, Rouse DJ, et al. Maternal morbidity associated with multiple repeat cesarean deliveries. Obstet Gynecol. 2006; 107: 1226-32.
3) Hasegawa J, Matsuoka R, Ichizuka K, et al. Predisposing factors for massive hemorrhage during Cesarean section in patients with placenta previa. Ultrasound Obstet Gynecol. 2009; 34: 80-4.
4) Sumigama S, Sugiyama C, Kotani T, et al. Uterine sutures at prior caesarean section and placenta accreta in subsequent pregnancy: a case-control study. BJOG. 2014; 121: 866-74.
5) Comstock CH, Love JJ Jr, Bronsteen RA, et al. Sonographic detection of placenta accreta in the second and third trimesters of pregnancy. Am J Obstet Gynecol. 2004; 190: 1135-40.
6) Kotsuji F, Nishijima K, Kurokawa T, et al. Transverse uterine fundal incision for placenta praevia with accreta, involving the entire anterior uterine wall: a case series. BJOG. 2013; 120: 1144-9.
7) 長谷川ゆり，松田秀雄，吉田昌史，他．癒着胎盤　癒着胎盤に対する新しい術式の検討　妊孕性温存を目指して．日本周産期・新生児医学会雑誌．2009; 45: 1115-7.
8) Kondoh E, Kawasaki K, Kawamura A, et al. Successful management of intraoperative hemorrhage from placenta previa accreta: intrauterine tamponade balloons brought out through the abdominal wall. J Matern Fetal Neonatal Med. 2014; 27: 309-11.

〈炭竈誠二〉

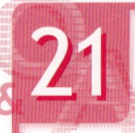

D 妊娠中期・後期・産褥期の異常・処置

21 妊娠中の高血圧に関する海外の分類およびその管理法について解説してください．

　本邦に限らず，一般的な高血圧の診断定義や管理法，妊娠中の高血圧疾患に関する定義分類や管理法の改変が行われており，我々もその改変の経緯と内容を知っておく必要がある．本編では，本邦と欧米における新しい定義分類と変更点について解説する．

1 本邦における高血圧の定義分類（JSH）（表1）

　2009年，2014年に日本高血圧学会（JSH）が発表した高血圧治療ガイドライン2009，2014では，血圧を正常域血圧と高血圧に分類した．正常域血圧は，①至適血圧：SBP＜120mmHgかつDBP＜80mmHg，②正常血圧：SBP 120〜129mmHgかつ/またはDBP 80〜84mmHg，③正常高値血圧：SBP 130〜139mmHgかつ/またはDBP 85〜89mmHgに細分類され，高血圧は，④Ⅰ度高血圧：SBP 140〜159mmHgかつ/またはDBP 90〜99mmHg，⑤Ⅱ度高血圧：SBP 160〜179mmHgかつ/またはDBP 100〜109mmHg，⑥Ⅲ度高血圧：SBP≧180mmHgかつ/またはDBP≧110mmHg，⑦（孤立性）収縮期高血圧：SBP≧140mmHgかつDBP＜90mmHgに細分類された．

2 米国における高血圧の定義分類（JNC: Joint National Committee）（表1）

　2003年にJNCが発表したReport 7（JNC7）では，血圧を以下の4カテゴリーに分類した．① normal：SBP＜120mmHgかつDBP＜80mmHg，② prehypertension：SBP 120〜139mmHgあるいはDBP 80〜89mmHg，③ hypertension stage 1：SBP 140〜159mmHgあるいはDBP 90〜99mmHg，④ hypertension stage 2：SBP≧160mmHgあるいはDBP≧100mmHg．血圧＞180/120mmHgをhypertensive crises（hypertensive emergenciesとhypertensive urgencies）と定義し，特に脳心腎大血管に急性障害が生じ進行しているhypertensive emergencies（子癇，高血圧性脳症，脳出血など）では速やかな降圧治療を求めている[1]．2014年にJNCが発表するJNC8では，prehy-

表1 日米における血圧値の分類

血圧値（mmHg）	JSH 2000, 2004	JSH 2009, 2014	JNC VI	JNC VII
＜120/80	至適血圧	至適血圧	optimal	normal
120〜129/80〜84	正常血圧	正常血圧	normal	prehypertension
130〜139/85〜89	正常高値血圧	正常高値血圧	high-normal	
140〜159/90〜99	軽症高血圧	Ⅰ度高血圧	hypertension stage 1	hypertension stage 1
160〜179/100〜109	中等症高血圧	Ⅱ度高血圧	hypertension stage 2	hypertension stage 2
＞180/110	重症高血圧	Ⅲ度高血圧	hypertension stage 3	
≧140, ＜90		収縮期高血圧		

pertension と hypertension の区別を行わないとし，今後も定義分類や降圧目標に関しての改変が予想される．

3 本邦における妊娠高血圧症候群の定義分類（表2）

　2004年まで使用された「妊娠中毒症」は高血圧，蛋白尿，浮腫を基に定義分類された．一方，欧米では1970年以降，高血圧が「妊娠中毒症」の主徴と考え，米国産婦人科学会（ACOG），WHO，カナダ高血圧学会（CHS），国際妊娠高血圧学会（ISSHP），オーストラリア妊娠高血圧学会（ASSHP）などが相次いで高血圧を主徴とする定義分類を提案した．その結果，本邦の「妊娠中毒症」の定義分類は欧米と比べ大きく異なり，病態を正確に反映しないとされたため，日本妊娠中毒症学会が「妊娠中毒症」の定義分類の改訂を行い，2005年に日本産科婦人科学会の統一見解とされた．その結果，①妊娠中毒症の名称を妊娠高血圧症候群（PIH）と変更する，②その病態の本体は高血圧である，③浮腫は妊娠高血圧症候群の症候から除外する，④純型，混合型の分類名を廃し，妊娠高血圧腎症（preeclampsia），妊娠高血圧（gestational hypertension），加重型妊娠高血圧腎症（superimposed preeclampsia），子癇の4病型とする，⑤病態発症と存続の時期を妊娠20週〜産褥12週とする，⑥重症度，発症時期による病型分類は従来通りとする定義分類の改訂が行われた．変更点は，①「蛋白尿と浮腫」，「蛋白尿のみ」，「浮腫のみ」を PIH から除外した，②本態性高血圧合併妊娠が蛋白尿を発症すれば加重型妊娠高血圧腎症に分類されるが，高血圧が増悪しても蛋白尿を発症しないと PIH に含まれない，③産褥経過観察期間を産褥6週から12週に変更した，重症分類基準を蛋白尿 200mg/dL 以上から蛋白尿 2g/日以上に変更した．今後，問題点に関する検討をふまえ，さらなる改善がありうる（PIH の予防管理に関しては産婦人科診療ガイドライン産科編 2014，妊娠高血圧症候群管理ガイドライン 2009 を参照）．

4 米国における妊娠中高血圧疾患の定義分類と管理

a. ACOG（表2）

　2013年に ACOG が発表した妊娠中高血圧疾患に関する evidence-based recommendation for clinical practice[2] は，妊娠中の高血圧を，① preeclampsia（PE）-eclampsia，② gestational hypertension（GH），③ chronic hypertension，④ chronic hypertension with superimposed preeclampsia の4群に分類し

表2 各国における妊娠中の高血圧疾患の分類と診断基準

	日本産科婦人科学会 (2005)	ACOG (2013)	ISSHP (2001)	ISSHP (2014)	NICE (2014)
分類	① 妊娠高血圧腎症 ② 妊娠高血圧 ③ 加重型妊娠高血圧腎症 ④ 子癇 上記を「妊娠高血圧症候群」と総称する	① PE-eclampsia ② GH ③ CH ④ CH with superimposed PE	① PE-eclampsia ② GH ③ CH ④ PE superimposed on CH	① PE or superimposed on CH ② GH ③ CH ④ white coat hypertension	① PE ② GH ③ CH ④ severe hypertension, severe PE, eclampsia

PE: preeclampsia, CH: chronic hypertension, GH: gestational hypertension

た．PEの定義として，妊娠20週以降にSBP ≧ 140mmHgあるいはDBP ≧ 90mmHg以上，かつ尿蛋白≧ 300mg/日（24時間蓄尿）あるいは尿中protein/creatinin比≧ 0.3とするが，dipstic testを用いざるをえない場合は+1をcut offとした．Severe preeclampsiaは，SBP ≧ 160mmHgあるいはDBP ≧ 110mmHgを2回以上認めた場合，血小板数≦ 100,000/μL，肝機能障害，心窩部から右上腹部痛，腎機能障害，肺水腫，脳障害，視力障害の場合に定義され，尿蛋白の有無によらないとした．

PEの予防法として，Caの有効性はCa摂取不良例に限られ，低用量アスピリンは軽度の有効性を認め，安静と塩分制限の有効性は認めない．VitaminCとEはむしろ予後の悪化と関係するため推奨しない．妊娠37週以降のGHとPEはMildであっても，待機的経過観察より分娩が好ましい．SBP ≧ 160mmHgあるいはDBP ≧ 110mmHgでも無症状の場合にはMgSO₄の全例投与は必ずしも要しないが，頭痛，右上腹部痛，視力障害，精神障害など異常症状出現時にはMgSO₄投与を考慮せねばならない．SBP ≧ 160mmHgあるいはDBP ≧ 110mmHgの場合は降圧療法が推奨される．母児の状態が悪化した場合は分娩（帝王切開，経腟分娩）を施行する．

b．ISSHP（表2）

2001年にISSHPが発表した妊娠中高血圧疾患に関するstatement[3]は，妊娠中の高血圧を，①preeclampsia（PE）-eclampsia，② gestational hypertension（GH），③ chronic hypertension，④ preeclampsia superimposed on chronic hypertensionの4群に分類した．PEの定義として，妊娠20週以降にSBP ≧ 140mmHgあるいはDBP ≧ 90mmHg以上，かつ尿蛋白≧ 300mg/日（24時間蓄尿），尿蛋白≧ 30mg/dLあるいは尿中protein/creatinin比≧ 0.3とするが，dipstic testを用いざるをえない場合は+1が尿蛋白= 300mg/日に相当することが多いと記載している．

2014年にISSHPが発表する妊娠中高血圧疾患に関するstatement[4]は，妊娠中の高血圧を，① preeclampsia（PE）or superimposed on chronic hypertension，② gestational hypertension（GH），③ chronic hypertension，④ white coat hypertensionの4群に分類し2001年のstatementを変更して新たにwhite coat hypertensionを追加した．PEの定義として，妊娠20週以降にSBP ≧ 140mmHgあるいはDBP ≧ 90mmHg以上，かつ尿蛋白≧ 300mg/日（24時間蓄尿），尿蛋白≧ 30mg/dLあるいは尿中protein/creatinin比≧ 0.3とするが，それらの測定が困難な場合はdipstic test ≧ +2を代用しうるとした．White coat hypertensionと診断された場合，妊婦は定期的な家庭血圧測定（HBPM）にて管理され，少なくとも血圧160〜170/110mmHgまでの場合の降圧剤の使用を避けうるとした．

PEの予防法として，低用量アスピリンは有効性を認め，Caの有効性はCa摂取不良例に認められるが，VitaminCとEはむしろ予後の悪化と関係するため推奨しない．PEと診断された場合は全例入院管理とし2回/日以上の血圧測定を実施する．血圧≧ 160〜170/110mmHgの場合は脳卒中の危険があり，速やかな降圧療法を開始する必要がある．MgSO₄の子癇予防効果は明らかであるが，コスト面を考えた場合，low or middle income countriesではmild and severe PEに対して，high income countriesではsevere PEに対してMgSO₄を使用すること，使用基準は各医療施設で検討することを推奨している．Early onsetとlate onset，mildとsevereの分類は研究目的では有用だが臨床現場では必ずしもそうではないため，ISSHPとしてはmildとsevereの分類を提唱しないとしている．

5 英国における妊娠中高血圧疾患の定義分類と管理（NICE: National Institute for Health and Care Excellence）（表2）

2014年にNICEが発表した妊娠中高血圧疾患に関するガイドライン[5]は，妊娠中の高血圧を，① preeclampsia（PE），② gestational hypertension（GH），③ chronic hypertension，④ severe hypertension, severe PE, eclampsia の4群に分類した．PEの定義として，妊娠20週以降にSBP ≧ 140mmHg あるいは DBP ≧ 90mmHg 以上，かつ尿蛋白 ≧ 300mg/日（24時間蓄尿），尿蛋白 ≧ 30mg/dL とし，mild PE（血圧140〜149/90〜99mmHg），moderate PE（血圧150〜159/100〜109mmHg），severe PE（血圧 ≧ 160〜110mmHg）に細分類した．Severe PE では血圧 ≦ 150/80〜100mmHg を降圧目標とした降圧療法を行い，severe PE と severe hypertension（血圧 ≧ 160/110mmHg）の場合は $MgSO_4$ を静脈内投与するとした．

まとめ

以上のように，妊娠中の高血圧の定義分類と管理に関して本邦と欧米との間に異なる点が存在することがわかる．本邦の臨床現場ではGHとPEを区別せずPIHとして一括して扱う傾向があるが，欧米では両者を完全に区別している．本邦の定義分類も今後改定される可能性がある．

■文献

1) Chobanian AV, Bakris HR, Black HR, et al. The seventh report of the joint national committee on prevention, detection, evaluation, and treatment of high blood pressure (JCN7). JAMA. 2003; 289: 2560-72.
2) Roberts JM, August PA, Bakris G, et al. Hypertension in pregnancy. Report of the American College of Obstetricians and Gynecologists' Task Force on Hypertension in Pregnancy. 2013; 122: 1122-31.
3) Brown MA, Lindheimer MD, de Swiet M, et al. The classification and diagnosis of the hypertensive disorders of pregnancy: statement from the International Society for the Study of Hypertension in Pregnancy (ISSHP). Hypertens Preg. 2001; 20: IX-XIV.
4) Brown MA, Dekker G, Magee L, et al. The classification, diagnosis and management of the hypertensive disorders of pregnancy: a revised statement from ISSHP. Preg Hypertens. 2014; 4: 97-104.
5) Redman CW. Hypertension in pregnancy: the NICE guidelines. Heart. 2011; 97: 1967-9.

〈大野泰正〉

22 妊娠中に使用できる降圧薬が増えました．その使い分けと注意点を教えてください．

　妊産褥婦に使用が認められている降圧薬は，メチルドパと塩酸ヒドララジンのみであったが，近年は使用できる薬剤にニフェジピンと塩酸ラベタロール（経口薬）が 2011 年 6 月から追加となった．それら以外でも，ニカルジピンはすでに静脈内投与で使用されているのが現状である．妊婦の高血圧の治療を目的として降圧薬を使用する場合は関連学会のガイドラインなどを参考にして慎重に使用することを遵守するべきであると考える．

　また降圧薬には含まれていないが，硫酸マグネシウムの妊娠高血圧症候群に対する子癇の発症抑制および治療を目的とした投与が 2013 年 10 月 26 日付けで保険適応となった．

　降圧薬の使用については，高血圧合併妊娠と妊娠高血圧症候群では使用する目的や期間も異なるため注意が必要である．

　以下に，近年，使用が可能となった薬剤について，その使用方法と使用時の注意点などについて解説する．

1 妊婦の高血圧に対する降圧治療―諸外国の動向

　妊産婦における降圧薬の選択について各国のガイドラインを比較してみる．まず米国では[1] 妊娠高血圧症候群の重症高血圧に対する治療薬として，ラベタロール（静注），ヒドララジン（静注），ニフェジピン（経口）の使用を挙げており，比較的禁忌であるがニトロプルシド（静注）も含まれている．また，chronic hypertension では，経口薬としてラベタロール，ヒドララジン，ニフェジピン，αメチルドパ，β遮断薬，サイアザイドなどが推奨されている．次にカナダのガイドライン[2] では重症高血圧に対しては米国と同じ治療方法であるが，non-severe hypertension に対しても経口薬としてαメチルドパ，ラベタロール，ニフェジピンの使用を推奨している．さらに豪州（ASSHP）[3] では，緊急降圧時の使用薬剤は米国とほぼ同じであるが，先述した 3 薬に加えて，ジアゾキシド（静注）を加えている．さらに経口降圧薬に関しては，先の米国，カナダでの使用薬剤に加えてクロニジン，オクスプレノロール，プラゾシンを挙げている．使用できる薬剤は，それぞれの国によって適応・承認などが異なるため，一律でないことを理解していただきたい．また ACE 阻害薬，アンジオテンシン II 拮抗薬の使用は胎児への影響・安全性から全妊娠期間を通じてすべてのガイドラインで禁忌とされている．日本妊娠高血圧学会のガイドライン[4] に示されている降圧薬の使用，選択で，諸外国と比べての特徴はニカルジピンの経静脈持続投与が挙げられる．

2 日本で新たに妊娠中に使用が可能となった降圧薬

　先述したごとく，ラベタロール（経口薬）とニフェジピン（経口薬）とが 2011 年 6 月から，妊婦に対しての使用が可能となった．ラベタロールは妊娠初期からの使用が可能であるが，ニフェジピン

は，妊娠 20 週以降での使用が認められている．

a．ラベタロール（トランデート®）

　交感神経 αβ 遮断薬・β 遮断薬は，内科領域では多くの薬剤が使用されているが，妊婦への使用が可能な薬剤は，そのうちの一部となっている．ラベタロールは交感神経 αβ 遮断薬で，妊婦の降圧薬として欧米諸国では比較的よく用いられており，安全性の面では大きな問題はないとされている．さらにヒドララジンと比較して主に母体への副作用の面で優れていることがメタ解析で示されている[5]．しかし，他の交感神経遮断薬と同様に，胎児発育不全のリスクについての関連は否定できていない．

　ラベタロールの経口投与の場合，使用量は 150〜450mg/日となっている．また母乳への移行は少ないといわれているが，添付文書には授乳婦への使用は避けるとの記載があるので留意する．

b．ニフェジピン（アダラート®）

　ニフェジピンは妊娠 20 週未満または妊娠している可能性のある婦人では以前と同様に禁忌とされている（動物実験ではあるが催奇形が報告されている）．しかし，妊娠 20 週以降の妊婦に投与する場合には，治療上の有益性が危険性を上回ると判断された場合に投与することが可能となった．ニフェジピンには，アダラートカプセル®，アダラート L®，アダラート CR® の 3 つの剤型があり，そのいずれも妊婦での使用が可能となった．使用に際しては最新の関連ガイドラインなどを参照し，急激かつ過度の血圧低下とならないよう注意する．そのため剤型としては長時間作用型の使用が推奨されている．また母体や胎児および新生児の状態を十分に観察し，過度の血圧低下や胎児胎盤循環の低下などの異常が認められた場合には，投与中止や減量など適切な処置を行う．

　通常，成人ではニフェジピンとして 20〜40mg を 1 日 1 回経口投与する．1 日 10〜20mg より投与を開始し，必要に応じ漸次増量する．なお 1 日 40mg で効果不十分な場合には，1 回 40mg，1 日 2 回（80mg/日）まで増量することができる．ただし，添付文書では「授乳中の婦人に投与することを避け，やむをえず投与する場合には授乳を中止させること」という記載がある．よって，産褥期の使用については慎重な対応が必要である．また，Ca 拮抗薬は硫酸マグネシウム注射薬と併用した場合，その降圧効果が増強されるため，適切な間隔で血圧の評価を行い過度の降圧になっていないか評価を行う．しかし硫酸マグネシウム自体は，子癇発作の予防・再発防止効果は認められるが，降圧効果は少ないため降圧を目的とした使用には適さない．

3 実際の使用例について

　実際の使用については，降圧開始基準や降圧目標などについて，関連ガイドラインなどを参考にして施設毎の基準を作成しておくとよい．また血圧測定・評価については，診察室血圧測定による値を基準にするが，家庭血圧や 24 時間連続血圧も参考になる．高血圧合併妊婦では家庭血圧測定の意義として降圧薬治療の効果判定，高血圧増悪の早期発見，患者のコンプライアンス向上などのメリットがある．また 24 時間連続血圧は，白衣高血圧の診断や血圧日内変動の評価に有用とされ，さらに降圧薬の効果判定や投薬のタイミングなどの検討をする上で参考になる．以下に筆者ら施設で管理され

● D 妊娠中期・後期・産褥期の異常・処置

た実例を参考までに提示する．

■ 症例
30 歳，初妊初産婦．合併症：腎血管性高血圧，慢性腎機能障害．
　5 歳のときに蛋白尿，高血圧のため精査され腎血管性高血圧（両側腎動脈狭窄）と診断され，降圧薬投与が開始された．血清 Cr は 1.3〜1.4mg/dL で経過していた．GFR は 50mL/min 未満であった．妊娠初期の家庭血圧は 120〜155/70〜90mmHg で，降圧薬はノルバスク®，ラジレス®，アルドメット®が投与されていた．妊娠が判明した後，アルドメト®単剤内服（朝食後 500mg，昼食後 500mg，夕食後 500mg 内服）に変更された．
　妊娠 12 週，24 時間自由行動下血圧測定を施行したところ（図 1），日中平均（6〜20 時）SBP 144 mmHg，平均 DBP 93mmHg，夜間平均（20〜6 時）SBP 148mmHg，平均 DBP 93mmHg であり，夜間 SBP 下降度は −3% となり riser 型を呈した．妊娠 20 週以降，アダラート CR® 20mg を眠前投与したところ降圧効果は良好となった（図 2）．その後，血圧が再度上昇し，妊娠 32 週以降はペルジピン®点滴（24mg/日）でコントロールされた．妊娠 36 週 1 日に帝王切開で 2,400g の男児を Apgar score 8/9（臍帯動脈血 pH 7.30）で分娩した．分娩後はアルドメット® 1,250mg/日，アダラート CR® 40mg/日の内服で，血圧は 110〜130/60〜70mmHg で安定しており産後 7 日目に軽快退院となった．

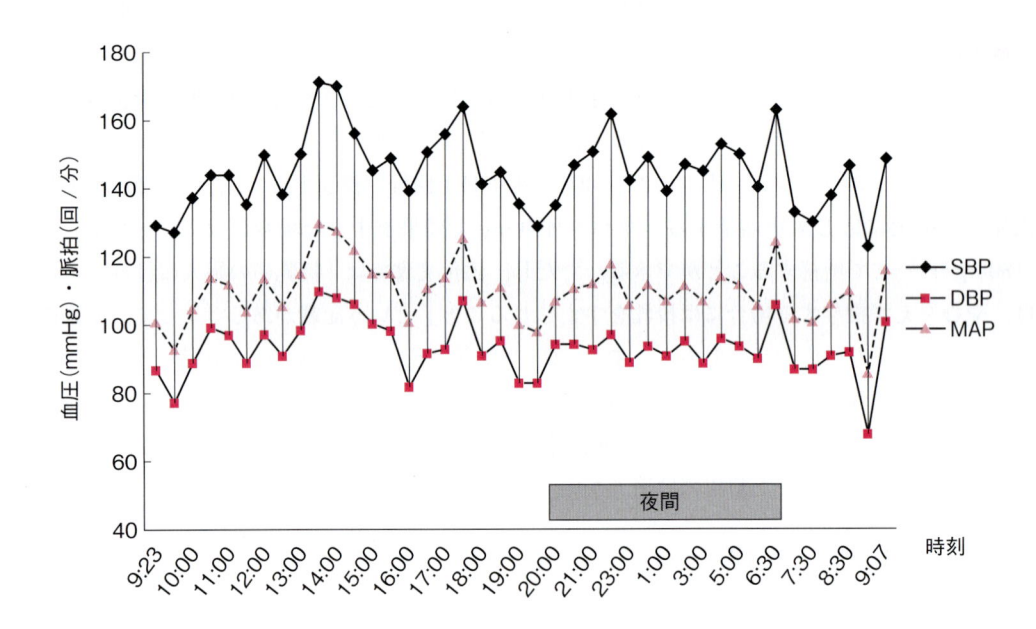

アルドメット（mg）500-500-500
日中　平均 SBP144mmHg, 平均 DBP93mmHg
夜間　平均 SBP148mmHg, 平均 DBP93mmHg　riser 型

図1　腎血管性高血圧（12 週）

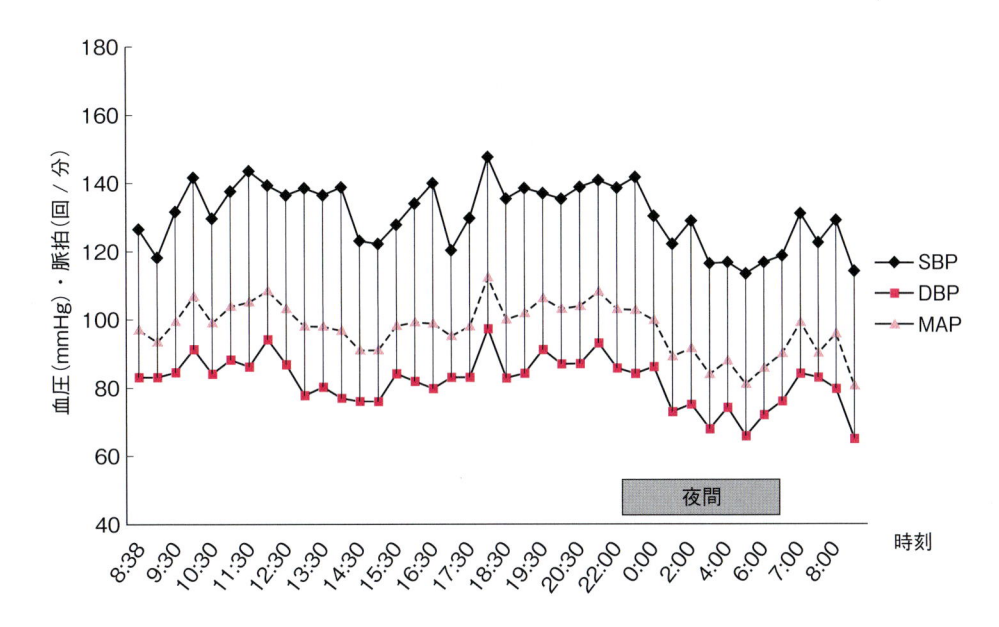

D 妊娠中期・後期・産褥期の異常・処置

アルドメット (mg) 500-500-500-500 日中 平均 SBP131mmHg, 平均 DBP83mmHg
アダラート CR20mg 眠前 夜間 平均 SBP121mmHg, 平均 DBP74mmHg

図 2 腎血管性高血圧（20 週）

■文献

1) Lindheimer MD, Taler SJ, Cunningham G. ASH position paper: hypertension in pregnancy. J Clin Hypertens (Greenwich). 2009; 11: 214-25.
2) Magee LA, Helewa M, Moutquin JM, et al; Hypertension Guideline Committee; Strategic Training Initiative in Research in the Reproductive Health Sciences (STIRRHS) Scholars. Diagnosis, evaluation, and management of the hypertensive disorders of pregnancy. J Obstet Gynaecol Can. 2008; 30: S1-48.
3) Lowe SA, Brown MA, Dekker GA, et al; Society of Obstetric Medicine of Australia and New Zealand. Guidelines for the management of hypertensive disorders of pregnancy 2008. Aust NZ J Obstet Gynaecol. 2009; 49: 242-6.
4) 日本妊娠高血圧学会, 編. 妊娠高血圧症候群（PIH）管理ガイドライン 2009. 東京: メジカルビュー社; 2009.
5) Magee LA, Cham C, Waterman EJ, et al. Hydralazine for treatment of severe hypertension in pregnancy: meta-analysis. BMJ. 2003; 327: 955-60.

〈五味陽亮, 立花かほり, 布施 彩, 高木健次郎〉

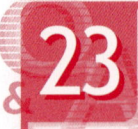

D 妊娠中期・後期・産褥期の異常・処置

23 早産予防における黄体ホルモン療法について最近の動向を解説してください．

　プロゲステロンの早産予防機序には，頸管熟化抑制作用，子宮収縮抑制作用，抗炎症作用があり，プロゲステロンを含む黄体ホルモン製剤の早産予防効果は，2003年に2つの randomized clinical trial（RCT）によって報告された．その後，妊娠中期の頸管長短縮症例に対する，経腟的プロゲステロン投与は，多くの研究で有効性が報告されており，自然早産の重要な治療戦略の1つとして考えられるようになっている．

　しかし，本邦では，早産予防または切迫流・早産治療を目的とした腟坐剤として厚生労働省から認可された黄体ホルモン製剤は存在せず，エビデンスレベルの高い RCT も報告されていない．

　周産期医療が進歩し，周産期死亡率が世界一低い水準の本邦においても，早産予防は重要な課題の1つであり，黄体ホルモン療法の有用性が期待される．本邦での実態も含め，早産予防における黄体ホルモン療法の動向を概説する．

1 背景

a．プロゲステロンの作用について

　プロゲステロンは，頸管熟化抑制作用，子宮収縮抑制作用，抗炎症作用といった子宮筋や頸管に対する多数の作用を有するとされている．

　プロゲステロンは，2つの progesterone receptor（PR）遺伝子，PR-A と PR-B 遺伝子の発現を調整しているが，PR-A/PR-B 比の低下が頸管熟化の抑制に関与していると考えられている[1,2]．また子宮筋層には，miRNA-200 family menbers とその標的である ZEB1 や ZEB2 が発現しているが，子宮収縮に関連する oxytocin receptor や connexin-43 の遺伝子発現を抑制している ZEB1 や ZEB2 の転写をプロゲステロンが促進すると考えられている[1,2]．さらに，プロゲステロンは，炎症誘発性のサイトカインが誘導する卵膜のアポトーシスを抑制することで卵膜のバリア機能を保持し，上行性感染や炎症の波及を抑制している[1,2]．

b．黄体ホルモン製剤の種類

　黄体ホルモン製剤には，経口投与，筋肉注射，経腟投与の3つの投与ルートがあるが，世界的に早産予防目的で用いられているのは，筋肉注射と経腟投与である．本邦で認められている黄体ホルモン製剤には，経口投与と筋肉注射の剤型が存在するが，経腟投与の製剤は認可されていない．

　17-hydroxyprogesterone caproate（17-hydroxy-4-pregnene-3, 20-dione hexanoate: 17-OHPC）の筋肉注射剤は油性の徐放剤であり，半減期は長いが，注射部位の硬結や痛みなどの有害事象が報告されている．一方で，腟内に投与されたプロゲステロンの腟坐剤またはジェルは子宮頸管に局所的に作用する．経腟投与されたプロゲステロンが直接子宮内に吸収されることで，子宮内膜のホルモン濃

度が 17-OHPC の投与と比較して高くなり，有害事象も少ないと考えられている[3]．Maher らは，早産既往症例を対象とした RCT で，17-OHPC 筋肉注射よりもプロゲステロン経腟投与の方が，妊娠 28 週，32 週，34 週の早産率が有意に減少し，筋肉注射部位の疼痛や硬結の有害事象が少なかったと報告している[4]．

以上より，全妊娠期間を通して，陣痛の発来には子宮におけるプロゲステロン作用の機能的消退が関係していることを鑑みても，先に述べたプロゲステロンの作用を増強させるためには，経腟投与による子宮内のプロゲステロン濃度の上昇が有用であることを示唆している．

c. 早産予防における黄体ホルモン療法の報告

2003 年以降，早産予防における黄体ホルモン療法に関する質の高い RCT が報告されるようになった（表1）．da Fonseca らは，早産既往，予防的頸管縫縮術症例，子宮奇形のいずれかの早産リスク因子を有する単胎 142 例を対象に，妊娠 24 週から 34 週までにプロゲステロン腟坐剤 100mg または偽薬のいずれかを連日投与した．その結果，プロゲステロン投与群で妊娠 37 週未満，34 週未満の早産が有意に減少し，子宮収縮の頻度も減少したと報告している[5]．また，Meis らは，早産既往のある妊娠 20～26 週の単胎 463 例を対象に，1 週間に 1 回だけ 17-OHPC 250mg または偽薬を 36 週まで投与した．その結果，17-OHPC 投与群で妊娠 37 週未満，32 週未満の早産が有意に減少したと報告している[6]．

表1 単胎妊娠の早産予防に関する黄体ホルモン療法の研究報告

研究	用量・投与期間	対象	primary outcome/プロゲステロン群の結果
da Fonseca[5]（2003）	Vaginal progesterone（100mg daily）24 週で開始し 34 週まで	単胎妊娠の自然早産歴を有するハイリスク妊婦 142 例．	子宮収縮と早産．子宮収縮の頻度と早産率は減少した．
Meis[6]（2003）	17α-hydroxyprogesterone caproate（250mg weekly injections）16～20 週で開始し 36 週，早産まで	自然早産歴を有する単胎妊娠 310 例．登録時に頸管長は考慮しない．	37 週未満の早産．37 週未満早産の再発を減少させた．37 週未満早産の RR 0.66（95%CI 0.54-0.81）．
O'Brien[7]（2007）	Vaginal progesterone（90mg daily）18～23 週で開始し 37 週，pPROM，早産まで	自然早産歴のある妊婦 659 例．登録時の平均頸管長 37mm．	32 週以下の早産．32 週以下の早産の再発は減少しなかった．32 週以下の早産 OR 0.9（95%CI 0.52-1.56）．
Fonseca[8]（2007）	Micronized progesterone gel capsules（200mg vaginally daily）24 週で開始し 34 週まで	20 週から 25 週の無症候性頸管長短縮例（15mm 以下）24,620 例．85%が早産歴なし．90%が単胎妊娠．	34 週未満の自然早産．34 週未満早産の RR 0.56（95%CI 0.36-0.86）．
Hassan[9]（2011）	Vaginal progesterone gel（90mg daily）20～23 週で開始し 36 週，pPROM，早産まで	妊娠中期に無症候性頸管長短縮（10～20mm）を認める単胎妊娠 465 例．	33 週未満の早産．33 週未満の早産を 45%減少させた．33 週未満早産の RR 0.55（95%CI 0.33-0.92）．

D 妊娠中期・後期・産褥期の異常・処置

　その後も，早産ハイリスク群に対する黄体ホルモン療法に関する複数のRCTが実施され[7,8]，2011年にはHsssanらは，妊娠19週から23週6日に無症候性頸管長短縮（10mmから20mm）を認めた単胎458例を対象に，多施設共同プラセボ対照二重盲検ランダム化並行群間比較試験を発表した．その結果，両群では治療に関する有害事象に有意差は認めず，プロゲステロン（ジェル90mg）の連日経腟投与群では，妊娠33週未満の早産を45%減少させ，新生児予後を改善したと報告している[9]．

　これらを元に，2012年にRomeroらは，子宮頸管長短縮例に対するプロゲステロンの経腟投与の有効性に関してのメタ・アナリシスを発表した．この研究では，妊娠中期で子宮頸管が25mm以下となった単胎妊婦775例を対象とした5つの研究が解析された．このメタ・アナリシスでは，プロゲステロン投与群で妊娠35週，33週，28週未満の早産は有意に減少し，1,500g未満の低出生体重児の出生率，新生児の罹患率・死亡率の有意な減少が報告されたが，腟坐剤投与による有害事象は認めなかった[10]．

　これらを受けて2012年に，The American College of Obstetricians and Gynecologists（ACOG）では，Clinical management guidelines for obstetrician-gynecologistとして，早産既往歴のある単胎妊娠には妊娠16週からの17-OHPC投与を推奨している（図1）．また，早産既往歴がない単胎妊娠でも，妊娠24週未満の頸管長が20mm以下に短縮している場合は，プロゲステロン投与を提案すべきであると明示している[11]．同様に，Society of Maternal-Fetal medicine Publication Committee（SMFM）も2012年に早産予防における黄体ホルモン療法に関する指針を発表している．そのアルゴリズムでも，早産既往歴を有する妊婦には妊娠16週〜36週までの17-OHPC投与を推奨しており，妊娠中期（妊娠16週〜23週6日まで）に頸管長が25mm未満に短縮した例には頸管縫縮術の併用も

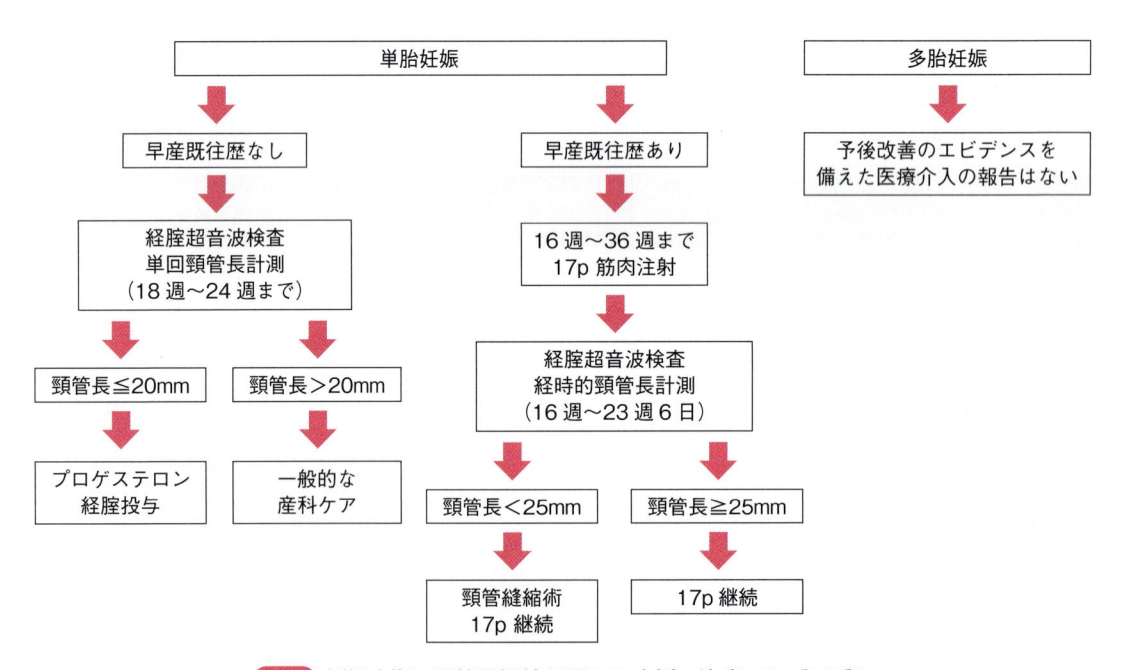

図1 妊娠中期に頸管長短縮を認める症例の治療アルゴリズム
（Committee on Practice Bulletins-Obstetrics, The American College of Obstetricians. and Gynecologists. Obstet Gynecol. 2012; 120: 964-73[11] より抜粋，一部改変）

推奨している．早産既往歴のない妊婦でも，妊娠 24 週未満の頸管長が 20mm 以下に短縮した場合は，妊娠 36 週までのプロゲステロン経腟投与（腟坐薬 200mg またはジェル 90mg 連日投与）を推奨している[2]．なお，これらの報告を参考にする際には，本邦の早産率は諸外国，特に米国での早産率と比較し約 1/2 であることを念頭に置くべきであると考える．

2 本邦における黄体ホルモン療法

本邦で認可されている黄体ホルモン製剤の注射薬は 17p の筋肉注射剤のみであり，黄体機能不全に伴う切迫流早産に限り，1 週間に 125mg までの投与が保険適応になっている．しかし，早産予防で世界的に推奨されている投与量は 250mg 以上である．よって，本邦では，諸外国での報告に基づく有用な使用量を用いた黄体ホルモン療法を保険診療内で実施できない状態となっている．

これを受けて，2014 年 2 月からようやく，本邦でも医師主導による多施設共同プラセボ対照二重盲検ランダム化並行群間比較試験が開始され，妊娠中期（16 週 0 日から 23 週 6 日）に頸管長が 25mm 以上 30mm 未満の妊産婦における，プロゲステロン腟坐剤投与の安全性と有用性が評価される予定である．研究実施予定期間は 2017 年 9 月までであるが，本邦の早産予防における黄体ホルモン療法の導入につながる結果を得られることが期待されている．

3 今後の展望

我々の施設では，切迫早産（またはそのハイリスク）症例の管理において，High Risk for Preterm Delivery（HRPD）という概念を用い，症候別に治療戦略を決定している．症候には C（cervical length）：頸管長短縮，H（history）：妊娠歴・既往歴，I（inflammatory）：頸管炎，L（labor）：子宮収縮の 4 項目があり，これらを組み合わせて個々の症例の病態を評価している．早産既往例や頸管長短縮症例の早産予防における，黄体ホルモン療法の安全性と有効性に関する質の高いエビデンスが得られれば，我々の治療戦略の選択肢も増え，治療成績の向上も期待できる．また，外来でも治療可能な症例が増え，妊産婦の負担軽減に寄与することも期待される．

■文献

1) Norwitz ER, Caughey AB. Progesterone supplementation and the prevention of preterm birth. Rev Obstet Gynecol. 2011; 4: 60-72.
2) Society for Maternal-Fetal Medicine Publications Committee, with assistance of Vincenzo Berghella. Progesterone and preterm birth prevention: translating clinical trials data into clinical practice. Am J Obstet Gynecol. 2012; 206: 376-86.
3) Ficicioglu, C, Gurbuz B, Tasdemir S, et al. High local endometrial effect of vaginal progesterone gel. Gynecol Endocrinol. 2004; 18: 240-3.
4) Maher MA, Abdelaziz A, Ellaithy M, et al. Prevention of preterm birth: a randomized trial of vaginal compared with intramuscular progesterone. Acta Obstet Gynecol Scand. 2013; 92: 215-22.
5) da Fonseca EB, Bittar RE, Carvalho MH, et al. Prophylactic administration of progesterone by vaginal suppository to reduce the incidence of spontaneous preterm birth in women at increased risk: a randomized placebo-controlled double-blind study. Am J Obstet Gynecol. 2003; 188: 419-24.
6) Meis PJ, Klebanoff M, Thom E, et al; National Institute of Child Health and Human Development Maternal-Fetal Medicine Units Network. Prevention of recurrent preterm delivery by 17 alpha-

hydroxyprogesterone caproate. N Engl J Med. 2003; 348: 2379-85.
7) O'Brien JM, Adair CD, Lewis DF, et al. Progesterone vaginal gel for the reduction of recurrent preterm birth: primary results from a randomized, double-blind, placebo-controlled trial. Ultrasound Obstet Gynecol. 2007; 30: 687-96.
8) Fonseca EB, Celik E, Parra M, et al; Fetal Medicine Foundation Second Trimester Screening Group. Progesterone and the risk of preterm birth among women with a short cervix. N Engl J Med. 2007; 357: 462-9.
9) Hassan SS, Romero R, Vidyadhari D, et al; PREGNANT Trial. Vaginal progesterone reduces the rate of preterm birth in women with a sonographic short cervix: a multicenter, randomized, double-blind, placebo-controlled trial. Ultrasound Obstet Gynecol. 2011; 38: 18-31.
10) Romero R, Nicolaides K, Conde-Agudelo A, et al. Vaginal progesterone in women with an asymptomatic sonographic short cervix in the midtrimester decreases preterm delivery and neonatal morbidity: a systematic review and metaanalysis of individual patient data. Am J Obstet Gynecol. 2012; 206: 124 e1-19.
11) Committee on Practice Bulletins-Obstetrics, The American College of Obstetricians and Gynecologists. Practice bulletin no.130: prediction and prevention of preterm birth. Obstet Gynecol. 2012; 120: 964-73.

〈太田　創，大槻克文〉

24 子宮頸管縫縮術：経腟子宮頸管縫縮術から開腹子宮頸管縫縮術まで

　以前より，子宮頸管無力症（以下，頸管無力症）に対して，予防的ないし治療的子宮頸管縫縮術（以下，頸管縫縮術）が広く行われてきた．頸管縫縮術の術式としては，McDonald法とShirodkar法が一般的である．いずれも経腟的に子宮頸管を縫縮する方法であるが，近年は，子宮頸部円錐切除術によって頸管が短縮したために経腟頸管縫縮術ができなくなった例など，経腟的な頸管縫縮術が困難な例に，経腹的（開腹あるいは腹腔鏡下）に頸管を縫縮する手術も行われている．本稿では経腟による予防的頸管縫縮術，治療的頸管縫縮術および開腹頸管縫縮術について解説する．

1 頸管縫縮術の適応と禁忌

　頸管縫縮術は子宮頸管無力症に対して予防，または治療を目的として行われている．また，子宮腟部円錐切除術のために，子宮頸管がきわめて短縮している例などが対象になる．
　頸管縫縮術の禁忌としては，以下のようなものが挙げられる[1]．
・抑制困難な子宮収縮を伴う例
・腟，子宮に明らかな感染徴候を認める例
・破水している例

2 術式の選択

　予防的頸管縫縮術は，既往妊娠歴から頸管無力症が強く疑われる例に適応が考慮される．この場合，術式は内子宮口に近い位置で頸管を縫縮することができるShirodkar法が選択される．治療的頸管縫縮術は頸管無力症で子宮頸管がすでに短縮・開大している例に行われる．また胎胞を形成している例に行われることもある．このように，すでに頸管が開大・展退していたとしても，可能であればShirodkar法を選択するが，頸管の展退が重度であってShirodkar法が困難な場合はMcDonald法が選択される．

3 予防的頸管縫縮術（Shirodkar法）の実際

a. 実施時期

　頸管無力症が発症する妊娠16週以前に施行する．特に頸管無力症が原因と考えられる流産の既往がある場合は，より早期の妊娠12〜14週頃に行うことがすすめられる．

b. 術前処置および麻酔法

　経腟超音波検査で子宮頸管長を計測し，胎盤の位置を確認しておく．胎児奇形の有無も確認しておく．また腟分泌物検査を行い，細菌性腟症があった場合は術前に治療しておく．

麻酔は原則，腰椎麻酔で行う．

c．手技

1) 前腟壁の切開，膀胱の剥離

子宮腟部前唇を塚原鉗子で挟鉗し，これを牽引して前腟円蓋を露出させる．次いで膀胱内にS状カテーテルを挿入し，膀胱の下縁を確認する．その直下にメスで約2cmの横切開を加える．切開部位の腟粘膜下にあらかじめ生理食塩液を局注することで，腟粘膜の剥離が容易になる．また，ボスミン加生理食塩液を用いると出血を少なくすることができる．

クーパー剪刀を切開部から子宮頸部に直角に当て，子宮体部に向けてこすりあげるようにして子宮頸部から膀胱を剥離する．剥離層が正しければ途中から用手的に剥離できる．

内子宮口に近い部位で頸部縫縮するためには十分な高さまで膀胱を剥離する必要がある．

2) 後腟壁の切開

子宮腟部後唇を塚原鉗子で挟鉗し，これを上方に牽引して後腟円蓋を露出させる．ついで触診で子宮腟部粘膜と後腟粘膜との境界を確認し，同部位にメスで約1cmの縦切開を加える．この切開部位に後述のクリーブランド鉗子ないし針付き縫縮糸を刺入させる．

3) 縫縮糸の運針

縫縮糸には非吸収性のテフロンテープを用いる．針付き縫縮糸を用いることも可能だが，当科では原則クリーブランド鉗子を用いている．

十分に膀胱を子宮頸部から剥離した後，まず左周り用のクリーブランド鉗子を右手で把持し，前腟壁横切開の左上端に鉗子の先端を刺入する．次いで左示指を後腟壁の縦切開部にあて，クリーブランド鉗子の先端を左示指に誘導するように，鉗子を反時計回りに進め，鉗子の先端を後腟壁切開部位から貫通させる．この際，筆者らは前から後に向けて子宮頸管組織を貫通させるイメージで運針している．この場合，子宮頸管を十分に牽引し，かつ左示指で運針する頸管組織を十分に圧迫して薄くしておき，指に沿って鉗子を運針することが肝要である．腟後壁切開創へ貫通した鉗子の先端でテフロンテープの一端を把持し，そのままクリーブランド鉗子を抜くことで前腟壁切開部へテフロンテープが誘導される．ついで右回り用のクリーブランド鉗子を用いて左側と同様に右側の操作を行う．これによって，縫縮糸は子宮頸管の周囲を一周することになる．

4) 頸管の縫縮，閉創

子宮頸部を貫通したテフロンテープは前腟壁の開創部位で単結紮縫合を3回行うことで子宮頸管を縫縮する．特に第一結紮はしっかりと結紮する．筆者らは縫縮糸の結紮時は手術時の座位ではなく起立して十分に力が加わるようにして結紮している．強く締めすぎることで頸管の血流不全が懸念されるとの記述をみることがあるが，当科で術後に血流不全が生じた例はなく，むしろ締めすぎるくらい強く締めることが肝要である．ゆるく締めた場合，術後は子宮頸部の浮腫が軽減するためか，縫縮糸が滑脱しやすい．とくに，後唇に刺入する位置が浅いために滑脱を起こしやすい．当科では，初心者に対して，1本目の糸を牽引しつつ，その奥にさらに2本目の縫縮糸をかけるよう指導している．

ついで腟前壁の切開創を00号吸収糸を用いて閉鎖する．後腟壁の切開創は出血があれば縫合して閉鎖する．また，テフロンテープの一部を用いて後腟壁切開創の部分にShirodkar糸に目印として結

びつけておく．これは抜糸のときに牽引するための目印となる．

5）抜糸

Shirodkar糸の抜糸は原則妊娠36週末に（帝王切開の場合には帝王切開時に）行う．後腟壁に露出させておいた目印の糸をペアンで把持・牽引し，露出したShirodkar縫縮糸を切断した後，前腟壁からShirodkar縫縮糸を引くと容易に抜糸が可能である．腟前壁にみえるはずの縫縮糸が腟壁内に埋没してしまい抜糸できないことがある．このような時は腰椎麻酔下に抜糸する．一般に分娩は経腟分娩が可能である．

4 治療的頸管縫縮術（McDonald法）の実際

a．術前処置および麻酔法

子宮収縮抑制薬を使用し，子宮収縮を抑制する．細菌性腟症がある場合は術前日まで腟洗浄とフラジール腟錠投与を行う．

予防的頸管縫縮術と同様に腰椎麻酔を原則とするが，筋弛緩をより十分に得るために全身麻酔を選択すべきとの意見もある[2]．

b．手技

子宮腟部の12時方向で前唇を，6時方向で後唇を塚原鉗子で把持する．頸管が展退している場合は，さらに3時方向と9時方向で頸管を把持する．Shirodkar法と同様に，膀胱の下縁をS状カテーテルで確認する．頸管を十分に牽引した状態で針付きテフロンテープを膀胱下縁直下の高さで頸管11時半の部位より9時半の部位へ運針する．さらに8時半から6時半，5時半から3時半，2時半から0時半の部位へテフロンテープを通し，頸管を一周させて巾着縫合する．縫縮糸の結紮はShirodkar法と同様に行う．通常，抜糸はShirodkar縫合の場合より容易である．

5 開腹頸管縫縮術（Shirodkar法）の実際

前回の妊娠で経腟頸管縫縮術を施行したにもかかわらず妊娠中期に流産した例や，子宮腟部円錐切除術後で子宮頸部が極端に短縮して経腟的な頸管縫縮術が困難な例など経腟的に頸管縫縮術が困難な例に対して予防的に行われる．経腹アプローチによって内子宮口の位置で確実に頸管を縫縮することが可能であり，高い生児獲得率が報告されている[3-7]．

a．実施時期

経腟による予防的頸管縫縮術よりも早期に施行されることが多い．

b．術前処置および麻酔法

経腟法同様の術前処置を行う．麻酔は経腟手技に比べて時間を要するため，全身麻酔が選択される．

c．手技

下腹部正中切開で開腹し，腹腔内に入る．膀胱子宮窩腹膜を切開し膀胱を子宮前壁から剥離する．

術者が患者の左側から運針する場合，助手が子宮を頭側右側に牽引することで，子宮左側が観察しやすくなる．

この際，両側の広間膜にネラトンカテーテルを通して子宮を牽引することで，子宮を直接手で触れることを最小限にすることができる．ついで術中超音波を用いて子宮動脈の走行を確認し，両端に鈍

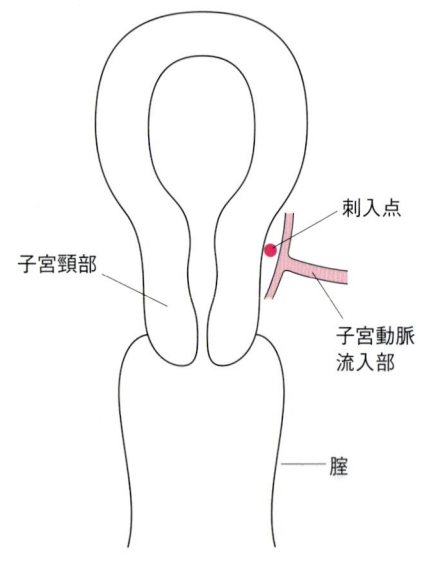

図1 縫縮糸の刺入部位
術中超音波で子宮動脈の流入部位を確認し，それよりも内側（子宮頸部側）の結合織に縫縮糸を運針する．子宮頸部実質には運針しない．

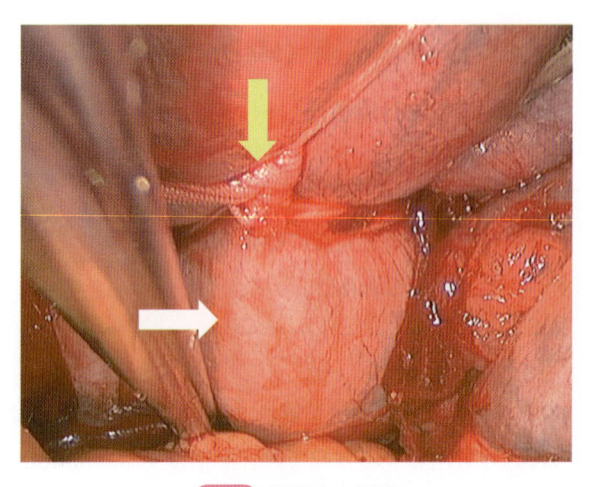

図2 縫縮糸の結紮
左右から運針した縫縮糸（白矢印）を，子宮頸部（黄矢印）を鉢巻で縛るように子宮後面で強く結紮する．

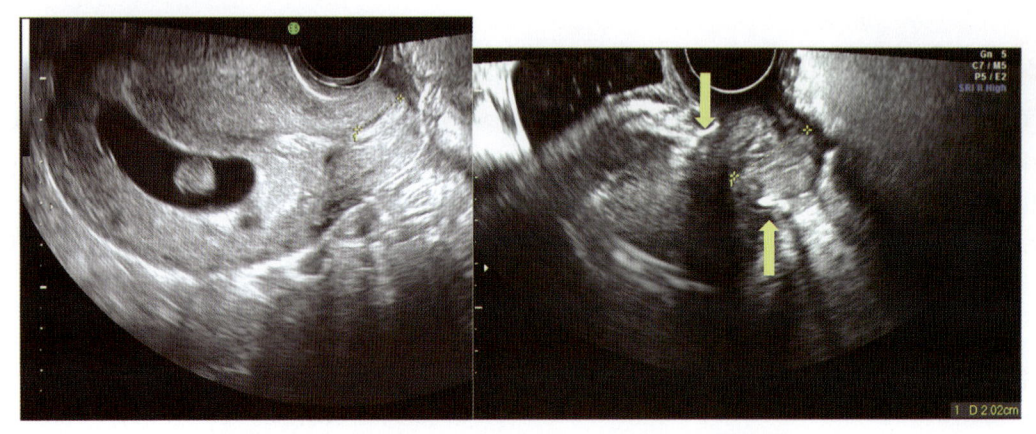

縫縮術前　　　　　　　　　　　縫縮術後

図3 術前後の子宮頸管所見
33歳の初産婦．CIN-3のため子宮頸部円錐切除術の既往あり．前回妊娠は妊娠16週で破水し流産した．今回妊娠8週の経腟超音波で子宮頸管長は約13mmで，腟鏡診では子宮腟部をほとんど認めなかった．妊娠10週で開腹頸管縫縮術を施行した．術後の経腟超音波所見では，内子宮口の高さでしっかりと縫縮できていること（黄色矢印）が確認できた（頸管長20mm）．術後の妊娠経過は順調で，妊娠38週に選択的帝王切開術を施行し，3,290gの女児をApgarスコア8点/9点（1分/5分）の良好な状態で娩出した．

針がついたポリエステルの縫縮糸（幅5mm，マーシリンテープ：エチコン社）を子宮動脈分岐部の内側で傍子宮結合織に前方から後方に向けて運針する（図1）．ついで反対側の針を用いて対側も同様に処理し，子宮の背側で縫縮糸を結紮する（図2）．結紮法は経腟縫縮術と同様である（図3）．

d．分娩方法

分娩は帝王切開で行う．同時に縫縮糸を抜糸するとの報告もあるが，当科では次回妊娠時の早産予防のためにあえて抜糸を行っていない．

e．利点と欠点

利点として，直視下に内子宮口の高さで結紮できるため，縫合糸の滑脱のリスクが低いこと，また，清潔野で手術操作を行うため縫縮糸による感染が少ないこと，さらには縫縮糸を残したまま複数回の妊娠が可能であることが挙げられる．一方欠点としては，経腟的な縫縮術よりも早い週数で実施するため，胎児奇形の確認が困難であること，初回施行時には帝王切開術を含めて妊娠中に2回の開腹手術が必要であり，母体への侵襲が大きいことが挙げられる．

以上，当科で行っている頸管縫縮術について，適応，施行時期，手術の具体的方法などを述べた．

■文献

1) 山本稔彦，谷口晴記，豊田長康，他．頸管縫縮術のコツ．産婦人科治療．1987; 55: 637-41.
2) 平松祐司．緊急で行う頸管縫縮術．In: 櫻木範明，他編．OGS NOW 4．産科手術―必須術式の完全マスター．東京：メジカルビュー社；2010. p.16-21.
3) 尾見牧子，仲本　剛，橋口幹夫．経腹的子宮頸管縫縮術を施行した1例．産科と婦人科．2010; 71: 433-7.
4) Deffieux X, Faivre E, Senat MV, et al. Transvaginal cervicoisthmic cerculage using a polypropylene sling: Pregnancy outcome. J Obstet Gynaecol Res. 2011; 37: 1297-302.
5) Debbs RH, DeLa Vega GA, Pearson S, et al. Transabdominal cerculage after comprehensive evaluation of women with previous unsuccessful transvaginal cerculage. Am J Obstet Gynecol. 2007; 197: 317. e1-4
6) Witt MU, Joy SD, Cleark J, et al. Cervicoisthmic cerculage: transabdominal vs transvaginal approach. Am J Obstet Gynecol. 2009; 201: 105. e1-4
7) Theuesen LL, Diness BR, Langhoff-Roos J. Pre-pregnancy transabdominal cerclage. Acta Obstet Gynecol Scand. 2009; 88: 483-6.

〈吉田　敦，増﨑英明〉

D 妊娠中期・後期・産褥期の異常・処置

25 切迫早産・分娩管理中の常位胎盤早期剥離を疑う所見と施設レベル別の管理について教えてください．

　常位胎盤早期剥離（以下，早剥と略）は妊娠中，分娩経過中の胎児娩出以前に胎盤が剥離するものと定義され，DIC や出血性ショックへと移行し，しばしば母体死亡や胎児死亡の原因となる産科救急疾患の 1 つである[1]．

　典型的な症状は「急激な下腹痛，性器出血，胎動減少」であるが，非典型的な症状から発症する場合も多く，ときには診断が困難で対応が遅れる可能性もある．

　実際の初発症状は，腹痛（32.6％），出血（23.5％），腹痛＋出血（23.5％），胎動減少のみ（3.7％）で，典型的な症状を呈さず，児娩出時や分娩後に早剥と診断される例が全体の 29％であったという研究報告がある[2]．この研究報告によると，入院時に切迫早産あるいは前期破水の診断となっているものが 13.7％であった[2]．

　また早剥の重症度分類として一般的に Page の分類が用いられるが[3]，第 0～1 度の軽症例では特に臨床症状が非典型的（無症状～中等量の性器出血，胎児心音良好）であり，入院後に切迫早産として管理される症例もしばしば存在しているのが事実であろう．以下に症例を提示し，早剥の診断と対応について考察する．

1 切迫早産管理中に発症した症例

■症例 1

　38 歳，0 妊 0 産．既往歴：特記なし．

　23 週時より性器出血あり，切迫早産の診断で前医入院し塩酸リトドリン投与で加療．24 週 5 日 経腟超音波検査で 7×1.5cm 大の絨毛膜下血腫を確認．27 週 0 日 子宮収縮の増強と高度変動一過性徐脈が頻発し（図1），慢性早剥の状態に急性早剥の合併が疑われ当院へ搬送．来院時，超音波検査で胎盤辺縁に絨毛膜下血腫とは別の血腫像あり，早剥の診断で緊急帝王切開施行．

　術中所見：胎盤後面の約 30％に新鮮な血腫付着．茶褐色羊水（＋），児は 861g，Apgar スコア 1 分値 4 点/5 分値 6 点，臍帯動脈血 pH 7.352．

　術後の経過良好で 6 日目に母のみ退院．児は NICU 入院．

　この症例は絨毛膜下血腫のため入院後は切迫早産として管理されていたが，コントロール不良な子宮収縮の発現，胎児心拍モニター異常，胎盤辺縁に新たな血腫を確認し，早剥の診断となった．

　しばしば軽度の腹痛と子宮収縮の症状が過小評価されて，切迫早産の診断のままで漠然と子宮収縮抑制薬が投与される症例がある．また，超音波検査では必ずしも胎盤後血腫が認められるわけではなく，早剥診断の感度 24％，特異度 96％，陽性的中率 88％，陰性的中率 55％という報告がある[4]．所見が認められれば早剥の可能性は高いが，血腫を認めない場合に早剥を否定できるものではない．したがって子宮収縮抑制薬でコントロール不能な子宮収縮や CTG モニター異常を認めた場合，超音波

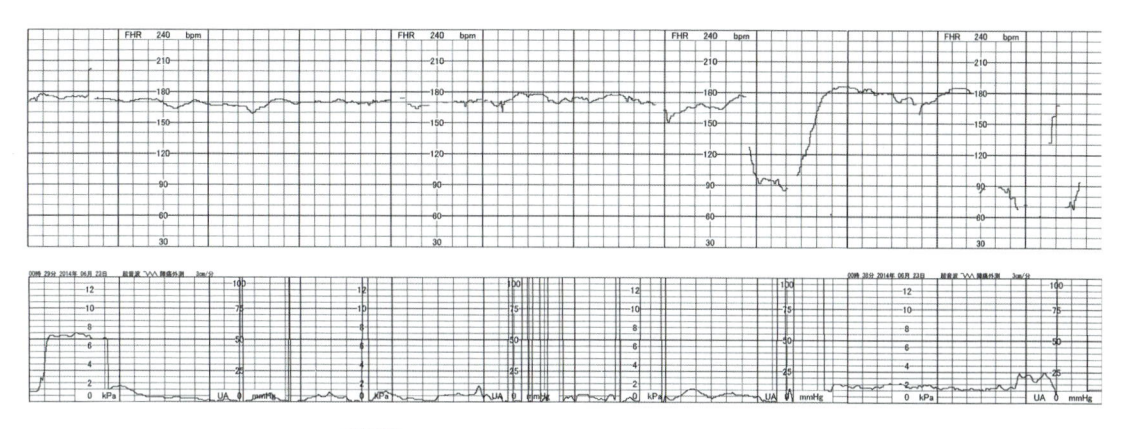

D　妊娠中期・後期・産褥期の異常・処置

図1　症例1のCTG（外測法）（3cm/min）

検査で異常所見が認められなくても，早剝の可能性を疑うことが重要である．

2 分娩管理中に発症した症例

■症例2

29歳，1妊1産．既往歴：特記なし．

38週2日22:30自宅トイレで多量の性器出血があり，23:30前医受診し5分ごとの子宮収縮を認め，陣痛開始として入院管理となった．38週3日1:00入院後からの出血が多く，超音波検査で胎盤肥厚所見があり，早剝が疑われ当院へ救急搬送となった．2:30来院時，CTGモニター所見はレベル2「baseline variability（moderate）acceleration（　）deceleration（－）」，超音波検査で胎盤肥厚，胎盤後血腫（図2）を確認，腹部は板状硬であり，直ちに緊急帝王切開施行．

術中所見：子宮切開時に多量の凝血塊排出，血性羊水（＋），胎盤の1/3が剝離していた．児は2,499g，Apgarスコア1分値8点/5分値8点，臍帯動脈血pH 7.302．

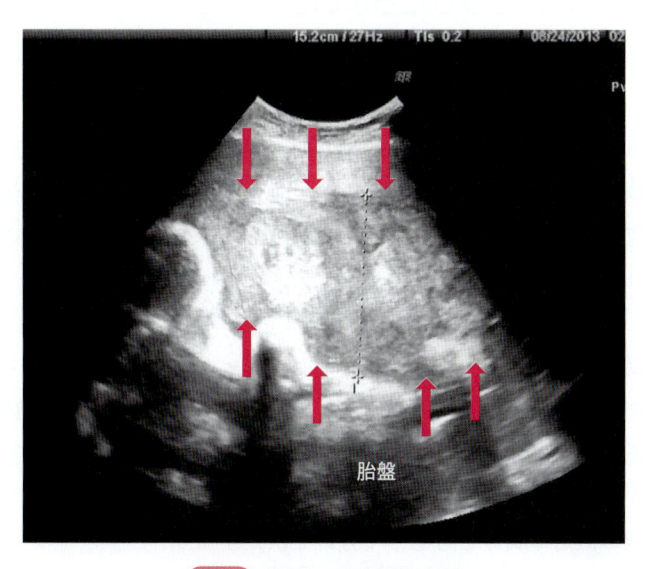

図2　症例2の胎盤後血腫

術後：Hb 6.3g/dL，Plt 9万/μL，FBG 75mg/dL のため RCC 8 単位，FFP 12 単位輸血，AT III 製剤 1,500 単位，フィブリノゲン 2g 投与し DIC 治療を行った．術後，産褥高血圧の出現あり降圧剤内服管理で経過観察．

　本症例は多量の性器出血，超音波で胎盤後血腫を確認，腹部板状硬の子宮収縮といった典型的な症状を認め早剥の診断となった．さらに輸血を要し，DIC を発症した症例であった．

　この症例のように 37 週以降で規則的な子宮収縮がみられれば，通常は陣痛発来と判断されるであろう．では陣発後の分娩管理中に早剥を起こしたときにどのような所見を認めるのか？　早剥を疑うべき所見は，①産徴出血とは違った非凝固性の多量の出血，②血性羊水，③急激な分娩の進行，④持続的な腹痛（典型的には板状硬），⑤胎児心拍異常（児の低酸素血症が進むにつれて late deceleration や variable deceleration が出現してくる．また baseline variability の減少や消失，さらに bradycardia や sinusoidal pattern が出現すると早剥の可能性は高くなる[5])）や頻回子宮収縮（tachysystole）を認める場合，最後に，⑥超音波検査で胎盤後血腫や胎盤肥厚所見が確認されれば早剥の診断は確定的となる．

3 早剥の診断のポイントは？

1. 何より疑う！
- 切迫早産例，とくにコントロール不良な子宮収縮を認める場合．
- 分娩経過中に突発的な出血，多量出血，血性羊水を認める場合．
2. 非典型例を見逃さない！
- 胎盤後血腫・肥厚所見や胎児心拍異常が認められない症例も多くあることに留意する．
- 時間経過により後血腫形成等の所見が顕性化することがあるので，それまで疑われていなくても，再度の診察が診断に有効な場合がある．

4 施設レベル別の管理はどうしたらよいか？

　早剥のハイリスク因子として，妊娠高血圧症候群，早剥既往，子宮内感染，喫煙，外傷などがあり[2,5)]，注意が必要である．

　そして，前述の症例のように早剥はしばしば多量出血〜DIC へ至る重症疾患であり，出血量 2,000mL 以上（11.2％），輸血施行（37.2％），DIC スコア 8 点以上（27.8％），抗凝固療法施行（57.6％）との報告もある[2)]．また 37 週未満の早産例が 76.9％と高率であり[2)]，一次医療機関では対応が難しい疾患ではないかと考えられる．

a. 一次医療機関での管理

　ハイリスク群のスクリーニングが重要であるが，臨床症状や検査所見から早剥が疑わしいと判断したら，輸血や集中治療の必要性を考慮し，高次医療施設への搬送を考えるべきである．その際も母体，児の状態に十分注意が必要で，母体搬送か新生児搬送かという判断が難しいところではあるが，妊娠週数や全身状態，地域の搬送体制等を考慮して方針を決定する．

b. 高次医療施設での管理

　搬送後直ちに次の対応（輸血，帝王切開など）をできるように準備をしておく必要がある．超音波検査（胎児心拍の確認，胎盤後血腫の有無），CTGモニター，血液検査などで母体，胎児の状態を評価し早期診断をすることが重要である．早剥の診断後は原則早期娩出であるが，娩出方法を慎重に検討する必要がある．状況によっては輸血やDIC治療を行いながらの急速遂娩を考える．分娩までの時間が短いほど新生児死亡率や罹患率が減少することが示唆されている[6]．したがって胎児生存の場合は緊急帝王切開（経腟の方が分娩が早いと判断するとき以外）で対応する．胎児死亡の場合はDIC評価・治療を行いながら，積極的経腟分娩か緊急帝王切開とする[5]．両者の母体合併症頻度には差がなかったという報告[7]や経腟分娩で良好な結果を得たとの報告[8]もあり，患者の状態や施設の管理能力に応じて分娩方法を選択されるべきである．

■文献

1) 山田崇弘，水上尚典．常位胎盤早期剥離．周産期医学．2010; 40: 1101-4.
2) 松田義雄，村越　毅，安日一郎，他．分担研究報告書　周産期センターの現状分析と改善策の検討．平成23年度厚生労働科学研究費　地域における周産期医療システムの充実と医療資源の適正配置に関する研究．2011. p.238-43.
3) Page EW, King EB, Merrill JA. Abruptio placentae; dangers of delay in delivery. Obstet Gynecol. 1954; 3: 385-93.
4) Glantz C, Purnell L. Clinical utility of sonography in the diagnosis and treatment of placental abruption. Ultrasound Med. 2002; 21: 837-40.
5) 日本産科婦人科学会/日本産婦人科医会，編集・監修．産婦人科診療ガイドライン産科編2014．東京：日本産科婦人科学会；2014. p.163-7.
6) Kayani SI, Walkinshawa SA, Preston C. Pregnancy outcome in severe placental abruption. BJOG. 2003; 110: 679-83.
7) Cunningham FG, Leveno KJ, Bloom SL, et al, editors. Obstetrical hemorrhage. In: Williams Obstetrics. 22nd ed. New York: Mc Graw-Hill; 2005. p.817-9.
8) 野田清史，森　巍．児死亡例の分娩方針．臨床婦人科産科．2005; 59: 194-7.

〈大塩清佳，菅原準一〉

D 妊娠中期・後期・産褥期の異常・処置

26 切迫早産・前期破水妊婦の羊水感染に対する診断法について解説してください．

　早産の25～40％は絨毛膜羊膜炎が原因と考えられている[1]．絨毛膜羊膜炎を合併した早産児は感染のない児と比較し，死亡率や合併症が多くなり，長期的な神経学的予後も不良になる．絨毛膜羊膜炎では母体の発熱や頻脈，子宮の圧痛，腟分泌物の悪臭，白血球数の増加，CRPの上昇，胎児頻脈がみられる．日本ではLenckiらの文献[2]で用いられた基準（表1）が引用されることが多いが，海外の文献ではGibbsらが用いた基準[3]（表2）が引用されることが多い．欧米では口腔内温や直腸音が一般的であるため，腋窩温が一般的な日本に双方ともそのまま適応できないことに注意する必要がある．また，発熱は非特異的な反応であり，その他の所見が出現する頻度も低く[4]，臨床所見で絨毛膜羊膜炎を診断することは困難なことが多い．Romeroらの報告では未破水の切迫早産症例に対して経腹的羊水穿刺を行い，羊水感染を認めた24例のうち，臨床的絨毛膜羊膜炎は3例（12.5％）だった[5]．子宮内感染と早産に関するreviewでは羊水穿刺で診断された羊水感染例のうち臨床的絨毛膜羊膜炎と診断されたものは，未破水の切迫早産で37.5％，pPROMで29.7％だったと報告されている[6]．このように絨毛膜羊膜炎の多くは切迫早産のみが臨床症状であることが多い．

　臨床所見で診断できない場合，羊水培養で微生物が検出されれば羊水感染と確定できる．また，培養結果まで数日間を要するため補助的な項目により羊水感染と推定することが可能である．以下にそれぞれの項目に関する特徴を述べる．

表1 Lenckiによる臨床的絨毛膜羊膜炎の基準

母体発熱　38.0℃以上
1　母体頻脈　100bpm以上
2　子宮圧痛
3　白血球増加　15,000/μL以上
4　腟分泌物の悪臭
母体発熱および，1～4のうち1項目以上を満たす．
母体発熱がない場合は1～4のすべての項目を満たす．

表2 Gibbsによる臨床的絨毛膜羊膜炎の基準

母体発熱　37.8℃以上
1　母体頻脈　100bpm以上
2　子宮圧痛
3　白血球増加　15,000/μL以上
4　胎児頻脈　160bpm以上
5　羊水の悪臭
母体発熱および，1～5のうち2項目以上を満たす

a．培養

　通常，腸内や腟内フローラが検出される．好気性，嫌気性培養に加え，*Mycoplasma*や*Ureaplasma species*が最も多く検出されるため特殊培地による培養が必要である．また，複数の菌が同時に検出されることも多い．表3に検出菌の頻度を提示する[7]．未破水の切迫早産の12.8％（0～48％），pPROMの32.4％（15～57％）で羊水の培養が陽性となる[6]．

b．Gram染色

　遠心分離する必要はない．最も特異度が高い[8]が，*Mycoplasma*や*Ureaplasma*は染色されないため，

菌を認めなくてもその他の所見もあわせて判断する．また，白血球増加も同時に観察することができる．

表3 羊水培養による検出菌，および検出頻度

検出菌	検出頻度
Genital Mycoplasmas	
Ureaplasma urealyticum	47〜50%
Mycoplasma hominis	31〜35%
嫌気性菌	
Prevotella bivia	11〜29%
Peptostreptococcus	7〜33%
Fusobacterium species	6〜7%
好気性菌	
Group B streptococcus	12〜19%
Enterococci	5〜11%
Escherichia coli	8〜12%
Other aerobic gram-negative rods	5〜10%
Gardnerella vaginalis	24%

c. 糖濃度

異常値：15mg/dL 未満または 10mg/dL 未満[8]．

d. 白血球数

異常値：30/mm^3 以上または 50/mm^3 以上[8]．1,000/mm^3 以上の赤血球を認めた場合，刺入時に母体血が羊水に混入した bloody tap と考え，白血球数高値でも偽陽性を疑う[9]．

e. IL-6

7,900pg/mL を cut off 値にした場合，最も感度が高い[8]．また，2,600pg/mL を cut off 値にした場合，培養陰性であっても IL-6 が高値であれば，培養陽性例と妊娠継続期間，新生児予後が同等との報告もある[10]．

Gram 染色，糖濃度（10mg/dL 未満），白血球数（50/mm^3 以上），IL-6（7,900pg/mL 以上）の4項目を組み合わせると感度が93%と最も高くなる．

その他にも好中球エラスターゼ活性や matrix metalloproteinase を用いた方法や，PCR を用いて分子生物学的に微生物を検出する方法も報告されている．

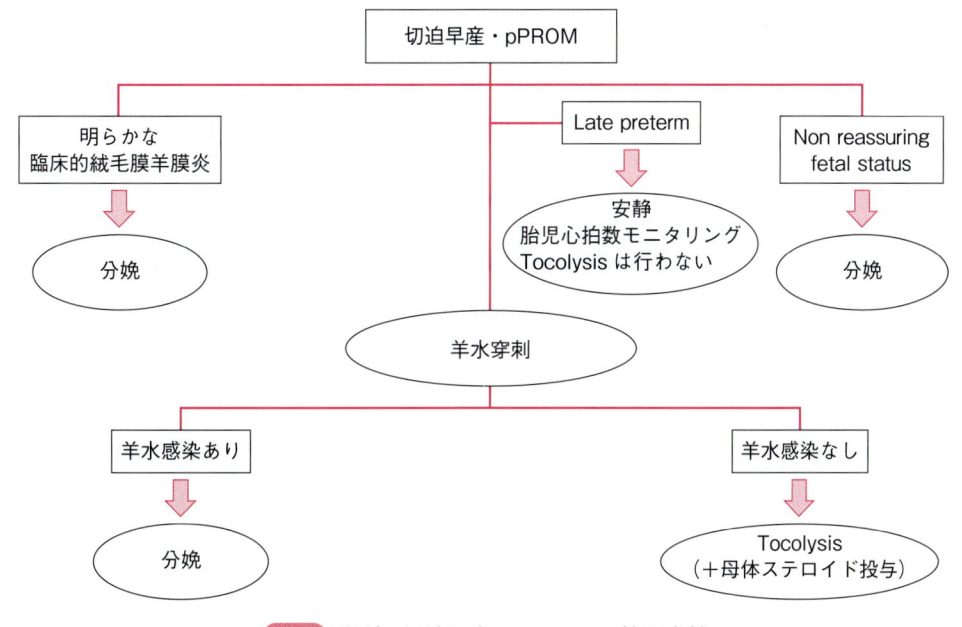

図1 当科の切迫早産・pPROM の管理方針

我々の教室では切迫早産あるいは pPROM 症例が入院した場合，積極的に経腹的羊水穿刺を施行している．図 1 に切迫早産・pPROM に対する我々の管理方針を示す．当科の検討では，34 週未満の未破水の切迫早産症例 67 例に経腹的羊水穿刺を施行したところ，7 例（10％）で Gram 染色もしくは培養（*Mycoplasma*，*Ureaplasma* 培養は未施行）で菌を認めた．好気性，嫌気性培養に対する，Gram 染色，糖濃度（＜15mg/dL），白血球（≧2/視野×1,000）の診断精度に関して検討したところ，Gram 染色＋糖濃度，もしくは Gram 染色と白血球の組み合わせで特異度，感度ともに 100％であった．ベッドサイドで簡便かつ迅速に可能な検査で一般細菌，嫌気性菌による羊水感染の診断は可能であると考えられる．

■文献

1) Cunningham FG, Leveno KJ, Bloom SL, et al. Williams Obstetrics. 24th ed. New York: McGraw-Hill; 2014. p.842.
2) Lencki SG, Maciulla MB, Eglinton GS. Maternal and umbilical cord serum interleukin levels in preterm labor with clinical chorioamnionitis. Am J Obstet Gynecol. 1994; 170: 1345-51.
3) Gibbs RS, Duff P. Progress in pathogenesis and management of clinical intraamniotic infection. Am J Obstet Gynecol. 1991; 164: 1317-26.
4) Newton ER. Chorioamnionitis and intraamniotic infection. Clin Obstet Gynecol. 1993; 36: 795-808.
5) Romero R, Sirtori M, Avila C, et al. Infection and labor. V. Prevalence, microbiology, and clinical significance of intraamniotic infection in women with preterm labor and intact membranes. Am J Obstet Gynecol. 1989; 161: 817-24.
6) Gonçalves LF, Chaiworapongsa T, Romero R. Intrauterine infection and prematurity. Ment Retard Dev Disabil Res Rev. 2002; 8: 3-13.
7) Remington JS, Klein JO, Wilson CB, et al. Infectious Disease of the Fetus and Newborn infant. 7th ed. Philadelphia: Elsevier; 2011. p.53.
8) Romero R, Yoon BH, Mazor M, et al. A comparative study of the diagnostic performance of amniotic fluid glucose, white blood cell count, interleukin-6, and Gram stain in the detection of microbial invasion in patients with preterm premature rupture of membranes. Am J Obstet Gynecol. 1993; 169: 839-51.
9) Abdel-Razeq SS, Buhimschi IA, Bahtiyar MO, et al. Interpretation of amniotic fluid white blood cell count in bloody tap amniocenteses in women with symptoms of preterm labor. Obstet Gynecol. 2010; 116: 344-54.
10) Yoon BH, Romero R, Moon JB, et al. Clinical significance of intra-amniotic inflammation in patients with preterm labor and intact membranes. Am J Obstet Gynecol. 2001; 185: 1130-6.

〈牧　洋平，児玉由紀，鮫島　浩〉

E 分娩の管理

27 諸外国における分娩誘発時の頸管熟化方法と我が国との違いは？

1 Answer

1) 我が国では子宮頸管熟化が不良な妊婦に分娩誘発を行う際に，器械的頸管熟化処置を行う頻度が高いが，諸外国ではプロスタグランジン製剤を腟内に投与することが標準的な処置である．

2) 我が国で「妊娠末期子宮頸管熟化不全（子宮口開大不全，頸部展退不全，頸部軟化不全）における熟化の促進」に対して唯一保険適応のある薬剤はエストロゲン前駆物質（成分名：プラステロン硫酸ナトリウム水和物）（マイリス®，レボスパ®，アイリストーマ®など）であるが，海外では使用されていない．

3) 我が国では内服薬であるプロスタグランジン E_2 製剤（一般名：ジノプロストン）（プロスタグランジン E_2 錠®）が（妊娠末期における）陣痛誘発並びに陣痛促進の適応があるが，子宮頸管熟化不全に対する適応はない．諸家により子宮頸管熟化作用もあるとされているが，海外においてジノプロストン製剤の内服は必ずしも一般的ではない．また，我が国において適応外使用となることから，腟内に投与してはならない．

4) 海外のガイドラインの中にはプロスタグランジン E_1 誘導体（一般名：ミソプロストール）の腟内，内服，舌下投与を記載するものがあるがその見解は異なる．我が国のミソプロストール内服薬（サイトテック®）は妊婦への投与は禁忌となっていることから，子宮頸管熟化や分娩誘発・促進の目的で投与してはならない．

5) 海外のガイドラインには，子宮頸管熟化が不良な場合にプロスタグランジン製剤の腟内投与を推奨するものと，子宮頸管熟化の良・不良にかかわらず分娩誘発の第一選択としてプロスタグランジン製剤を腟内投与することを推奨するものがある．

6) 我が国で頻用される器械的頸管熟化処置と諸外国の標準的な処置であるプロスタグランジン製剤の腟内投与の有効性や安全性の比較について，コンセンサスは十分に得られていない．

2 解説 （解説の番号は Answer の番号に対応する）

1) 米国 American Congress of Obstetricians & Gynecologists（ACOG）の Practice Bulletin（2009年）では Bishop スコアが6以下の場合子宮頸管の熟化が不良（unfavorable）であり，9点以上の場合（more than 8）分娩誘発の完遂率は自然陣痛による分娩と同程度であると記載されている[1]．我が国の検討でも妊娠38週の時点で Bishop スコアが4点以下の場合には，過期産になる頻度が高く，遷延分娩となるハイリスクであるとの報告がされている[2]．したがって，分娩誘発に先立って，子宮頸管の熟化が不良な症例に対して熟化を促すことは分娩誘発を完遂する上できわめて重要な臨床手技である．我が国の産婦人科診療ガイドライン産科編2014では，「子宮頸管熟化が不良な場合には原則

として子宮収縮薬は用いない（推奨レベル B）」と記載している[3]．子宮頸管熟化を促す方法論は器械的な拡張と薬剤投与に大別される．我が国で頻回に行われている器械的拡張の手技や留意点については，産婦人科診療ガイドライン産科編 2014 を参照されたい[3]．日本産科婦人科学会の周産期委員会によるアンケート調査では 50％の施設で分娩誘発の前日から器械的方法により頸管熟化を図っている[4]．

これに対して，米国 ACOG[1]，英国 National Institute for Health and Clinical Excellence（NICE）のガイドライン（2008）[5] や Royal College of Obstetricians and Gynaecologists（RCOG）のガイドライン（2001）[6]，オーストラリア Queensland の Maternity and Neonatal Clinical Guideline 2011[7]，カナダ Society of Obstetricians and Gynaecologists of Canada（SOGC）のガイドライン（2013）[8] など主要な諸外国のガイドラインにおいて，プロスタグランジン製剤の腟内投与はファーストラインの処置として記載されている．著者が知る限り，我が国で頻用されている器械的拡張による子宮頸管熟化手技を最優先すべき選択肢として推奨する海外のガイドラインは存在しない[4]．

2）我が国で唯一「妊娠末期子宮頸管熟化不全（子宮口開大不全，頸部展退不全，頸部軟化不全）における熟化の促進」に対して保険適応のある薬剤は，エストロゲン前駆物質（成分名：プラステロン硫酸ナトリウム水和物）（マイリス®，レボスパ®，アイリストーマ®など）である．静注用と腟坐剤がある．胎児副腎から生理的に産生されるエストロゲン前駆物質 DHA-S を投与することで比較的緩徐に作用すると考えられている．海外では用いられていない．

3）子宮頸管熟化作用を有する代表的な薬剤にプロスタグランジン E_2 製剤（成分名：ジノプロストン）がある．

我が国のジノプロストン製剤（プロスタグランジン E_2®錠）は，内服薬である．我が国において適応がないことから，本薬剤を腟内に投与してはならない．また，本剤に対する我が国の保険適応は「妊娠末期における陣痛誘発並びに陣痛促進」であり，子宮頸管の熟化に対する適応はない．英国のNICE のガイドラインでは，ジノプロストン内服薬は子宮頸管の熟化が不良な場合，プラセボ群に対して帝王切開率を減少させるとしている[5]．しかし，「プロスタグランジン E_2 製剤の腟内投与やオキシトシンの静脈投与に比べて効果が優れている点を全く認めないことから，ジノプロストン内服薬を分娩誘発に用いるべきではない（should not be used）」と記載している[5]．

諸外国で用いられるジノプロストン製剤には，ゲル剤，錠剤，ペッサリー型徐放剤の剤形があり，海外のガイドラインでは第一選択として推奨される[1, 5-9]．腟内投与と頸管内投与方法があるが，英国 NICE のガイドラインでは頸管内投与方法を行うべきではない（should not be used）としている[5]．カナダ SOGC ガイドラインや米国 ACOG のガイドラインでは，腟内投与と頸管内投与を二者択一としている[1, 8]．

分娩時には子宮筋近傍の卵膜でプロスタグランジン E_2 が大量に産生されパラクリンに作用することで頸管熟化のみならず子宮体部の収縮も促進すると考えられている[10, 11]．したがって，生理的な頸管熟化とともに子宮収縮効果が期待される．本剤を投与した場合は子宮頸管熟化の促進とともにそのまま陣痛が発来して分娩となることも少なくない．興味深いことに帝王切開既往の妊婦に本剤を用いるか否かガイドラインにより見解が異なる．米国 ACOG では子宮体部縦切開による帝王切開の既往は禁忌とされているが，通常の下部横切開による帝王切開の既往は禁忌リストに記載されていな

い[1,8]. 一方, カナダの SOGC のガイドラインならびにはオーストラリア Queensland のガイドラインでは下部横切開による帝王切開の既往を禁忌としている[7]. 英国 RCOG のガイドラインでは（is not contraindicated but careful consideration of the mother's clinical condition --）[6], 同じく英国 NICE のガイドラインでは（may be offered）と「必ずしも禁忌ではない」という微妙な表現を用いている[5].

諸外国における種々のジノプロストン製剤の腟内投与方法の具多的なレジメに関しては, 日本産科婦人科学会の周産期医委員会の報告を参照されたい[9].

4）分娩誘発に対してプロスタグランジン E_1 製剤（一般名：ミソプロストール）の腟内, 内服, 舌下投与の選択肢を記載する海外のガイドラインがある[1]. しかし, その見解は必ずしも一致しない. 米国 ACOG のガイドラインでは子宮頸管熟化剤ならびに子宮収縮剤の選択肢として, ミソプロストール（安全かつ有効であるという FDA 認可のもと）とプロスタグランジン E_2 製剤（ジノプロストン）は併記されている[1]. ただし, 米国 ACOG のガイドラインでは帝王切開既往の妊婦においてミソプロストール製剤の使用は禁忌としている[1]. カナダ SOGC のガイドラインでも未破水の症例の分娩誘発において安全かつ有効であると記載されている[8]. これに対して, 英国 NICE のガイドラインでは胎児死亡のみで使用すべき（should only be offered）としている. 英国 RCOG のガイドラインでは RCT 研究目的に使用は限局されるべきである（must be restricted to RCTs）としている[6].

我が国のミソプロストール内服薬（サイトテック®）は「非ステロイド性炎症鎮痛剤の長期投与時にみられる胃潰瘍および十二指腸潰瘍」のみが適応であり, かつ妊婦への投与は禁忌となっている. したがって, 我が国のミソプロストール内服薬を子宮頸管熟化や分娩誘発・促進の目的で投与してはならない.

5）海外のガイドラインいずれにおいても, 子宮頸管の熟化が不良な場合（Bishop スコアが 6 以下の場合）に分娩誘発を行う場合プロスタグランジン製剤（とりわけプロスタグランジン E_2 製剤であるジノプロストン）の腟内投与がファーストラインの選択肢として記載されている[1,5-9]. しかしながら, 子宮頸管の熟化が良好である場合の推奨は見解が一致していない. 英国 NICE および RCOG のガイドラインでは, 子宮頸管の熟化の有無にかかわらず, 分娩誘発にはジノプロストン製剤を腟内投与することを推奨している[5,6]. NICE のガイドラインではオキシトシン静注単独の分娩誘発を行うべきではない（should not be used）と記載している[5]. 一方, RCOG のガイドラインは同じ英国であるが若干異なり, 非破水の場合は（熟化の有無にかかわらず）ジノプロストン製剤を腟内投与し, 破水の場合は（熟化の有無にかかわらず）ジノプロストン製剤の腟内投与あるいはオキシトシン静注を考慮すると記載している[6]. 米国 ACOG およびカナダ SOGC ガイドラインはジノプロストン製剤の腟内投与あるいは頸管内投与は, 子宮頸管熟化と陣痛誘発に有効であると記載しているが, 子宮頸管熟化が良好な場合における推奨は記載されていない[1,8]. オーストラリア Queensland のガイドラインでは, 子宮頸管熟化が良好な場合には人工破膜かオキシトシン静注を推奨し, 子宮頸管熟化が不良な場合にはジノプロストン製剤の腟内投与または経口投与あるいは Foley カテーテルによって子宮頸管熟化の促進をまず行うことを推奨している[7].

6）子宮頸管の熟化を促す器械的な拡張手技として, 卵膜剥離, ラミナリア桿, 吸湿性の拡張剤, メトロイリンテル, Foley カテーテルなどがある. 器械的拡張を行った場合には近傍に位置する脱落

膜周辺における内因性のプロスタグランジン $F_{2\alpha}$ などの産生を促すと考えられ，子宮峡部まで拡張効果が及んだ場合には Ferguson 反射によりオキシトシンの分泌促進を促す可能性も想定されることから[12]，子宮体部の収縮をも促進することが多い．英国 NICE のガイドラインでは，器械的な拡張（バルーンカテーテルやラミナリア桿）は，プロスタグランジン製剤に比べて 24 時間以内の分娩率を改善せず，帝王切開率を減少しないことから，器械的な拡張は分娩誘発におけるルティンケアとして行うべきではない（should not be used routinely）と記載している[5]．同様に英国 RCOG のガイドラインでは器械的な拡張は一般的ではない（not commonly used in current clinical practice）と記載されている．これに対して，上述したようにオーストラリア Queensland のガイドラインでは，子宮頸管が熟化していない場合の選択肢としてプロスタグランジン E_2 製剤（ジノプロストン）の腟内投与あるいは Foley カテーテルによる器械的拡張を推奨している[7]．カナダ SOGC のガイドラインでは，子宮頸管熟化手技として Foley カテーテルは acceptable であり，帝王切開既往の場合に安全であると記載している[8]．米国 ACOG のガイドラインでは，Foley カテーテルは子宮頸管熟化と分娩誘発の有効な代替手技であると記載しつつも，Boulvain らの Cochrane systemic review[13] を引用し，器械的拡張手技がプロスタグランジン製剤に比較してどれほど有効であるか十分なエビデンスがないと記載している[1]．プロスタグランジン E_1 誘導体（ミソプロストール）[14] や E_2 製剤（ジノプロストン）[15] に比べて Foley カテーテルは同等の有効性があり，有害事象が少なかったとの報告もある．このように，Folely カテーテルによる器械的拡張とプロスタグランジン製剤の腟内投与との有効性や有用性の比較についてガイドラインレベルでのコンセンサスは得られていない．さらに，我が国で Foley カテーテルを用いる場合，泌尿器用として発売されていることから目的外使用であることのインフォームドコンセントを得ることが必要となる．

　また，我が国でときとして用いられる子宮内容量 41mL を超えるメトロイリンテルの挿入による子宮頸管熟化手技を推奨する海外のガイドラインは著者の知る限り存在しない．産婦人科診療ガイドライン産科編 2014 の CQ 412 の解説文には，「メトロイリンテルは臍帯脱出との関連が懸念され，効果・有害事象について検討した大規模研究は少ないものの，子宮内用量 150mL でのメトロイリンテル使用中・使用後の臍帯脱出頻度は 0.13％（1/753）という報告もある[16]．さらに分娩中の事象により発生したと考えられる脳性麻痺 56 例の検討では，メトロイリンテルの使用は臍帯脱出関連脳性麻痺のリスク因子であった[17]」と記載されており[3]，このような手技を行う際には慎重な対応が必要である．

■文献

1) American Congress of Obstetricians & Gynecologists（ACOG）Practice Bulletin No. 107 Induction of labor 2009.
2) CRL 研究会．子宮頸管熟化と分娩経過に関する調査結果．1977.
3) 日本産科婦人科学会/日本産婦人科医会，編集・監修．産婦人科診療ガイドライン産科編 2014．CQ412 分娩誘発の方法とその留意点は？　東京：日本産科婦人科学会；2014.
4) 平成 9，10 年度　周産期委員会報告　日産婦誌．1999; 51: 243-5.
5) Induction of labour. Clinical Guideline. National Institute for Health and Clinical Excellence（NICE）2008　http://www.nhs.uk/planners/pregnancycareplanner/documents/nice_induction_of_labour.pdf
6) Induction of Labour Evidence-based Clinical Guideline Number 9 Royal College of Obstetricians and Gynaecologists（RCOG）2001.

http://www.neonatalformulary.com/pdfs/uk_guidelines/OXYTOCIN-RCOG_guideline_on_induction_of_labour.pdf

7) Induction of labour techniques. Queensland Maternity and Neonatal Clinical Guideline 2011. Queensland Government. http://www.health.qld.gov.au/qcg/documents/g_iol5-1.pdf
8) Induction of Labour Society of Obstetricians and Gynaecologists of Canada (SOGC) Clinical Practice Guideline (2013).
http://sogc.org/wp-content/uploads/2013/08/September2013-CPG296-ENG-Online_REV-D.pdf#search='ACOG+and+Induction+of+labour+Evidencebased+Clinical+Guideline+Number+9'
9) 伊東宏晃, 我が国における分娩誘発に備えた子宮頸管熟化促進方法と諸外国における標準治療との比較 周産期委員会報告. 日産婦誌. 2013; 65: 1392-8.
http://www.jsog.or.jp/activity/pdf/shusanki_vol65no6.pdf
10) Physiology of Labor. In: Cunningham FG, Leveno KJ, Bloom SL, et al. Williams Obstetrics. 24th ed. New York: McGraw-Hill; 2014. p.408-32.
11) 伊東宏晃. 頸管熟化が不良である場合　そのとき行いたいケアとは/予定日超過と過期妊娠の管理. ペリネイタルケア. 2008; 27; 21-6.
12) Vasicka A, Kumaresan P, Han GS, et al. Plasma oxytocin in initiation of labor. Am J Obstet Gynecol. 1978; 130: 263-73.
13) Boulvain M, Kelly A, Lohse C, et al. Mechanical methods for induction of labour. Cochrane Database of Systematic Reviews 2001, Issue 4. Art. No.: CD001233. DOI: 10. 1002/14651858. CD001233.
14) Fox NS, Saltzman DH, Roman AS, et al. Intravaginal misoprostol versus Foley catheter for labour induction: a meta-analysis. BJOG. 2011; 118: 647-54.
15) Jozwiak M, Oude Rengerink K, Benthem M, et al. Foley catheter versus vaginal prostaglandin E2 gel for induction of labour at term (PROBAAT trial): an open-label, randomised controlled trial. Lancet. 2011; 378: 2095-103.
16) 鈴木貴士, 村越　毅, 北代祐三, 他, 分娩誘発時におけるメトロイリンテルにおける臍帯脱出の検討. 日本周産期新生児医学会雑誌. 2012; 48: 36-40.
17) Yamada T, Cho K, Yamada T, et al. Labor induction by transcervical balloon catheter and cerebral palsy associated with umbilical cord prolapse. J Obstet Gynaecol Res. 2013; 39: 658-62.

〈伊東宏晃〉

E 分娩の管理

28 NST（non-stress test）で判定不能なモニタリング（non-reassuring）を認めます．どうしたらよいでしょうか？

■回答

振動音響刺激（vibro-acoustic stimulation: VAS）やBPS（biophysical profile score）を行って胎児のwell-beingを再評価する．禁忌症例でなければback up testとしてcontraction stress test（CST）を行う．

胎児心拍数モニタリングは1960年代に，臨床現場に登場し，現在では分娩前あるいは分娩中の胎児の状態（アシドーシス・酸血症）を把握するうえで必要不可欠な検査となっている．特に子宮収縮がない非ストレス状態における胎児心拍数変化を示したNSTは，その簡便さから広く利用されている．
しかし，その横断的に得られたNSTの所見では胎児の状態の判断に迷うnon-reassuring症例も存在する．

1 当院における判別困難なモニタリング（non-reassuringなFHR pattern）が出現した場合の対応

NSTは低い偽陰性率（正常な結果が得られたにもかかわらず死産となる確率）をもつことに大きな有用性がある（表1)[1]．一方その解釈と対応にあたっては，1997年の米国NICHD（National Institute of Child Health and Human Development Research Planning Workshop）委員会でのガイドラインが導入され，わが国においては2003年，日本産科婦人科学会周産期委員会による定義検討小委員会報告に始まり，2010年，「胎児心拍数波形の判読に基づく分娩時の胎児管理の指針（最終提言）」が作成された．これは胎児心拍数波形を，胎児の低酸素・酸血症などのリスクを推量する5段階に分類標準化し，"胎児機能不全"の診断を行う場合は，波形3・4・5に該当させることとし，波形レベルに準じてその後の処置対応を行うことが提言されている[2,3]．

しかし，non-reassuring FHR出現時の解釈には，判読者間による相違も指摘されており[4]，クリアカットに5段階に判別できない例も少なくなく，その後の対応に苦慮する場合がしばしばある．

一方NSTの前身として知られるCSTは，10分間に3回の陣痛を模した子宮収縮下における遅発一過性徐脈（Late deceleration）の出現頻度をみる検査であり，大きな特徴として，一定の禁忌

表1 胎児well-being評価法による偽陰性率・偽陽性率

	偽陰性率	偽陽性率
NST	0.2〜0.62%	55〜90%
CST	0.04%	35〜65%
BPS	0.07〜0.08%	40〜50%
m-BPP	0.08%	60%

NST: non-stress test
CST: contraction stress test
BPS: biophysical profile score
m-BPP: modified biophysical profile

症例が存在するものの，NST と同様に偽陽性率は高く，さらに低い偽陰性率（表 1）を有することから，胎児の well-being 評価法のなかでは最も信頼できる検査と考えられている．

当施設では，分娩開始前に判別不可能な non-reassuring FHR パターンを示した妊婦に対し，VAS により胎児を awake state にし，モニタリングを再評価している．同時に超音波を用いて BPS（Biophysical Profile Score）も行っているが，最終的な back up test として，禁忌症例ではなく分娩可能な時期の場合，CST により分娩への対応を決定している．

今回判断困難なモニタリング症例において，その後 CST を用いて分娩管理を行った 2 症例を提示する．

■症例 1

37 歳，0 妊 0 産．妊娠 38 週 5 日．推定体重 2,320 g（−1.8 SD）羊水量インデックス（AFI）＝ 4.6 cm．

妊娠糖尿病と子宮内胎児発育遅延の診断で管理入院していた．妊娠 38 週 5 日，子宮収縮は 20 分に 1 回程度で分娩開始前であったが，基線細変動の減少と子宮収縮後に遅発一過性徐脈が出現した（図 1：矢印）．VAS を施行するも一過性頻脈は認めなかった．同日 CST を施行し positive（図 2：矢印）と判断．子宮口が未開大のため帝王切開分娩が選択された．2,200 g 台の男児をアプガースコア 8/8 で出産した．臍帯動脈血は pH 7.35，PCO_2 42 mmHg，PO_2 14 mmHg であった．臍帯過捻転を認めた．

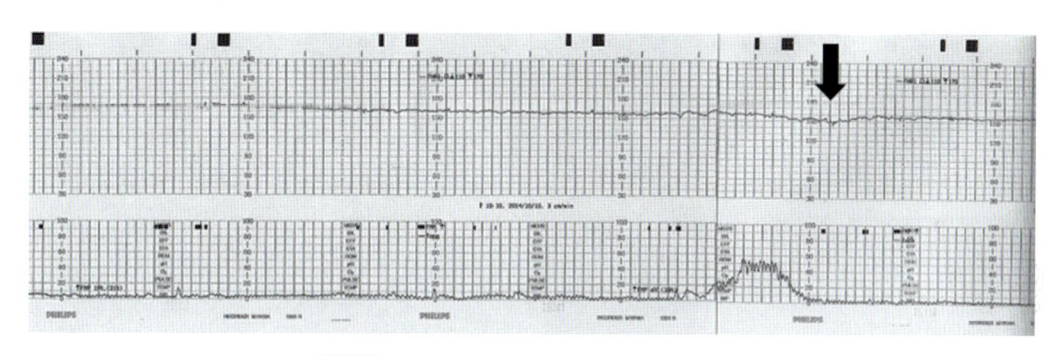

図1 症例 1 の CTG（外測法）(3cm/min)

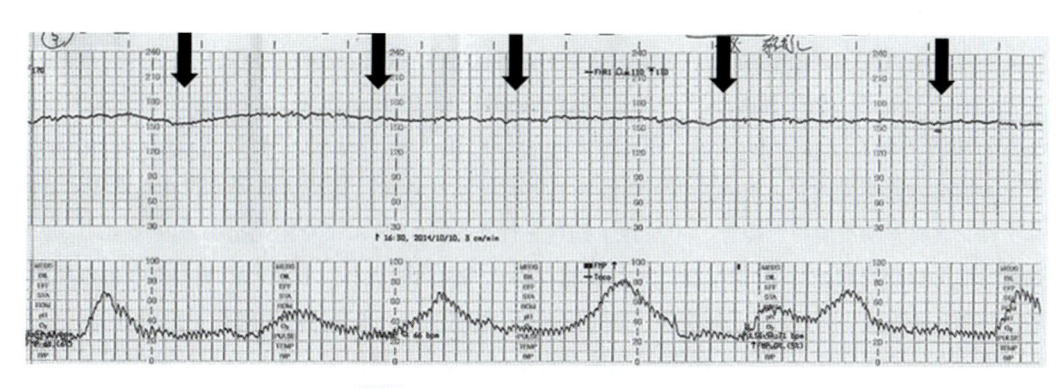

図2 症例 1　CST 施行時（外測法）

■症例 2

24 歳，1 妊 1 産（自然分娩）．妊娠 38 週 1 日．推定体重 2,904g（−0.1SD）羊水量インデックス（AFI）= 15.0cm．

妊娠 38 週 1 日妊婦健診で施行したモニタリングで異常あるとのことで当院に紹介となった（図 3）．同日入院し，CST を施行し negative と判断した（図 4）．翌日自然陣痛開始となり，2,702g の女児をアプガースコア値 8/9 で自然分娩した．臍帯動脈血は pH 7.37，PCO_2 44mmHg，PO_2 19mmHg であった．

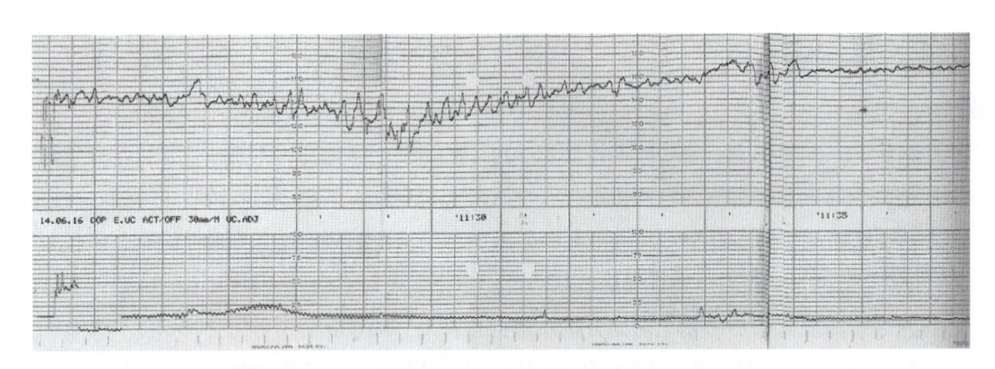

図3　症例 2　当院紹介時の CTG（外測法）（3cm/min）

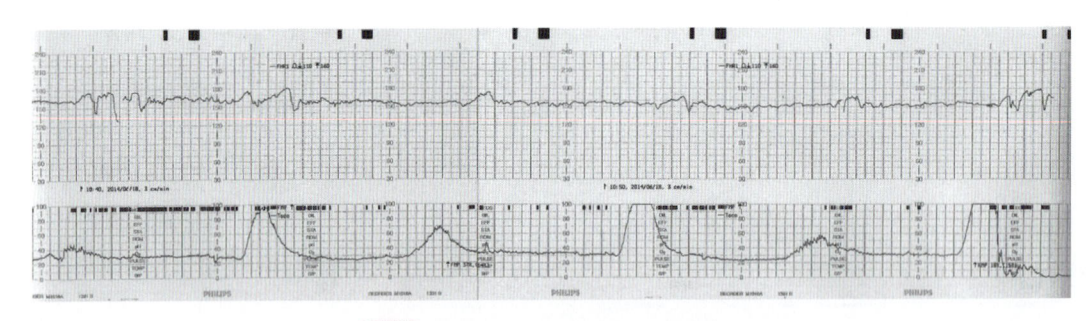

図4　症例 2　CST 施行時（外測法）

2 VAS の意義（胎児睡眠サイクル）

Non-reactive NST の原因として，胎児アシドーシス以外に胎児未熟性や睡眠サイクル，薬剤の影響などが考えられる．胎児睡眠サイクルと reactivity について Brown らは，80 分間以上 NST を施行すると 98％の胎児は reactive-NST を示すと報告し[5]，Devoe らは 90 分間以上 non-reactive であるとその 93％に周産期異常と有意な関連性があると報告している[6]．胎児睡眠サイクルを考慮すると，モニタリング異常が出現した場合，80 分以上観察を行うか，VAS により胎児を awake state に変え，一過性頻脈の出現を確認する．VAS により誘発された一過性頻脈と，自然に出現した一過性頻脈は同等に解釈してもよい[7]．また，分娩中に胎児刺激として VAS により一過性頻脈が出現しない場合，胎児がアシドーシスに至っている確率は 13％である．一方，一過性頻脈が出現した場合 98％は胎児アシドーシスを否定できる[8]．

3 CSTによる胎児の評価（遅発一過性徐脈と一過性頻脈から）

　子宮内胎児状態が悪化した場合，胎児は低酸素血症を経てアシドーシスに至る．CSTは1969年にPose[9]らにより生理学的意義が初めて報告され，以降，分娩前の胎児低酸素状態を評価する方法として用いられている．上述の通り胎児へ子宮収縮という胎児への低酸素ストレスを与え遅発一過性徐脈の出現をみる検査である．

　具体的には10分間で3回以上の子宮収縮を認めた際に，子宮収縮の50％以上に伴って遅発一過性徐脈を認めた場合に陽性（positive）と判断し胎児低酸素血症を疑うこととなる．

　Murataらのアカゲザルを用いた研究では，子宮内胎児状態の悪化の際に，遅発一過性徐脈が一過性頻脈の消失に先立って認められると報告されている[10]．つまり，遅発一過性徐脈を認めても（低酸素血症が疑われても），一過性頻脈を認めれば，胎児アシドーシスには至っていないことを示す．これらのことから，子宮収縮を認めた状況で（CST施行時），胎児の状態は，一過性頻脈の有無，遅発一過性徐脈の有無から，「reactive-negative（非アシドーシス-非低酸素血症）」，「reactive-positive（非アシドーシス-低酸素血症）」，「non-reactive-positive（アシドーシス-低酸素血症）」と表現される．低酸素血症がないアシドーシスは理論上出現しないので「non-reactive-negative」は中枢神経異常などの特殊例を除き出現することはない．

おわりに

　今回，分娩開始前のモニタリングで判定不能（non-reassuring）と評価し，その後最終的にCSTを行うことにより分娩方針を決定した2症例を提示した．症例1はnon-reactive-positiveと判断し急速遂娩を行ったが，症例2はreactive-negativeと判断し自然待機とした．

　胎児のwell-being評価として用いられる胎児心拍数モニタリングは，胎児の子宮内環境を表現する1手段であり，その解釈と対応にあたっては，その検査自体の特殊性（偽陰性率・偽陽性率など）や，その波形が示した生理学的意味や，それに結びつく臨床背景を考慮する必要がある．

　今回上記した2症例のような，いわゆるnon-reassuringを呈した判別困難なモニタリング症例に対するback up testとしてのCSTは，NSTの1つ上の胎児評価として位置づけることができ，その後の管理方針の判断材料となると思われる．

■文献

1) Signore C, Freeman RK, Spong CY, et al. Antenatal testing-a reevaluation: exective summary of a Eunice Kennedy Shriver National Institute of Child Health and Human Development workshop. Obstet Gynecol. 2009; 113: 687-701.
2) 日本産科婦人科学会周産期委員会．委員会提案－胎児心拍数波形の分類に基づく分娩時胎児管理の指針（2010年版）．日本産科婦人科学会雑誌．2010; 62: 2068-73.
3) 日本産科婦人科学会/日本産科婦人科医会，編集・監修．CQ411 胎児心拍数陣痛図の評価法とその対応は？産婦人科診療ガイドライン産科編2014．東京：日本産科婦人科学会；2014. p.245-51.
4) Palomäki O, Luukkaala T, Luoto R, et al. Intrapartum cardiotocography--the dilemma of interpretational variation. J Perinat Med. 2006; 34: 298-302.
5) Brown R, Patrick J. The nonstress test: how long is enough? Am J Obstet Gynecol. 1981; 141: 646-

51.

6) Devoe LD, McKenzie J, Searle NS, et al. Clinical sequelae of extended nonstress test. Am J Obstet Gynecol. 1985; 151: 1074-8.

7) Macones GA, Hankins GD, Spong CY, et al. The 2008 National Institute of Child Health and Human Development workshop report on electronic fetal monitoring: update on definitions, interpretation, and research guidelines. J Obstet Gynecol Neonatal Nurs. 2008; 37: 510-5.

8) Skupski DW, Rosenberg CR, Eglinton GS. Intrapartum fetal stimulation tests: a meta-analysis. Obstet Gynecol. 2002; 99: 129-34.

9) Pose SV, Castillo JB, Mora-Rojas EO, et al. Test of fetal tolerance to induced uterine contractions for the diagnosis of chronic distress. Pan Am Health Org, Sci Publ. 1969; 185: 96.

10) Murata Y, Martin CB Jr, Ikenoue T, et al. Fetal heart rate accelerations and late decelerations during the course of intrauterine death in chronically catheterized rhesus monkey. Am J Obstet Gynecol. 1982; 144: 218-23.

〈経塚　標，安田　俊，藤森敬也〉

E 分娩の管理

29 無痛分娩中の管理で注意すべき点とその対応について教えてください．

　無痛分娩（麻酔分娩）は産科医が自ら麻酔を行う場合と，麻酔科医と協働して進めていく場合があるが，どちらの場合でも産科医も麻酔行為による分娩進行の変化や母児への影響は理解しておかなければならない．当センターでは現在産科麻酔医（麻酔科医）と協働して1人の産婦をみていく方法をとっている．麻酔方法は区域鎮痛法〔硬膜外鎮痛法（epidural analgesia: EDA）脊椎くも膜下硬膜外併用鎮痛法（combined spinal-epidural analgesia: CSEA）〕を第一選択としている．この項では当院で行っていることを中心に無痛分娩の際に産科医が注意すべき点を述べる．

1 無痛分娩を希望する妊婦への教育─妊娠中の両親学級

　両親学級で無痛分娩について事前に知ってもらうように妊婦本人とご主人に対して両親学級を開催している．産科医が担当し無痛分娩についての一般的な説明から始まり副作用や母児への影響についてや実際の入院から分娩までの流れについて説明する．当院では原則この説明会を受講することが無痛分娩を選択できる条件としている．この説明を聞き無痛分娩を選択するかしないかを妊婦本人や家族で相談をして最終決定してもらう．無痛分娩を選択した場合はその説明会で配布した同意書に署名をして分娩の入院時に持参してもらう．陣痛の強い痛みが起こってからの説明ではあまり聞き入れないこともあるため，事前にゆっくり時間をとった説明をして理解してもらう必要がある．

2 無痛分娩の開始時期

　分娩開始は自然陣痛発来か計画的分娩誘発となるが，いずれにしても産婦が陣痛の痛みを訴え始め，鎮痛を希望した時点で無痛分娩の開始理由となり麻酔を開始する．この際，内診所見での分娩進行度合いに制限はしない．以前より子宮口がまだ開大のあまりない分娩の早い時期から麻酔を開始すると分娩時間が長くなり，難産となり帝王切開率が増加するといわれていたが，最近の前向き研究からは子宮口4〜5cm開大する前より麻酔を開始しても帝王切開率に影響しない[1]といわれている．我々の施設では子宮口1cmの開大でも産婦の要望があれば麻酔を開始している．

3 麻酔開始直後の注意─一過性徐脈に注意！

　陣痛発来している産婦に無痛分娩をする場合，麻酔薬投与開始後すぐに一過性徐脈を認めることがある（図1）．これは陣痛の痛みのために母体血中に放出された内因性のカテコラミンが子宮の弛緩に貢献していたところ，痛みがなくなることにより血中カテコラミン，特にアドレナリンのβ_2作用の急激な減少により，子宮収縮が増強し頻収縮や過強陣痛となるため，子宮胎盤循環が悪化し，そのために胎児低酸素となり発生するものと説明できる[2]（図2）．Neuraxial blockにより生じた一時的変化が子宮筋の収縮や胎児へ二次的に影響している．CSEAではEDAに比べて速やかに疼痛が解除さ

● E 分娩の管理

れるため，子宮収縮増強に伴う一過性徐脈の頻度が高い．

　これは一時的な変化であるため子宮左方転位やオキシトシンの一時中止，酸素投与，子宮収縮抑制薬の一時的な使用など適切に管理すれば一過性の収縮はおさまり，緊急で児を娩出させるほどのこととはならない．

41歳 初産婦 破水入院 子宮口 3cm 39w5d

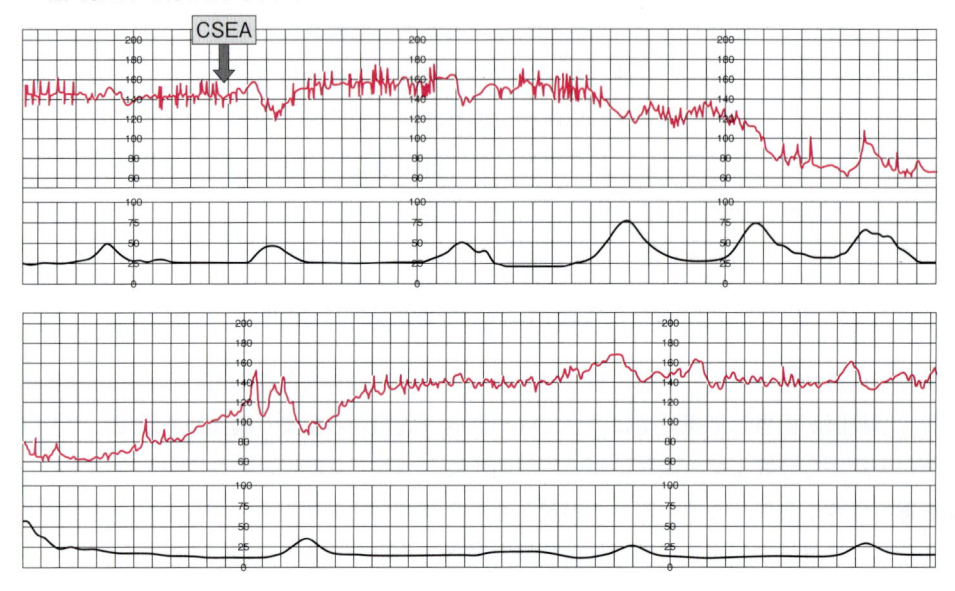

図1 CSEA 後の一過性徐脈の胎児心拍数陣痛図所見（3cm/min）

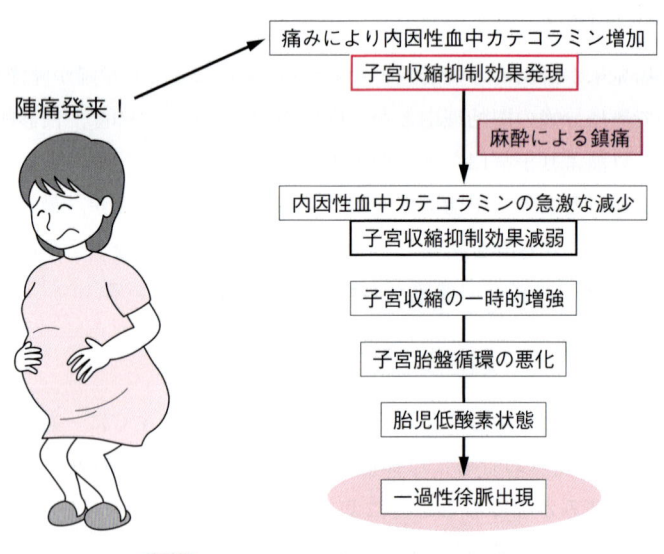

図2 CSEA 後の一過性徐脈出現の機序

4 分娩誘発（分娩促進）―オキシトシンの注意点

　分娩を誘発する場合，全く陣痛がない状態からの開始を分娩誘発（induction），自然陣発後に陣痛を促進する分娩促進（augmentation）がある．無痛分娩により子宮収縮が減弱するかどうかは長らく議論されているが一定の見解はない．ただ臨床上は麻酔開始後に子宮収縮が減弱することも少なくない．その際には調節性のよいオキシトシン（アトニン®）を使用することが多い．点滴ラインより低用量から開始し陣痛を確認しながら随時増減していく．オキシトシンは子宮平滑筋に作用して収縮の頻度と強度を増す．心血管系への副作用として血管拡張や血圧低下（拡張期血圧の低下が著しい）や頻脈や不整脈などがある．また，大量では抗利尿作用を有しており，過剰の輸液を行えば，水中毒や脳浮腫，痙攣が生じうる．これらの副作用も理解し注意しながら使用していく必要がある．

5 無痛分娩進行中の副作用・注意点

　低血圧：区域鎮痛法では交感神経がブロックされるため，仰臥位低血圧が助長される．母体低血圧は胎児にとって低酸素負荷となる．母体が低血圧を避けるために側臥位とし，低濃度局所麻酔薬を少量分割投与することにより低血圧を回避するべきである．それでも低血圧を起こした場合は速やかに輸液負荷とエフェドリンやフェニレフリン静注により低血圧の改善をはかる．およそ10％程度に起こる[3]．

　体温上昇：分娩が遷延すると体温上昇が起こると報告されている．筆者らも分娩遷延例でよく経験する．これは過換気の抑制，発汗抑制，熱放散の減少，体温調節中枢への影響などが考えられるがその詳細は不明である．

　その他：シバリングや悪心嘔吐や鎮痛にオピオイドを用いた場合には瘙痒感を訴える妊婦も少なくない．また，膀胱充満感もなくなるため定期的な導尿も必要となる．我々の施設では麻酔開始後は所見進行の確認も兼ねて2時間毎の導尿を内診時に助産師が行っている．尿道カテーテルの分娩中の留置は留置バルーンと児頭による膀胱損傷やバルーンによる児頭下降障害を誘発する可能性がありあまりすすめられない．意図せぬ局所麻酔薬の血管内急速注入や過量投与によって局所麻酔中毒を起こしうることも理解しておきたい．無痛分娩中に頻度は低いがこれらの事態が起こりうることを理解し，不測の事態に対応できるように救急蘇生の準備をしておく必要がある．

6 分娩予後への影響

　分娩時間に関してはメタアナリシス[4]でも我々の検討[5]でも分娩第1期，第2期ともに延長するようである．分娩第2期の遷延に関して原因は努責不良に加え，児頭回旋異常が関与している．そのため吸引/鉗子娩出術による器械分娩の頻度が高まる．区域鎮痛法では児頭回旋異常の頻度は7.8％と非鎮痛法の2％に比べて有意に高頻度で吸引/鉗子娩出術の頻度も22.3％と非鎮痛群の5.2％に比べて有意に高頻度である（表1）．しかし，分娩第2期遷延や児頭回旋異常，器械分娩が増加しても新生児予後には差は見られず帝王切開率の上昇につながることはない．我々産科医は器械分娩が増加するためいつでも手技を施行できるように習熟しておく必要がある．また，努責不良は産婦自身が子宮収縮の感覚が得にくいという理由から起こるものもある．助産師教育の中で麻酔分娩時の努責を適切にか

表1 鎮痛法の有無による分娩予後の比較

	鎮痛法（n = 194）	非鎮痛法（n = 154）
分娩第1期（min）	537（75〜2,135）	463（80〜2,366）
分娩第2期（min）*	92（10〜357）	35（6〜330）
帝王切開	1.0%	0
吸引/鉗子*	22.3%	5.2%
児頭回旋異常**	7.8%	2.0%
出血量（mL）	190（221）	140（125）
出血量＞500mL*	9.8%	0
Ⅲ・Ⅳ度会陰裂傷	2.1%	3.9%

*p＜0.001　**p＜0.03
（天野　完．日産婦誌．2011; 63: N282-6[5]）より）

けるタイミングを産婦に指導できる力も習得してもらう必要もあるであろう．分娩時出血量も増加するが輸血が必要なほどの危機的出血は増加しない．

7 子宮破裂・常位胎盤早期剥離などの異常な痛み

ときに痛みは人間の危険を知らせる必要な情報でもある．子宮破裂や常位胎盤早期剥離などは痛みが情報源となり診断のつく産科的緊急事態である．無痛分娩中は産痛を取り除く程度の低濃度の麻酔薬で鎮痛するため，無痛分娩の麻酔ではこれらの異常な痛みまではブロックされないといわれている．しかし，初期の微細な変化には対応が難しくなる可能性があり胎児心拍数陣痛図所見や母体のバイタルサインなどの変化も考慮し，慎重に管理する必要がある．

8 新生児への麻酔薬の影響

麻酔薬のほとんどが胎盤を通過するため，血中に吸収された薬物は直接胎児に影響を及ぼす可能性は否定しきれない．ただし，現在のような低濃度にオピオイドを添加した薬物を用いた区域麻酔では血中薬物濃度は低く直接的な影響はほぼない．新生児の薬物によるneurobehaviorの評価に関して，高濃度0.5％ブピバカインの間欠投与による無痛分娩で出生した新生児と無痛分娩なしで出生した新生児を出生後3〜6時間後と出生後4〜5日でNACS（neurogic and adaptive Capacity Score）を用いて比較検討した研究でも，有意差はなく麻酔薬による影響は認めなかった[6]（図3）．

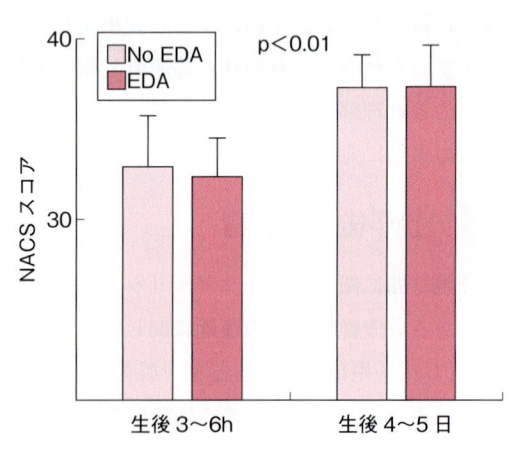

図3 EDAによる新生児への麻酔薬の影響

おわりに

　無痛分娩を効果的に行うと母体の疼痛やストレスが緩和され快適な分娩となる．子宮胎盤循環が保たれることは胎児にとっても利点となるが，痛みに伴う子宮収縮時の過換気と間欠期の低換気の差が少なくなるなど母体の呼吸・循環動態は通常の分娩とは変化することを我々は理解しながらみていかなければならない．

　また胎児には少量であるが麻酔薬の胎盤移行がある．現在は児への影響はないと考えられているが，母体循環の変化と麻酔薬の影響の両者の影響を受ける可能性があるため，胎児・新生児の監視は慎重に行うことが大切である．

■文献

1) Ohel G, Gonen R, Vaida S, et al. Early versus late initiation of epidural analgesia in labor: does it increase the risk of cesarean section? A randomized trial. Am J Obstet Gynecol. 2006; 194: 600-5.
2) Van de Velde M, Teunkens A, Hanssens M, et al. Intrathecal sufentanil and fetal heart rate abnormalities: a double-blind, double placebo-controlled trial comparing two forms of combined spinal epidural analgesia with epidural analgesia in labor. Anesth Analg. 2004; 98: 1153-9.
3) Simmons SW, Cyna AM, Dennis AT, et al. Combined spinal-epidural versus epidural analgesia in labour. Cochrane Database Syst Rev. 2007 Jul 18;(3): CD003401.
4) Marucci M, Cinnella G, Perchiazzi G, et al. Patient-requested neuraxial analgesia for labor: impact on rates of cesarean and instrumental vaginal delivery. Anesthesiology. 2007; 106: 1035-45.
5) 天野　完. 硬膜外鎮痛法〜分娩予後, 胎児・新生児への影響. 日産婦誌. 2011; 63: N282-6.
6) 天野　完. 硬麻分娩と新生児 neurobehavior. 分娩と麻酔. 1991; 69: 78-83.

〈金井雄二，海野信也〉

> E 分娩の管理

30 鉗子遂娩術について教えてください．

　昨今の急速遂娩術に関する適応や要約には大きな変化がある．1つには帝切率の急速な上昇であり，もう1つには鉗子分娩率の著しい減少とそれの代用としての吸引分娩率の上昇である．つまり，高齢妊娠などで軟産道が硬く，最終的には分娩停止となり鉗子遂娩術を要すると思われる場合には安全を見越して帝切分娩とし，吸引遂娩術は熟練をさほど要しないので正常分娩の時間短縮や補助に用いられることが多いためと思われる．

　しかしながら，吸引遂娩術は決して鉗子遂娩術の代用にはなりえない．なぜなら，鉗子遂娩術は吸引遂娩術に比べて，児頭の牽引力が確実であること，また特に緊急の場合にはその迅速性においては帝切や吸引遂娩術よりはるかに優れた娩出法であるからである．さらに，鉗子分娩時の圧力は主として胎児の上顎部を中心として分散されるため，児の頭蓋内への圧力は増大することがなく，児の予後についても児に悪影響を及ぼすことはない[1]．したがって鉗子遂娩術は，適応によってはもっと頻用されてしかるべき産科手術であると思われる．

　本稿では，鉗子遂娩術をはじめて行う場合に際して，鉗子の構造，鉗子遂娩術の適応を述べるとともに，その基本的な習得法についても述べる．

1 鉗子各部の名称

　図1に示すように鉗子は，左葉・右葉の2本よりなり，産婦の左腟内（術者からみれば右側）に挿入する鉗子を左葉，右側（術者の左側）に挿入する鉗子を右葉，とそれぞれよぶ．児頭回旋に際して用いる際には，産婦の腹側に挿入する鉗子を前葉，背側に挿入する鉗子を後葉とよぶこともある．各々

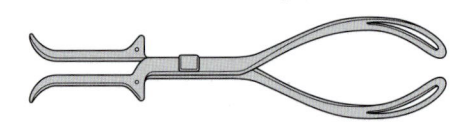

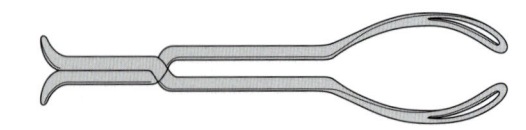

図1 鉗子の基本的タイプと構造・名称
（亀井良政．遂娩術．In: 武谷雄二, 他, 監修. 改訂版　プリンシプル産科婦人科学2　東京：メジカルビュー社 1998. p.697 より）

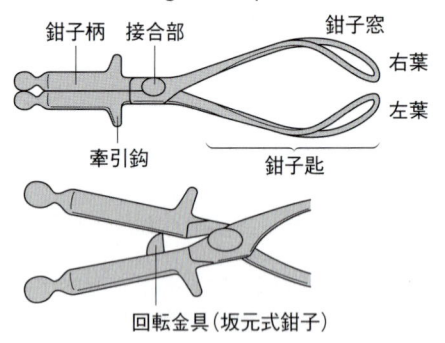

の鉗子は，児頭を把持する鉗子匙部，左右両葉を合致させる接合部，および牽引時に術者が把持する鉗子柄部と牽引鉤より構成される．

2 適応

適応とは，手術を行う際の理由のことであり，母体側，胎児側それぞれにいくつかの適応がある．

a．母体側適応
1）母体疾患
心疾患，呼吸器疾患，精神神経疾患などのため，分娩第 II 期短縮を必要とする場合．
2）妊娠高血圧症候群
努責による高血圧の悪化を回避する必要がある場合．

b．胎児側適応
胎児機能不全．

c．分娩第 II 期遷延または分娩停止
原因として続発性微弱陣痛，母体疲労，軟産道強靱，児頭回旋異常などが挙げられる．
これらの適応については，吸引遂娩術と違いはない．

3 要約

要約とは，母子に安全な産科手術を行うために絶対に遵守されるべき絶対必要条件であり，その1つでも満たされなければ手術は絶対禁忌となる．鉗子遂娩術における要約は以下のとおりである．
①児が生存していること
②CPD（児頭骨盤不適合）がないこと
③子宮口が全開大していること
④破水または破水させうる状態であること
⑤児頭が鉗子適位（産瘤を除いた児頭先進部が Station＋2 以下）にあること

児頭の応形機能が進んでいる場合には，児頭の最大周囲の位置は，児頭の下端の位置から推定されるよりも高い位置にあると考えなければならない．この場合には，陣痛間欠時に比べて陣痛発作時にどの程度児頭が下降してくるかを判断する．

吸引遂娩術では，特に経産婦において子宮口が全開大一歩手前の状態や児頭の下降度が Station＋2 に至っていない状態で試行されることもあると聞き及ぶが，鉗子遂娩術では上記の要約を満たさない状態で試行することは厳に慎まなければならない．

4 鉗子遂娩術の実際

本稿では，最も基本的な鉗子遂娩術である前方後頭位に対する Naegele 鉗子遂娩術について概説する．前方前頭位に対する Naegele 鉗子遂娩術や低在横定位に対する Kielland 鉗子遂娩術について

は成書を参照されたい[2].

a. 前処置
導尿して膀胱内を空虚にしておくことは忘れてはならない.

b. 内診
内診により児頭の下降度, 矢状縫合の方向, 大泉門・小泉門の位置を正確に把握することが鉗子遂娩術においては必須である. 特に, 分娩第II期遷延・分娩停止の場合には前方前頭位となっていることがある. この場合, 産瘤や骨重が著明で泉門の同定がしばしば困難となる. 正確な内診所見を得るためには, 経腹超音波を用いて眼球の位置を確認するべきである.

c. 鉗子の擬持
鉗子の挿入に先立ち, 鉗子が正しく児頭に装着されている状態を想像し, 両葉が完全に接合・合致することを確認してシミュレーションを行う.

d. 鉗子の挿入
挿入は左葉, 右葉の順に, 必ず陣痛間歇時に行う. 習得にあたっては, 椅子に浅く腰かけて, 自分の膝頭を児頭に見立てて練習を行うことができる. まず, 図2にあるように, 術者の右手の拇指以外の四指を産婦の左腟壁と児頭の間に挿入し, 右手と児頭との間に何者も挟まれていないことを確認する. 続いて図3, 4のように左手で左葉柄部を垂直に垂らすように軽く保持した後, 鉗子匙先端を児

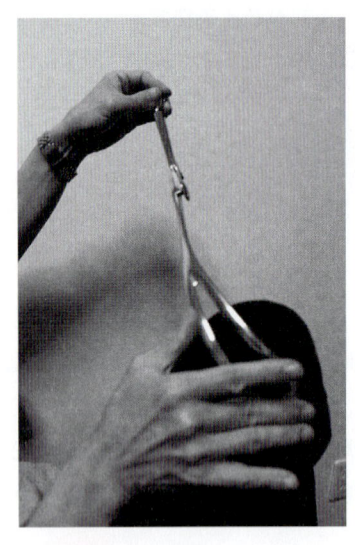

図2 鉗子の挿入 その1
膝頭を児頭に見立てて, 挿入時の左右の手の形と鉗子の把持方法を示す.

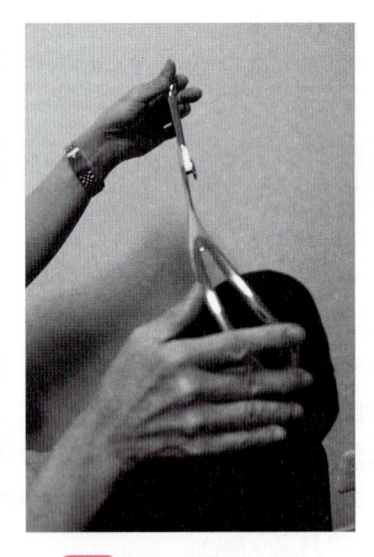

図3 鉗子の挿入 その2
鉗子の挿入中の両手の位置を示す. この際には, 右手拇指を鉗子匙に添えて拇指の力のみで鉗子匙を腟内に送り込むことが重要である.

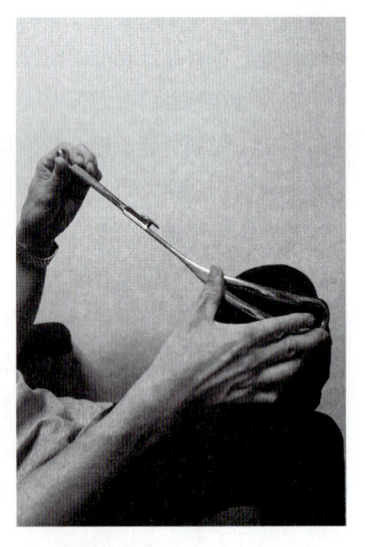

図4 鉗子の挿入 その3
鉗子挿入をほぼ終えた状態を示す. 実際の挿入時にはこの位置からさらに鉗子を深く挿入しておくことが肝要であり, このことにより胎児の顔面損傷を防止することが可能となる.

頭と右手の間に置き，右手拇指を鉗子匙に添えてこの拇指の力のみで鉗子匙を腟内に送り込む．この際には，左手に保持した鉗子柄は次第に正中手前に倒れてくる．この一連の操作には何一つ力が必要な段階はない．また，正しい位置に鉗子が挿入されているならば，鉗子柄部は必ず3時の位置にあるはずである．したがって，鉗子挿入に際して抵抗がある場合や鉗子柄部が3時の位置にない場合には，再挿入を行う．

右葉の挿入時には，すでに左葉が挿入されているために腟内が狭くなっており，多少の困難を感じる場合がある．

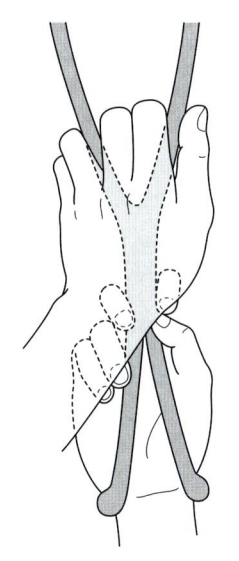

図5 鉗子の握り方
(亀井良政・他. 産婦人科治療. 1986; 53: 556-9[3]) より)

e. 鉗子の接合

両葉の鉗子柄を同名の手（左葉は左手，右葉は右手）で把持し，接合部を近接させると，正しく挿入されている場合には両葉の高さ・面が一致し，容易に接合部が合致する．接合しない場合には，両葉の鉗子柄部を会陰交連部に向けて押し下げれば自然に閉合・合致することがしばしばある．この操作でも接合しない場合には，鉗子の抜去・再挿入を行う．無理にひねって合致を試みたり，接合しないまま牽引を始めることは絶対的禁忌である．

f. 鉗子の把持

把持に際して児頭に横方向の過剰な力や圧力をかけないために，図5のように，一方の手で鉗子柄を軽く握り第2, 3指を鉗子鉤部にかける．他方の手は接合部を把持しながら第2, 3指（あるいは第2指のみ）を接合部上方の鉗子匙の間に置く[3]．この把持法により，もしも鉗子柄に添えた手の力が横方向に強くなり児頭への圧力が強まれば，同時に接合部に挿入した他方の第2, 3指も挟まれて痛みを感じるようになる．

g. 鉗子の試験牽引

試験牽引の前に必ず内診を行う．矢状縫合が両鉗子匙部の中央にあること，児頭と匙部との間に子宮口唇，腟壁，臍帯のないことを確認する．その後，陣痛間歇期に軽くゆっくり牽引して児頭がしっかりと把持されていること，牽引に従い多少下降すること，急激な胎児心拍の減少がないことを確認する．この時点で鉗子のみが下降する場合には滑脱の危険が大きく，両葉を改めてより深くに挿入しなおしてみる必要がある．

試験牽引を確認できたならば，次回の陣痛が開始するまで接合部を解除して児頭の圧迫をゆるめておく．さらに，牽引時の会陰切開に備えて切開予定部に局所浸潤麻酔を施しておく．

E　分娩の管理

図6　鉗子の牽引方向
1位：児頭大横径が坐骨棘間線より上に存在する場合は，後下方に牽引する．
2位：児頭大横径が坐骨棘間線に到達している場合は水平方向に牽引する．
3位：児の後頭結節が下降し恥骨弓上にみえるようになったら，次第に上方に向かって牽引する．
(日本産科婦人科学会．産婦人科研修の必修知識 2013．東京：日本産科婦人科学会；2013. p.343 より)

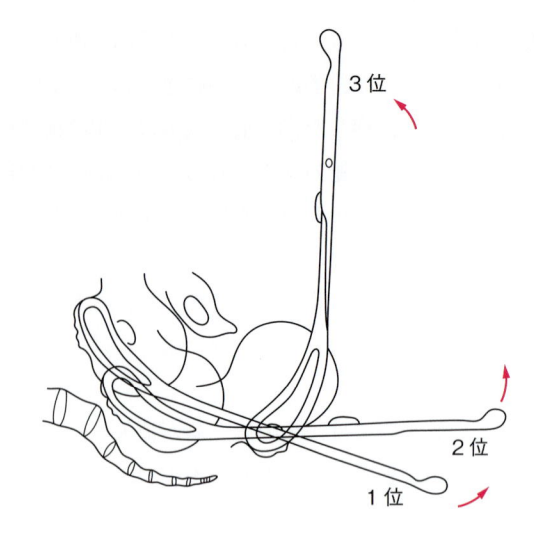

h. 鉗子の牽引

　陣痛発作および産婦の努責の開始にあわせてただちに鉗子を再度接合させ，ゆっくり持続的に牽引を行う．決して断続的・衝撃的に牽引したり，体重をかけて牽引したりしてはいけない．牽引の方向は，あくまでも骨盤誘導線に従って正中でなければならず，鉗子を上下左右にゆすってはならない．牽引開始時の方向は，児頭の位置が高ければまず下方向（I位）から始め，児頭の下降とともに次第に水平（II位）から上方向（III位）に牽引の向きを変化させていく（図6）．児頭が出口部以下にあるならばIII位のみで娩出され，その中間であればII位，III位の順に牽引していけばよい．牽引中に陣痛がやんだら，余程緊急でない限りは，鉗子の接合を解除して次の陣痛発作を待つ．

　会陰切開は，児頭が発露の状態になってから行う．この際は牽引を一時的に中止することになるが，わずかの時間であり問題にはならない．

i. 鉗子の抜去

　牽引の中止の時期は，発露あるいは児頭の額部がみえる頃が最適である．続いて鉗子の抜去に移るが，挿入時とは逆に右葉，左葉の順にゆっくりと行う．この際の注意事項は，児頭が勢いよく飛び出して高度の会陰裂傷をきたさないように，会陰部の保護をしっかり行う．

5 鉗子遂娩術の合併症

a. 母体合併症

　鉗子遂娩術では軟産道裂傷が高度になる危険がある．多くは鉗子の牽引方向に無理があったり，会陰切開を施行する時期が早すぎたり，あるいは発露後の児頭の急速な下降に対応できないこと，が原因である．したがって，高度の軟産道裂傷を防止する工夫として，
　1) 牽引はゆっくりと，弱い牽引力で児頭が下降してくる方向に，
　2) 会陰切開は通常の経腟分娩と同様，十分に会陰が伸展した後で，
　3) 発露後の会陰の保護，児頭の飛び出しの防止
が肝要である．

b. 胎児合併症

　皮膚の鉗子圧痕，擦過傷など数日で自然に治癒するものから，頭蓋内出血，頭蓋骨骨折，角膜損傷，顔面神経麻痺など重症のものまであるとされるが，過去20年間に500例以上の鉗子遂娩術では，重症の新生児合併症は一例も経験しておらず，吸引遂娩術にしばしばみられるような頭血腫もない．

　高度の胎児徐脈などで経腟分娩の要約が満たされるのであれば，鉗子分娩のほうがはるかに確実にかつ安全に胎児を娩出できるのであり，ぜひとも若い医師には習得してもらいたい手技である．

■文献

1) 坂元正一, 他. 児側からみた急速遂娩. 日新生児会誌. 1984; 18: 5-19.
2) 堀口貞夫. 基本的な鉗子分娩の手技.（ビデオ）新潟: 日本スリービー・サイエンティフィック; 2004.
3) 亀井良政・他. 鉗子・吸引遂娩術の術前術後管理. 産婦人科治療. 1986; 53: 556-9.
4) 亀井良政. 鉗子分娩. 産科と婦人科. 増刊号　産婦人科手術療法マニュアル. 2009; 76: 71-7.

〈亀井良政〉

E 分娩の管理

31 経腟分娩後の過多出血（PPH）に対する止血法と，その順序について解説してください．

■回答

　産後の過多出血は全分娩の5〜10％に認められ，経腟分娩では弛緩出血，羊水塞栓症，子宮破裂，常位胎盤早期剥離などが多いとされている．弛緩出血はそのうちの約80％を占めており，産科危機的出血が妊産婦死亡の26％を占めることから，迅速で的確な対応や判断が求められる．また出血量が2,000mLを超えるとDICの合併率が上昇し，合併すると出血傾向や子宮収縮不良を伴い，さらに出血を助長する．突発的な大量出血は妊産婦の生死にかかわるため，2010年に「産科危機的出血への対応ガイドライン」[1]が策定され，産科での輸血や抗DIC療法開始が提唱されている．妊産婦死亡ゼロを目指し，止血・管理法を習熟する必要がある．

1 産科出血の特徴（図1）

a．出血量を過少評価しやすい

　分娩時は羊水なども含まれ，正確な出血量評価が困難であり，過少評価となることが多い．胎盤娩出直後に産ぶとんを交換して出血量を測定し，膿盆内容量やガーゼ重量をこまめに測定したりするなど，極力正確な出血量把握に努める．

b．分娩後は，出血量と血液検査値は相関しない

　分娩時は脱水による血液が濃縮しており，さらに出血によって減少した循環血液量を補充しなければ，みかけのHb，Htの低下が軽度であることに注意する．

出血部位の評価
・頸管裂傷縫合に集中していたら，突然血圧が低下した
・腰痛，側腹部痛の訴えがあったが，子宮底マッサージで外出血が減少するので安心していたら血圧が低下した
→ 絶えず子宮破裂を念頭に！
・子宮収縮が良好，頸管裂傷がないが外出血が持続する → 頸管内不全裂傷に注意！

バイタルサインの評価，ショック時の対応
・Hb値9g/dLであったため，輸血を控えたところ，突然ショックに陥った
・頻脈がみられなかったので，輸液のみで対応したら心停止となった
・急速大量輸液を行ったら，頻脈は改善したが，サラサラの出血が増加し突然ショックとなった
→ バイタルサインの重視
　徐脈は心停止直前のサイン
　輸液に頼ると凝固因子が希釈

図1 産科出血のピットフォール

c．急速にショックに陥る

　産科出血は突発的に大量に起こるため，急速に状態が悪化し容易にショックに陥る．妊産婦は非妊娠成人に比べ出血に対して徴候を認めにくい．しかし出血量が約 1,500mL を超えると血行動態が変化し始め頻脈や低血圧を呈し，2,000mL を超えると DIC を伴う頻度が高くなる．このため，出血の持続状態や血液検査結果だけでなく，患者の顔色，意識状態，溜まった出血の凝血塊，ショックインデックス，尿量などを総合的に評価し，早めに対応する．

2 産科出血への対処法

以下のすべてのことを同時に迅速に行っていくことが必要となる．

a．全身状態の評価と管理

　輸血が行える 18G などの点滴ルートを複数確保．必要に応じて血液検査（血算，生化学，凝固系検査），クロスマッチを行い，同時に出血量やショックインデックス（Shock Index ＝心拍数（bpm）/収縮期血圧（mmHg）：SI）を参考に輸液・輸血を開始する．出血により DIC を合併すると，出血傾向からさらに増量し，また子宮収縮も障害されるため，出血が増加する悪循環に陥る．
　ただちに生命の危機にある状態では，産科危機的出血への対応ガイドラインに沿って，ノンクロス輸血や異型適合血輸血なども行う．

b．出血原因の鑑別

　出血原因は弛緩出血が最も多く，その他羊水塞栓症，産道裂傷，卵膜・胎盤遺残，癒着胎盤，子宮内反，子宮破裂，常位胎盤早期剝離などがある．外出血に見合わない全身状態の悪化や異常に強い痛みを訴える場合には，産道の血腫や子宮破裂を疑う．羊水塞栓症は早期から DIC を合併するので，その際には血液が凝固しないため，膿盆等に溜まった血液の凝血塊を確認する．

c．止血法の選択

　全身管理を行いつつ鑑別診断を行い，出血原因やその速度に応じて以下の止血法を選択する．それぞれの止血法の詳細やコツについては，後述する．

3 児娩出後のルーチン検索による鑑別

　経腟分娩で児娩出後のルーチン処置として，まず子宮底を触知し，子宮収縮を確認する．子宮底部が触れない場合は子宮内反症を疑う．卵膜遺残や頸管裂傷がないかを触診・腟鏡診で確認する．胎盤娩出が遅延して出血が増加した際には，臍帯を試験牽引し子宮底部・胎盤付着部が牽引されるときは，癒着胎盤の可能性も考える．腟壁裂傷の大きさや深さ，断端部出血の有無を確認する．ついで内診指で頸管を挟みこむように輪状に触知しながら裂傷の有無，裂傷の幅を確認する（Gruber 法）．排出胎盤・卵膜の視診，子宮腔内の触診を行い，クスコ鏡診により裂傷，挫滅の有無を確認する．

■ E　分娩の管理

a. 弛緩出血

　胎盤が娩出すると，生理的に子宮収縮が起こり，胎盤は脱落膜海綿層で剥離し胎盤剥離面のらせん動脈断裂部は圧迫止血する（生体結紮）．弛緩出血とは，その子宮収縮が不全のため生体結紮が起こらず産褥異常出血となる病態であるが，子宮出血をきたす代表的な病態として，①純粋な子宮平滑筋弛緩，②胎盤遺残，③頸管内不全裂傷，④臨床的羊水塞栓症の4つが挙げられる．子宮収縮が良好でも出血が持続する場合は，他の病態も念頭に入れて対応する．経腟分娩後の異常出血を認めた際は，直ちに触診で子宮底部をマッサージしながら子宮収縮の程度を確認する．

b. 軟産道裂傷

　軟産道から出血している場合には，出血の性状（静脈性，動脈性）および出血部位（子宮，腟壁，頸管）を確認し，裂傷の深さや周辺臓器への損傷，血腫や腹腔内出血を確認するために，直腸診や超音波検査を行い，直ちに縫合する．

　頸管裂傷では，視野の確保に際して，操作をとにかく手前で行うことに留意する．子宮底を助手に押させ，2本の頸リス鉗子で子宮腟部を下方へ牽引しながら確認すると発見しやすい．胎盤娩出前から大量の出血がある場合には，その時点で腟鏡をかけて確認し，頸リス鉗子で把持して出血を軽減しながら胎盤娩出を図る．頸管組織は軟らかくもろいので，強く挟鉗したり牽引し過ぎたりすると，組織が挫滅し新たな出血を惹起するので慎重な操作を行う．

　子宮収縮が良いにもかかわらず，子宮性の出血が続く場合には，頸管内へ腟鏡を挿入し（図2），頸管挫滅，頸管内側不全裂傷，子宮破裂の有無を確認する．このとき，頸管内にガーゼを挿入し，左右上下4方向を順に圧迫することにより，頸管内の出血が，前壁か後壁か，右側か左側かなど，大まかに出血面を診断することができる[1]．

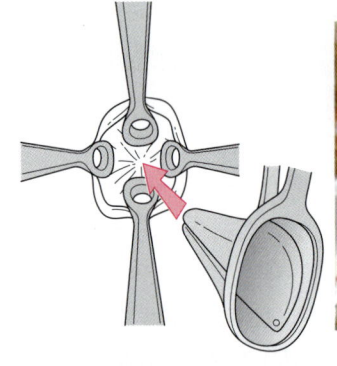

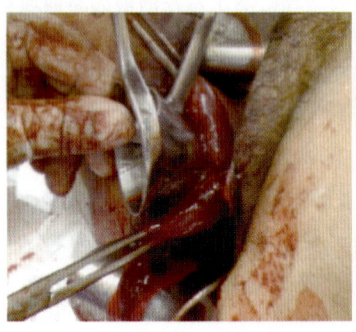

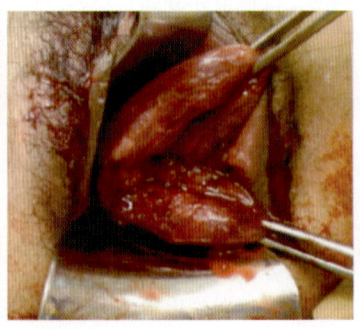

頸管内視診（頸管内不全裂傷や挫滅の診断）のポイント
①大型の腟鏡などを子宮口内に挿入展開する．もしくは頸管内へジモン腟鏡の上葉，下葉を挿入し展開する．
②出血点を検索する．ガーゼで頸管内側の上下左右（4方向）を順に圧迫し，止血具合より出血点を検索する．

縫合のポイント：できるだけ手前で縫合操作する
①子宮腟部鉗子で頸管を牽引．
②助手に子宮底を押させる．

図2 頸管内視診と縫合のポイント

c. その他の原因と鑑別診断

　これらで十分な鑑別ができない場合は経腹超音波を用いて，子宮収縮不全以外に子宮内腔の血塊貯留や胎盤遺残，後腹膜血腫や子宮破裂などがないか診断を行う．異常に強い痛みを訴える場合は，必ず内診・直腸診を行い，外陰・腟血腫の有無をチェックする．さらに側腹部や腰痛を訴える場合は超音波検査を行い，後腹膜血腫や広間膜内に破裂した子宮破裂を鑑別する．

4 止血の Strategy

a. 結紮縫合法

　腟円蓋部に達する深部腟壁裂傷の場合は，後腹膜に出血や血腫が波及することにも注意する．深部腟壁裂傷で最深部の確認が難しい場合には，助手に裂傷部位の視野を十分に展開させた上で縫合を行う．まず縫合可能な位置で単結紮を行い，その縫合糸を牽引しながらさらに奥の裂傷部位を縫合することもある．それでも出血が持続する場合は，腟円蓋部の直下で子宮動脈下行枝を結紮する．腟円蓋部に達する裂傷では，頸管と腟円蓋の移行部に第1結紮をおき，その縫合糸を牽引支持しながら，さらに上方の裂傷を縫合する．このような場合には，子宮破裂を伴っている可能性があるため，後腹膜血腫や膀胱損傷の可能性も念頭に置くことが重要である．頸管裂傷が縫合できず，子宮下節に及び子宮破裂と診断された場合は開腹手術が必要となる．

　経腹超音波や経腟超音波で血腫や子宮破裂を疑う場合は，可能な限り造影CTを施行する．血腫は5cm以下であれば圧迫止血が可能だが，5cm以上や増大傾向がある場合は切開・縫合またはTAEを選択する．子宮破裂は開腹で破裂部縫合術や子宮全摘術が必要となる．

■ 頸管内側の内膜面や筋層の部分断裂，挫滅創からの出血
　Cervical devascularization（順天堂方式）（図3）[2]

　前述のように頸管内へ腟鏡を挿入し，ガーゼで左右上下4方向を順に圧迫し出血面を検索する．出血面が大まかに診断できる場合は，頸管の円蓋部付近で，頸管外から内腔へ針糸をかけ，再び頸管外へ針を出し，吸収糸で大きくU字縫合し止血する．頸管の前壁は膀胱があるので，注意をして縫合する．出血量が多く出血面の同定が困難な場合は，まず左右2方向にU字縫合を行い，その後上下方向に縫合を追加し止血する．

図3　Cervical devascularization（順天堂方式）
頸管内側面からの出血は腟円蓋部の頸部上方外側で大きく縫合する．まず左右の子宮動脈下行枝を結紮する．止血できなければ，上下の縫合を追加する．

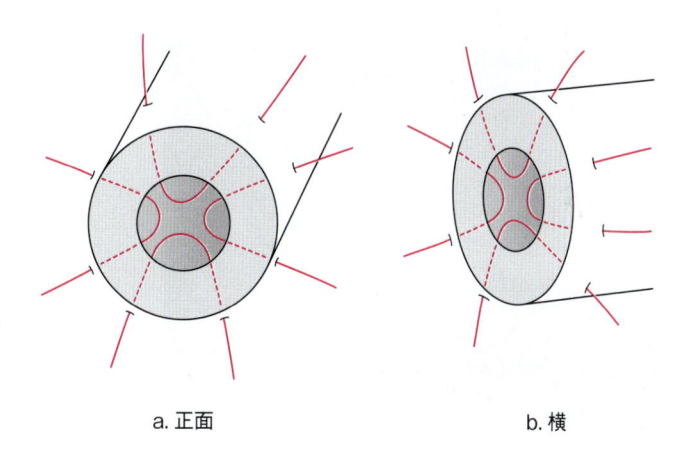

a. 正面　　　b. 横

b. 子宮収縮薬

1）麦角薬（エルゴメトリン）

我が国では第一選択薬として用いる施設が多い．心・血管系の副作用の報告があるため，欧米では静脈注射を認めていない国が多い．止血困難な弛緩出血に対して頻回に投与すると，血圧上昇などの副作用が多く発生するので，この薬剤のみに頼ることなく，他の製剤の併用も検討することが大切である．

2）オキシトシン

海外の多くの国での弛緩出血時の第一選択薬である．弛緩出血に対しては分娩誘発時の使用量より多くが必要である．日本では麦角薬を選択することも多く，分娩誘発薬をそのまま増量する施設もあり，十分な投与量とならないことも多い．副作用は少ないが，静脈注射で大量投与すると低血圧を誘発する危険がある．

3）プロスタグランジン $F_{2\alpha}$

添付文書には，適応に弛緩出血は記載されていない．しかし，分娩誘発に使用した場合は，児娩出後の弛緩出血に対してそのまま使用することも多い．不整脈や気管支収縮の副作用があるため，産婦人科診療ガイドライン産科編には子宮筋への注射は原則禁忌と記載されている．過量投与は避けるのが無難である．

4）ミソプロストール（サイトテック®）

適応外投与であるが，海外で内服薬の経直腸・舌下投与し，有効であったとの報告もある．使用にはあらかじめ施設の倫理委員会，妊婦へのインフォームドコンセントを得ることが必要であろう．

c. バルーンタンポナーデ（図4）[3]

弛緩出血や頸管不全裂傷，挫滅では，子宮収縮剤にも反応しない場合があり，このような症例で用いる低侵襲で簡便な方法であり，日本産婦人科医会による母体安全への提言2013にも，搬送前に行うこととして記載されている．Bakri Balloonが止血を目的の器具として販売されているが，分娩誘発用のメトロイリンテルでも止血効果を認める．TAEに移行する際にも，放射線科への依頼や準備の間の出血量を軽減させることができる．また，高次医療施設に搬送する際の緊急一時止血のために

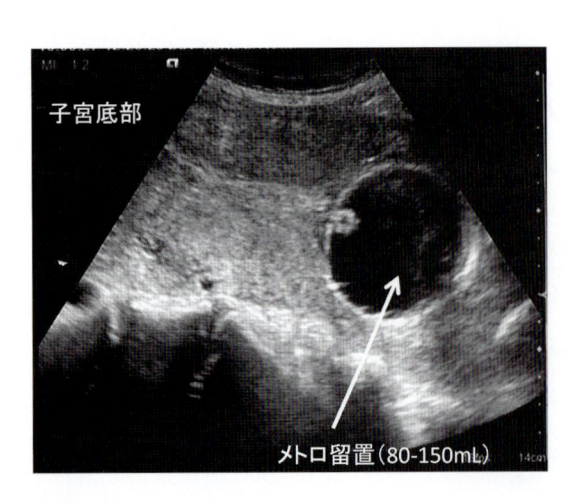

図4 子宮内バルーンタンポナーデ法

1) 経腹超音波下に子宮頸部〜峡部にかけてバルーンカテーテル（当院ではフジメトロ®を使用）を挿入する．
2) 止血が得られ，かつ腟内にメトロが脱出してこない程度の量の生理食塩水（80〜150mL程度）をバルーン内に注入する．
3) メトロが腟内へ脱出しないように，腟内へヨードホルムガーゼを約1m程度挿入する．バイタルサイン・性器出血の有無を経時的に確認し，メトロ挿入から約24時間後に抜去する．

も有用である．

d．Transcatheter arterial embolization（TAE）

　近年，産科出血に対する止血法として積極的に用いられるようになり，その止血効果は89〜97％とされる．TAEは出血点を確認しながら，動脈のみならず吻合枝も塞栓できるという利点がある．現在では，経腟分娩後の弛緩出血，腟壁・後腹膜血腫，癒着胎盤・遺残胎盤などの外科的止血操作が困難な症例や，帝王切開術後や子宮摘出術後の再出血にも用いられている．しかし，不十分な塞栓や再疎通により再出血することや，外腸骨動脈領域からの血流が多い場合には止血困難であることもあるため施行後も全身状態に注意する．

　塞栓物質は，数日〜2週間程度の一時固形塞栓物質としてゼラチンスポンジが通常用いられるが，その他，永久固形塞栓物質として金属コイル，永久液体塞栓物質としてN-tutyl-2-cyanocrylate（NBCA）も選択される．6〜7.8％に副作用が認められ，発熱が最も多く，その他，子宮内膜壊死，癒着，子宮筋壊死，卵巣機能不全，膀胱壊死，殿筋壊死，骨盤内膿瘍などがある．また，産後出血に対する子宮動脈塞栓術後の妊娠は，胎盤異常による産科出血のリスクが上昇する可能性があり，次回妊娠時には周産期管理上の注意を要する．この処置が緊急で施行可能な施設は限られているが，事前に放射線科や救急部との連携を図る必要がある．

e．子宮摘出

　まずは，種々の開腹止血操作法を試みる（後述：帝王切開における止血対応）．それでも出血コントロール困難な場合は，躊躇することなく子宮全摘術を考慮する．ほとんどの症例ではすでに出血性ショックやDICを併発しているため，フィブリノゲン値をみながら新鮮凍結血漿（FFP）を中心とした十分な輸血管理を行い，凝固因子を補充したうえで行う．迅速で確実な手術手技・止血操作が要求されるうえ，術中〜術後には再度DIC管理を立て直す必要がある．弛緩出血や癒着胎盤では必ずしも全摘出術は必要ではなく，腟上部切断術で止血可能なことも多い．DICが懸念されている場合には侵襲を最低限にとどめておくべきである．しかし上述の新しい止血技術により，子宮出血のために子宮摘出をすることは少なくなった．子宮破裂でも開腹し破裂部縫合も多くの症例で可能である．

■文献

1) 日本産科婦人科学会/日本産婦人科医会/日本周産期・新生児医学会/日本麻酔科学会/日本輸血・細胞治療学会．産科危機的出血への対応ガイドライン．2010.
2) 依藤崇志，牧野真太郎，竹田　省．頸管裂傷．産科と婦人科．2012; 79: 51-6.
3) Yorifuji T, Takeda S, Makino S, et al. Balloon tamponade in atonic bleeding induces uterine contraction: attempt to quantify uterine stiffness using acoustic radiation force impulse elastography before and after balloon tamponade. Acta Obstet Gynecol Scand. 2011; 90: 1171-2.

〈依藤崇志，板倉敦夫〉

32 経腟分娩後出血が持続して凝血塊を形成しません．対処法を教えてください．

　会陰切開部位や腟壁裂傷部位などの創部や子宮内腔からサラサラと流れ出る出血（非凝固性）は，産科 DIC の典型的な臨床症状である．このような出血を確認した場合には，産科 DIC として薬物療法と血液製剤による対応を即座に考え実行しなければ生命存続の危機に陥ることになる．また，理論上，十分量と思われる血液製剤を使用しても止血傾向が得られなければ，早急に外科的療法も考慮する．羊水塞栓症（DIC 型後産期出血 type[1]），常位胎盤早期剥離，HELLP 症候群，子癇や急性妊娠脂肪肝などは，この産科 DIC を起こしやすい基礎疾患である．
　以下に実際の対処方法を列挙する．

1 酸素投与

　自動血圧測定器をまずは装着し，血圧と脈拍数を確認する．同時に，パルスオキシメーターを装着し，尿導カテーテルを留置する．酸素投与を最低でも常に SpO_2 90％以上となるように開始する．

2 高次医療搬送と Bakri®バルーン挿入

- ショックインデックス（shock index: SI 値が 1.5 以上）を確認したら，産科危機的出血への対応フローチャートに則り，輸血の準備や高次医療施設への搬送をする．大量の輸血，救急救命医，麻酔科医による蘇生や放射線科医による Interventional Radiology（IVR）による治療方法や外科的手術療法が必要となるため，高次医療施設への搬送を躊躇なくすることが重要である．
- 子宮からの出血のために高次医療へ搬送する時には，搬送前に Bakri バルーン®（生食を 50～500 mL 使用）を子宮腔内に挿入するのも，子宮からの出血を減少させるための一手法である（緊急一時止血）．ただし，正確な場所にバルーンを入れなければならないため必ず US ガイド下に留置する必要があり，注入量は多すぎると滑脱するため，出血が止まる量で終了する．この注入量は 350～400 mL を必要とすることが多いとの報告がある[2]．また，高次医療施設においても，輸血が準備できるまでに試みてもよい手技である．

3 補液路の確保と産科 DIC スコアの確認（血液検査を含む）

- 血液検査を施行するとともに，できる限り太い留置針で静脈路の確保をする．
- 血液検査は，産科 DIC スコアを参考とし，FDP（or FDP-D ダイマー），血小板，フィブリノゲン，PT，出血時間，ATIII を含んだ検査を実施する．また，基礎疾患として妊娠高血圧症候群，HELLP 症状群や急性妊娠脂肪肝を示唆する症候がある場合は，AST，T-Bil や LDH の測定も追加実施する．この産科 DIC スコアは，8 点以上であれば DIC に進展する可能性が高く，13 点以上ならば産科 DIC と診断するものである（8 点以上は，産科危機的出血として直ちに輸血

を開始し高次医療施設へ搬送する適応がある)．

4 補液

　補液として用いる製剤は晶質液（ラクテック®，ヴィーンF®などの細胞外液）や人工膠質液（サリンヘス®，ボルベン®などの代用血漿剤）である．サリンヘス®の投与量は，腎機能障害や出血傾向を惹起させないために1,000mLまでとされていたが，ボルベン®の投与量は，2,000〜3,000mLまで可とされている．しかし，大量投与時には希釈性の凝固因子低下に伴う凝固機能低下に注意が必要である．また，子宮収縮をさせ理論上子宮に供給される血液の量をできる限り減少させるため，オキシトシン5〜20単位を混注する．

5 輸血療法

- 輸血はためらうことなく早期より開始することが重要である．輸血をするに当たり，重要なことは，凝固因子が極端に消費されているため，凝固因子を含む輸血を早急に実施することである．そのため，新鮮凍結血漿やフィブリノゲン[3]，クリオプレシピテートの急速投与をする．また，時間的余裕があれば，血中フィブリノゲン値が150mg/dL以下であることも投与の決定をする基準となる．
- 具体例を挙げるならばまずは，赤血球濃厚液10単位，新鮮凍結血漿15単位，血小板20単位を準備する[4]．この数値は，血中ヘモグロビン値，フィブリノゲン値，血小板値の最低必要量を，それぞれ，6g/dL，100mg/dL，5万/μLと定めると，0値から最低レベルまで上げるのに必要な血液製剤単位数である．新鮮凍結血漿を主体に輸血を始める．血小板は可能保存期間が4日間と短いため，院内保存がない場合が多く血小板値を参考にし，早期よりオーダーをしておくことが重要である．特に子宮摘出に踏み切らざるを得ない症例では，血小板機能が重要であるため，血小板減少時（5万/μL未満）は血小板輸血が必須である．最近経験した臨床的羊水塞栓症例は，救命するまでに赤血球濃厚液30〜40単位，新鮮凍結血漿40〜60単位，血小板20〜40単位を施行していることより，経過状況下においてためらうことなく輸血の追加オーダーをする．
- 緊急時には，産科危機的出血への対応ガイドライン（http://www.jspnm.com/topics/data/topics100414.pdf）に記載のある「緊急コードを用いた輸血管理部門への連絡と赤血球輸血（例）」に則り輸血療法を実施する．救急救命での危機的出血時の緊急輸血の実際は，2005年9月に厚生労働省が策定した「血液製剤の使用指針」および「輸血療法の実施に関する指針」の改訂版に則り，各施設で施行されている．（例：近畿大学医学部付属病院輸血・細胞治療センター　輸血ハンドブック　第8版．2012. p.14-21. http://www.med.kindai.ac.jp/transfusion/handbook-8.pdf）

6 アルブミンの投与

　循環血液量の50％以上の多量の出血が疑われる場合や血清アルブミン濃度が3.0g/dL未満の場合は，等張アルブミン製剤の併用を考慮する．これは，低アルブミン血症に伴う肺水腫や乏尿の予防につながる．

7 抗 DIC 薬の投与

- まず human anti-thrombin III（アンスロビン®）を 3,000 単位静注する．
- 次に，急性循環不全回復のために ulinastatin（ミラクリッド®）30 万単位の静注を追加する．
- 最終的に蛋白分解酵素阻害剤である nafamostat mesilate（フサン®）や gabexate mesilate（エフォーワイ®）の持続点滴静注を実施する．投与量は，フサン® 0.06～0.20mg/kg/日かエフォーワイ® 20～39mg/kg/日である．

8 外科的療法の介入

ここまでで，血液凝固能は回復してくる場合もあるが，子宮という臓器の存在は，凝固因子の消費を助長する．この段階で最も出血する場所は子宮である．よって，子宮より断続的に出血が継続していれば，止血しない限り悪循環を断つことができない．そのために，外科的療法の必要性を早期に判断する必要がある．ここでいう，外科的療法とは，以下のことである．

1）IVR による選択的子宮動脈塞栓術
- 動脈塞栓術は手術的（観血的）止血と比較し，迅速性，妊孕性の温存の可能性，侵襲性の面で優る．また，繰り返し施行できる利点もある．
- 両側子宮動脈，内腸骨動脈前枝の塞栓に際して推奨されている塞栓物質はゼラチンスポンジであるが，これに対するアレルギーの報告があるため，事前にわかっている場合には他の塞栓物質（NBCA: N-butyl-2-cyanoacrylate，金属コイルなど）の使用を検討する．
- 出血点が明らかである場合は，可能な限りこの部位を選択的に塞栓する．
- 動脈塞栓術による臨床的成功率は 90％前後である．動脈塞栓術で止血が得られない場合，多くの報告では子宮摘出が行われている（頻度は約 8％）．
- 分娩後緊急止血に対する動脈塞栓術の合併症頻度は 6～7％である．重篤なもの（子宮壊死などのために子宮摘出を要するようなもの）はまれである（1.6％未満）が，軽度の発熱などの塞栓後症候群が起こりうる．
- 予後として，月経は 91～100％で再開し，少なくとも 78％以上で正常の周期と量を保ち，挙児希望例に限れば，79％で妊娠が成立している．また，次の妊娠において分娩後出血の再発率は 14％と通常より高くなる．

（産科危機的出血に対する IVR 施行医のためのガイドライン 2012 より抜粋：http://www.jsivr.jp/guideline/guideline_kara/2012sanka_GL1015.pdf）

2）開腹による B-lynch 縫合，子宮動脈結紮術や単純子宮全摘出術をする．

9 血液凝固製剤の使用

止血する傾向がなければ，eptacog alfa（ノボセブン®）という遺伝子組換え活性型第 VII 因子（rFVIIa）製剤を用いる．以下に本薬剤の使用上の注意と使用方法を記載する．

- この製剤投与前には，十分な凝固因子と血小板を FFP と血小板輸血にて補充しておく．
- 有害事象として重篤な血栓症があるため，使用時はトラネキサム酸の併用はしない．

- 産科出血性ショック時には保険適応外使用のため患者家族への説明後に承諾を得てから投与する（インフォームドコンセント）．
- その投与方法は，まずは本剤を 90μg/kg の量で 3〜5 分かけて投与する．20 分経過しても効果不良の場合は，血小板数，フィビリノゲン値，カルシウム濃度を再検査し，異常値であれば補正後に 2 回目の投与を実施する（オーストラリアの PPH に対する本製剤使用時のガイドライン[5]より）．
- 使用のタイミングとしては，上記外科的療法の前または後に考慮される．

10 昇圧剤投与

- カテコラミン投与は，出血性ショックの早期から使用すべきではなく，輸液・輸血や止血などで循環血液量が満たされても，ショックが遷延する場合に考慮する[6]．
- 血管作動薬カテコラミンである dopamine hydrochloride（イノバン®）を用いて収縮期血圧 100 mmHg 以上を目標とする．投与量は 1 分間あたり 1〜5μg/kg を点滴静脈投与し，患者の病態に応じ 20μg/kg まで増量する．

■文献

1) Kanayama N, Yoshimatsu J, Ikeda T, et al. Maternal death analysis from the Japanese autopsy registry for recent 16 years: significance of amniotic fluid embolism. J Obstet Gynaecol Res. 2011; 37: 58-63.
2) 杉山　隆．当院における Bakri バルーンの使用経験とメッセージ　tkb USER REPORT. 2014; 27: 1-2.
3) Kikuchi M, Itakura A, Ishihara O, et al. Fibrinogen concentrate substitution therapy for obstetric hemorrhage complicated by coagulopathy. J Obstet Gynaecol Res. 2013; 39: 770-6.
4) 池田智明．産科出血－9つのポイント－研修コーナー．日産婦学会誌．2009; 61: N423-6.
5) Welsh A, McLintock C, Gatt S, et al. Guidelines for the use of recombinant activated factor VII in massive obstetric hemorrhage. Aust NZ J Obstet Gynecol. 2008; 48: 12-6.
6) 京都産婦人科救急診療研究会．婦人科必修　母体急変時の初期対応－チームワークと連携強化でいのちをまもる．大阪: メディカ出版; 2013. p.152-4.

〈大井豪一〉

E　分娩の管理

33 EXITの適応と手順について教えてください.

1 EXIT（ex utero intrapartum treatment）の適応について

EXITは，吸入麻酔で子宮を弛緩させ，子宮胎盤循環を維持したまま，帝王切開で児の半身のみを子宮外に露出して胎児手術を行う手技であるが，最も一般的な適応は奇形腫やリンパ管腫などの胎児巨大頸部腫瘍や口腔内腫瘍，胎児上気道閉塞症候群（congenital high airway obstruction syndrome: CHAOS）といった出生後に気道の確保が困難な症例である．さらには巨大肺腫瘍や先天性横隔膜ヘルニア，肺無形成，小顎症など出生後の蘇生が困難であると予想される症例や生後すぐにECMOが必要となる先天性心疾患に対しても適応が広がりつつある．

2 EXITの禁忌は？

母体に対する長時間の全身麻酔が禁忌である場合の他に産科的な禁忌として常位胎盤早期剥離，胎児機能不全，HELLP症候群，分娩進行，母体の重度血小板減少・DIC・凝固障害，絨毛膜羊膜炎，骨盤位（外回転不成功）などが挙げられる[1]．

3 EXITの手順について

当院で経験したCHAOSの症例に基づいて，EXITの手順について概説する．

■症例

32歳，0経妊．妊娠22週に胎児腹水の精査目的で当院受診，胎児超音波・MRIでCHAOSを疑った（図1）．同時に単一臍帯動脈，羊水過多，四肢短縮を超音波で認めた．遺伝カウンセリング施行し羊水染色体分析は希望せず，積極的救命を希望したためEXITの方針とした．なお，全妊娠期間を通じて胎児は骨盤位であった．

【EXITの手順】

1）正確な画像診断と両親への説明

EXITを必要とする胎児は重篤な合併異常をもつ場合があり，EXITを施行しても児の生命予後の改善につながらないことが多いため[2]，超音波・MRIを十分に検討し，手術の適応やリスク説明，遺伝カウンセリングをはじめとした両親との十分なコミュニケーションが必要である．

2）合同チームの結成

産科・新生児科・小児外科・麻酔科と術前カンファランス・EXITシミュレーションを実施しそれぞれの役割や機材の確認，フローチャートの理解をする．

3）施行時期の決定

症例に応じて検討が必要だが，当院の例では骨盤位であるために外回転が必要であり，破水後であ

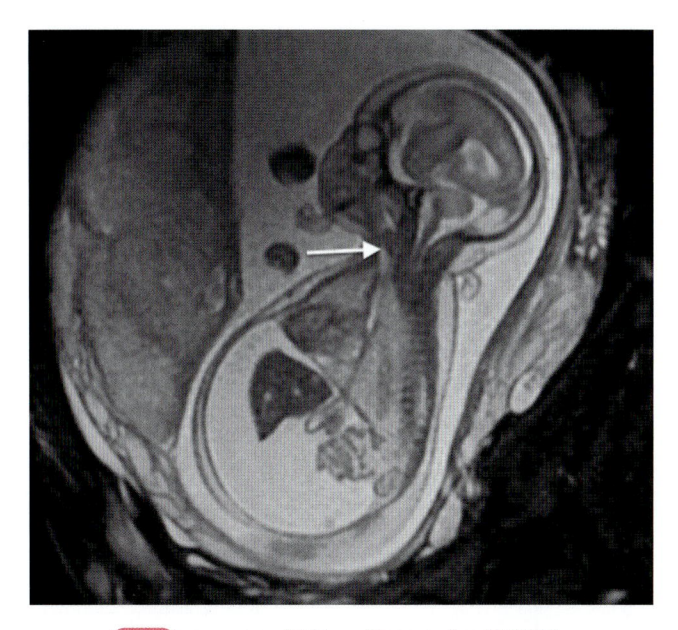

図1 CHAOS：妊娠 23 週 MRI（T2 強調像）
気道の非連続性と末梢側の拡張（矢印）．横隔膜の平坦化．肺の過膨張・腹水・羊水過多．

ると手技が困難であること，子宮収縮が増強すると十分な麻酔による子宮弛緩が得られないなどの理由で手術時期を妊娠 36 週に設定している．

4）配置と母体全身麻酔
砕石位の体位をとり，全身麻酔を施行．チオペンタール 5mg/kg，サクシニルコリン 2mg/kg，フェンタニル 1〜2mg/kg で導入し挿管．吸入麻酔は 0.5MAC で維持し子宮の弛緩に合わせて 2MAC まで増量する．吸入麻酔薬による低血圧にはエフェドリンを使用する．配置は図 2 を参照．

5）胎児胎盤位置の確認
術直前に超音波にて胎児・胎盤の位置を確認する．

6）腹壁切開
施設にもよるが，当院の症例は骨盤位で外回転術を施行するために臍上部まで正中切開を加えた．術前の超音波評価により切開方法をシミュレートすればよい．

7）胎児心拍モニタリング
外回転術を行うために子宮を腹腔外に露出させた後，滅菌プローブカバーを装着した超音波で胎児心拍モニタリングを行う．外回転術中は少なくとも 1 分おきに胎児心拍を確認する．超音波で徐脈出現時は手技をいったん止めて回復を待つ．なお，子宮直視下の超音波は意外とオリエンテーションがつきにくく熟練した医師が助手につき操作すべきである．

8）子宮切開
基本的には胎盤を避けた子宮下節横切開とする．子宮切開層が胎盤にかからないように超音波による確認を行う．この際に子宮自動切開縫合器を用いる施設もあるが，当院では通常のメスによる切開をした．当院の症例では創縁からの静脈性出血を認めたが吸収糸で結紮することによって active な

● E 分娩の管理

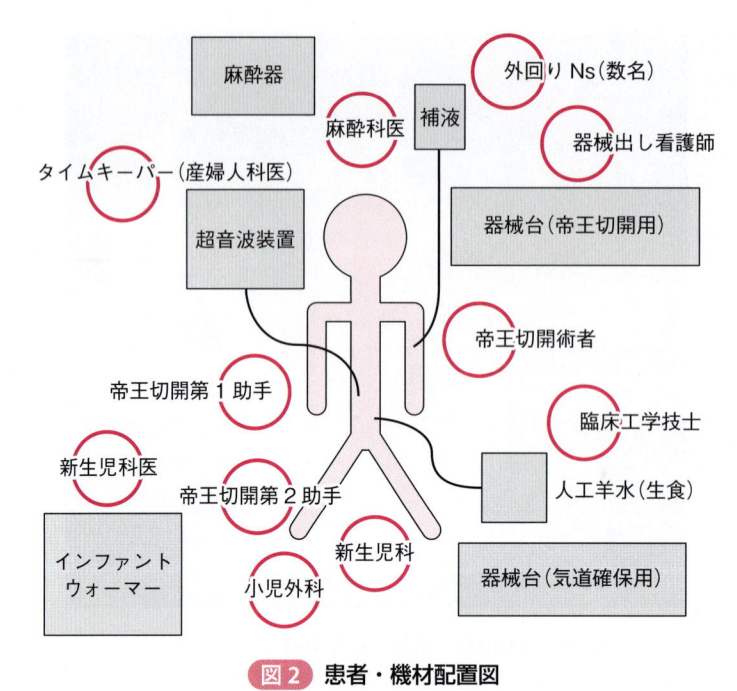

図2 患者・機材配置図
帝王切開時と胎児治療時に術者がスムーズに入れ替わるよう工夫する.

出血はコントロールできた．胎盤の位置によっては子宮後壁を切開することもある[3]．

9) 胎児の露出

児頭を娩出させゆっくりと児を肩まで牽引，児の腕も娩出させパルスオキシメーターを装着する場合が多いが，当院の症例では超音波による胎児心拍数連続モニターを行い，胎児の腕は娩出させていない．

10) 人工羊水注入

創縁からネラトンカテーテル (10Fr) を子宮腔内に挿入し，37℃に加温した生理食塩水を持続的に注入する．臍帯圧迫や急激な羊水流出による胎盤早期剥離を予防するために必須である．

11) 胎児の手術

気管挿管・気管切開時には帝王切開術者が児を支え，第2助手が人工羊水を注入．第1助手が超音波にて胎児心拍をモニターした．各施設で役割分担をあらかじめ決めておく．胎児の処置を行っている間は胎児が子宮外に露出しやすいので注意する（図3）．

12) 臍帯切断

気管切開が完了したのを確認し臍帯切断をもってEXIT終了．吸入麻酔薬の濃度を下げて子宮筋層にオキシトシン10単位を筋注し同時にメインボトルにオキシトシン10単位を混注して子宮を収縮させる．

13) 胎盤娩出後子宮切開層と腹壁切開層の閉鎖

他の開腹手術に準じる．

14) 術後管理

EXITが成功すれば基本的には通常の帝王切開術後の管理でよいが，弛緩出血の発症には十分注意

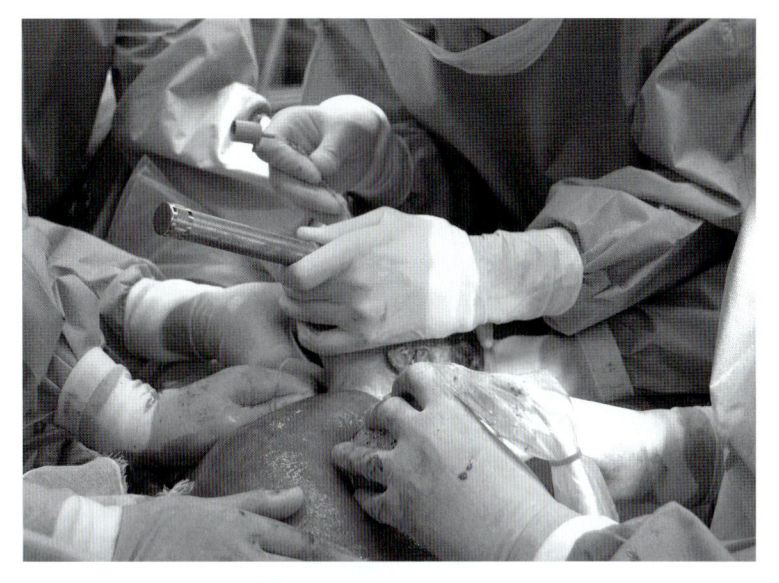

図3 喉頭鏡を用いた気道確保
帝王切開術者が児を押さえ，第1助手が超音波で胎児心拍をモニタリング．
第2助手は人工羊水の注入に集中している．

して術後のバイタルサインや出血，子宮硬度の観察を定時的に行うことが重要である．

■文献
1) 遠藤誠之. 新生児の難治性良性腫瘍の現状と展望 胎児治療, EXIT. 周産期学シンポジウム抄録集. 2014; 32: 21-5.
2) 堀越嗣博. 胎児気道閉塞性病変に対する EXIT procedure. 産婦人科の実際. 2014; 63: 635-41.
3) Miwa I, Sase M, Nakamura Y, et al. Congenital high airway obstruction syndrome in the breech presentation managed by ex utero intrapartum treatment procedure after intraoperative external cephalic version. J Obstet Gynaecol Res. 2012; 38; 854-7.

〈金杉知宣，菊池昭彦〉

34 帝王切開中に子宮からの出血が止まりません．対処法を教えてください．

　産褥出血（postpartum hemorrhage: PPH）は「分娩後の大出血」と定義される．antepartum hemorrhage, intrapartum hemorrhage, そして postpartum hemorrhage と3つ set になっているわけだが，臨床では，それほど厳密には分類されず，PPH は「分娩後期あたり以降に発生する大出血」と，とらえられている．したがって，本稿の Clinical Question は「帝王切開（cesarean section: CS）中に PPH が起こったら？」である．Williams 産科学教科書，Up To Date および多くの総説中で，PPH はすでに充分に解説され，Answer は示されている．ここでは，それらに記載されている一般的事項との重複記述を避け，筆者が実際に行っている臨床のコツだけに絞って記載していく．

1 原因同定，凝固異常ならば補充，出血点を止血，弛緩出血なら uterine compression suture（UCS）か intrauterine balloon, transarterial embolization（TAE）も考慮し，だめならば時期を逸さずに子宮摘出

　これが Answer の結論である．以上のように，順を追って考えていくことが重要である．まずは，子宮後面に1手，子宮前面に他の1手を置き，両手で子宮を前後に強く圧迫して，当座の出血を止める．後で述べる uterine compression suture（UCS）を両手でしてしまうわけだ．これで一息つける．パニックに陥らぬことが肝要だ．ひと呼吸置いて，手順を決める．その手順を以下に述べていく．

2 出血の原因同定，凝固異常ならば補充，出血点があれば止血

　話を単純化するために，「胎盤娩出後に子宮の内面から大出血してきて，未閉鎖の子宮切開創から大出血してきた」という最もありふれたシナリオを想定して論述していく．直ちに対処しないと，母体の生命が危ない．

　出血量を把握する．「報告出血量」は通常，真の（その瞬間までの）出血量を示していない．筆者は，1,000 と報告されたら 1,500〜1,800，3,000 と報告がきたらその時点では 5,000 くらいだろうと，腹づもりする．5,000 と見込んでも，即 5,000 輸血するわけではないから，出血量は overestimate しておく方が間違いが少ない．ことに注意したいのは「"股の下のバケツ"に出血がたまっていたのに，それに気がつかない」である．何度か痛い思いをしてきた．

　まず，子宮切開創のエッジからの出血ではないかを確認する．子宮動脈上行枝，およびその分岐を破った場合には強出血する．本来は破綻血管を露出させて point-by-point に止血するのがベターである．これは癌の手術で「出血があったら，mass ligation は通常しない」のと同じことである．だが，破綻血管は子宮筋層内へ「引き込まれている」ので，point-by-point 止血は不可能な例が多い．そこで，大きく Z 縫合をかける．このときの注意点が2つある．

　1）lateral の血管叢へ針がかからぬように注意する．ダグラスの側から（縫合したい部位の尾側から）

1手（左手の2-3指）を入れておき，子宮のedge（血管が豊富）を確認しながら針糸をかける．針がlateralへ行き過ぎぬように配慮する．

2）子宮動脈仮性動脈瘤（uterine artery pseudoaneurysm: UAP）を形成する例があるので，UAPが形成されていないことを後日カラードプラで確認しておく[1]．

DICによる出血ではないかを判断する．術野にコアグラができてこない，子宮切開創全体から（本来出血してこない場所から）面として出血してくる，そのような場合にはDICを疑うことが肝心．凝固系検査をして，DIC有無を把握する．DICならば，それへ対処する必要があるが，DIC対策では，まず新鮮凍結血漿（FFP）投与が最優先．FFPは溶解するのに時間がかかるから，早めに手を打つ．

最近話題になっている「子宮型羊水塞栓症」では，「子宮が豆腐のように柔らかい」．そのような場合にはDIC検査をし，「子宮型羊水塞栓症」と臨床診断したら，大至急FFPを入れて，子宮摘出する．この部分：「子宮型羊水塞栓と臨床診断したら，手術可能な状態に補正して，即，子宮摘出する」，すなわち，これから述べていく「子宮保存操作（uterine sparing procedure）をバイパスして，いきなり子宮をとりにかかる」は筆者の考えであり，正式に認知されているわけではない．ただ，この疾患では，①「子宮を残せば，羊水塞栓物質を抱え込んだ子宮を体内に残すことになる」こと，②「uterine compression sutureやintrauterine balloonでは止血できない可能性がきわめて高い」こと，③「子宮摘出できるタイミングのうちに摘出しておかないとそのチャンスを逸する可能性が高い」こと，以上①〜③から，筆者は以上のように決めている．evidenceがでてきたら軌道修正するつもりでいる．

3 uterine compression suture（UCS）

B-LynchによるUCSの発見は産科手術学の歴史を塗りかえたと筆者は感じている．UCSは基本的には弛緩出血への対処法だが，実際的には，子宮内腔からの出血で，point-by-point止血が不可能な場合，要するに「子宮内面から出血してきて往生する場合」に，広く応用可能である．たとえば，「一部癒着胎盤で，胎盤本体ははがしたものの，子宮壁の一部に胎盤癒着部分がはりついている」ような場合にも，その一部癒着部分もろとも，UCSで丸ごと子宮前後壁を縫いつけてしまうこともできる[2]．

現在UCSには約20種類程度のmodificationが報告されている．その主なものについて筆者は詳述している[3]．B-Lynch縫合が最も汎用されており，次がおそらくHayman法，その次がCho法だろうと想定している．我々も2009年にMatsubara-Yano（MY）法を発表し，これまでに約30例程度に対して本法を施行してきた．図1にMY法を示す[3]．MYは「圧迫強度」はB-LynchとChoの中間程度であり，UCSの副作用として危惧される「術後の子宮疎血＝壊死など」の頻度も，おそらくB-LynchとChoの中間程度だろうと想定している．筆者らは，MY法後の有害事象は経験していない．MYは手技が非常に簡単で，筆者の施設では，オーベン当直医師は全員これをすることができる．約2分程度でできる．

MYはB-Lynchで指摘されたいくつかの問題点を克服している．まず縦糸がlateralへずれることがない（sliding out現象の回避）．また，「子宮体部が前にお辞儀をする」ことがない（anterior bowing現象の回避）．B-Lynch縫合では子宮切開創をB-Lynch縫合完成まで閉じることができず，また初心者にとって，その運針がやや複雑である．MY縫合はこの2つの欠点も解決した．ただ，

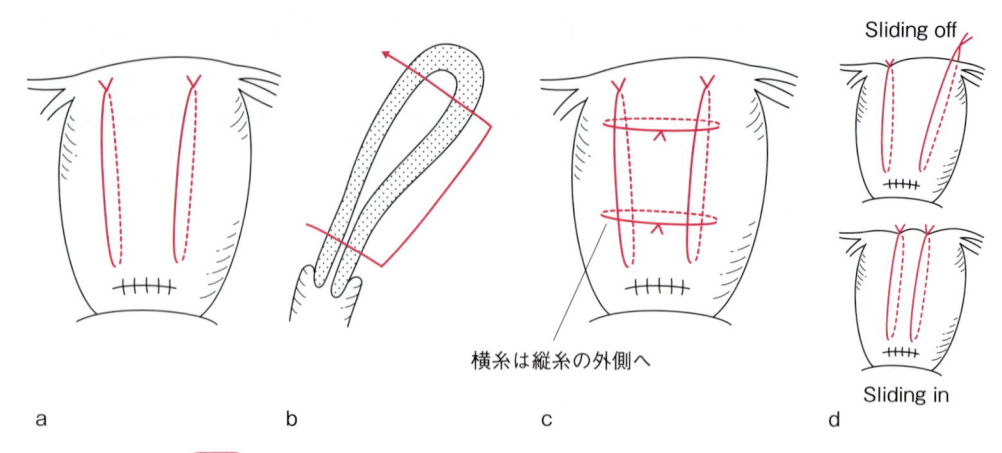

図1 Matsubara-Yano（MY）uterine compression suture 法

オリジナル（2009）では縦3針，横2針の transfixation suture で子宮を前後方向に圧迫する．最近は縦2針，横2針の合計4針固定を採用する例が多い．
a：まず縦糸2針の transfixation 縫合をする．
b：その矢状断面．
c：次に横糸を2針 transfixation 縫合する．
d：Hayman 縫合（B-Lynch でも同様）で認められる縦糸の「ずれ」現象が，MY 縫合では防止できる．子宮前後壁は合計8回 transfixation される．一般に transfixation の回数が多ければ止血効果は強まり，そのかわり，子宮疎血の有害事象は増加すると見込まれる．

B-Lynch 法に比べて，子宮疎血の程度が強いとの批判もある．その通りで，「止血効果」と「その後の子宮疎血」とは trade-off（あちら立てればばこちら立たず）の関係にあるので，どちら（現在の止血効果 vs 将来の副作用可能性）をとるか，の考え方の問題でもある．起死回生策として，「縫合糸を抜去できる UCS のアイデア」を最近，筆者は提出した[4]．今後，研究を進めたい．そのような起死回生策が実用化できるまでは，「UCS のどれか1つの手技に慣れておき，いつでも繰り出せるようにしておく」のがよいだろう．

4 Intrauterine balloon

　B-Lynch の UCS ほどではないにせよ，これも産科手術の歴史に残る発見だと思う．子宮内面からの出血が止まらない場合には，筆者らは，切開創から Bakri balloon を挿入している（abdominal route）．CS 時でも膣側から挿入していた時期もあったが（vaginal route），abdominal route の方が挿入が楽だ．試行錯誤の末に，筆者らは「ネラトンカテーテルガイドによる Bakri 挿入」を考案し，現在は，もっぱらこの方法を採用している（図2）[5]．この方法を編み出してから，Bakri 挿入には10秒もかからない．ぜひ試していただきたい．

　もう1つのコツは「子宮切開創縫合前に50～100mL 程度だけ Bakri を膨らめておく」である．これまでの記述では，「Bakri balloon に針糸がかかってしまうと Bakri が破裂する．だから balloon を膨らませないで切開創を閉じなさい」であった．多数 balloon 法を行ってきて，これは間違いであることに気がついた．「少し膨らませておいた方が，針糸がかかってしまうチャンスは少ない」．これは当然であり，「目の前に少し膨らんだ Bakri がみえるので」そこへ針をかけてしまう事態はありえない．膨らめた balloon が運針の邪魔になるのでは？　と当初危惧したが，杞憂であった．さらに，balloon

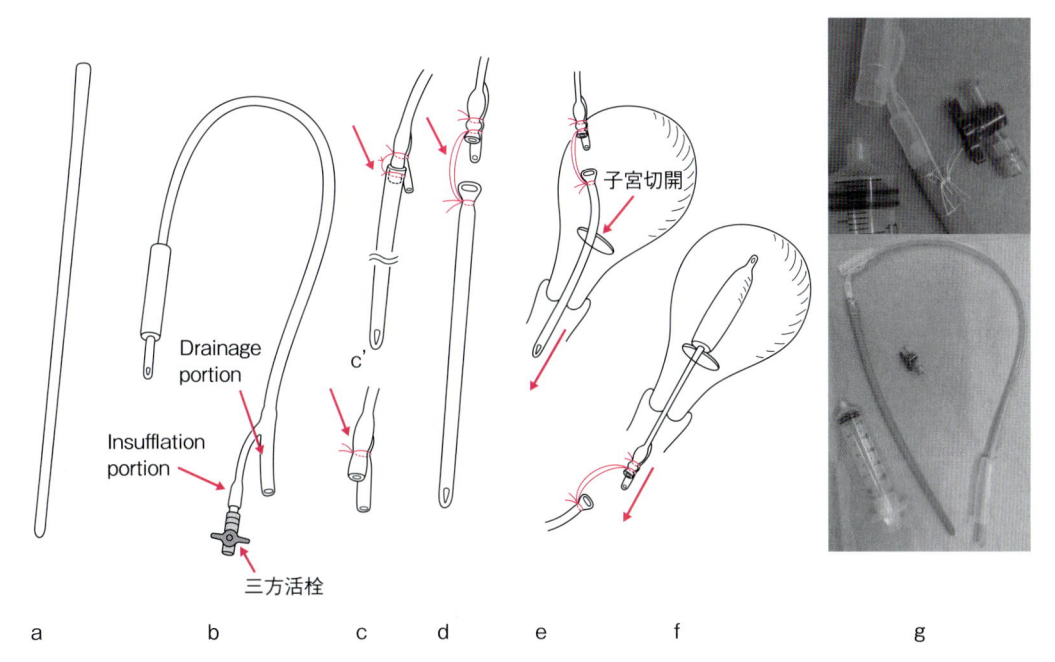

図2 Abdominal route で Bakri balloon を挿入する場合の「ネラトンカテ利用法」

Bakri balloon の腟側端（vaginal end）は2股に分かれている．そこで，まず3方活栓をはずして，この2股を糸で1つにくくる．26 French のネラトンカテーテルの太い側（膀胱留置ではない側）は，都合のよいことに，Bakri balloon の insufflation portion end にぴったりとはまり込む．ネラトンカテーテルは生ゴム性で，ある程度重みがあり，かつ，Bakri ほどには「へなへな」していない．それで，ネラトンはごく自然に子宮切開部→頸管→腟へと流れるように降りて行く．それにつられて，Bakri も頸管を通過する．前置胎盤など，「頸管が閉鎖した状態での帝王切開」ではこの「ネラトン法」は特に有効である．
（Matsubara S. Arch Gynecol Obstet. 2014; 290: 613-4[5]）より改変）

を少し膨らませておくと「子宮切開部縫合中に balloon が滑脱してしまう」のを回避できる．ぜひ，試みていただきたい．balloon への注入量については一概にはいえない．子宮の大きさや伸展性に依存する．tamponade test で適切注入量を決めるのが一般的である．このあたりについては本書の別章で記述されているので割愛する．

5 Uterine sandwich 法

4 + 5 = uterine sandwich である[6]．子宮体部からの出血は UCS で止め，子宮下部（下節を含む）からの出血は Bakri で止める（図3）．「役割分担 = role sharing」の概念が重要である．具体的には以下のようにする．まず切開創の edge だけ縫合しておく．次に，MY 縫合をかける．縦2糸，横1糸の合計3糸を使用することが最近は多い．abdominal route（ネラトン法）で Bakri を入れ，50mL 膨らませて，子宮切開部を縫合する．次に Balloon を膨らませる（125〜200mL 程度のことが多い）．最後に，腟側から，頸部上唇下唇を丸形鉗子で把持し（holding the cervix method: Matsubara），balloon 自然滑脱を防御する（図4）[7]．丸形鉗子は腰が弱く，多くの例では，Bakri の drainage 機能は有効のまま維持される．また，もしも drainage 機能がなくなってしまっても，止血効果は保持される．頸部把持法（holding the cervix）は有効であり，ぜひ試みていただきたい．

E 分娩の管理

図3 Matsubara-Yano（MY）sandwich 法

子宮体部は MY4 針法で，また子宮下部と下節は intrauterine balloon 法で止血する．MY は合計 3 針（縦 2 針，横 1 針）でもよい．子宮の大きさ，求められる圧迫強度に応じて，MY 縫合の針糸数，その配置場所は変化させてよい．図の Intrauterine balloon は Bakri ではなく，Foley catheter である．メトロイリンテルを使用していた時期もある．Bakri のようなドレナージ機能がない balloon でも，十分使用できる．Bakri の準備がない場合でも，本法は使用可能である．

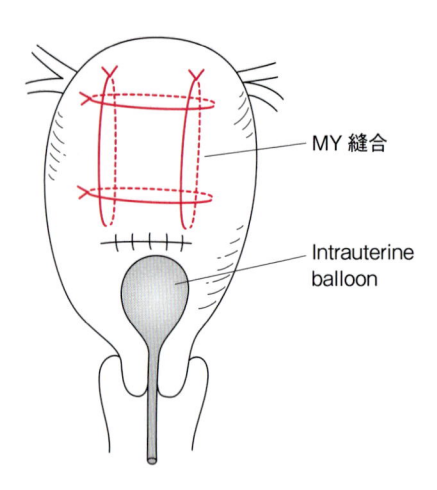

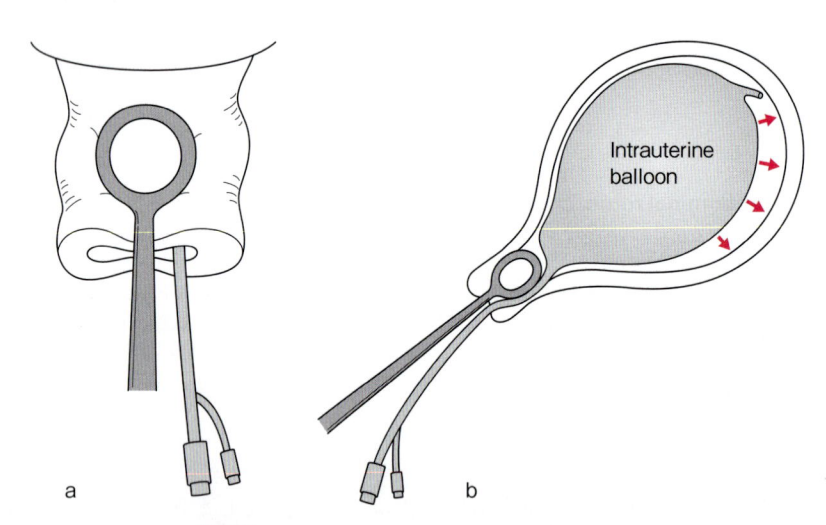

図4 Holding the cervix（Matsubara）法

頸部上唇と下唇を丸形鉗子で把持する（a）．Bakri balloon の腟内への滑脱を防止する．もしも，これで子宮内ドレナージが効かなくなっても，それはそれでかまわない．図 b に示すように，balloon は子宮内面全体に「張りつく」とは限らない．→に示す部分では，balloon と子宮壁との間にスペースができてしまう．外へ出ないで子宮内に貯留した血液は，この部分へたまり，その血液自体がタンポナーデ作用を示す．
Bakri と併用するのでなく，Holding the cervix 法は，単独止血法としても使える．この場合，「出血を子宮内に貯めてしまい，その圧力でタンポナーデする」という理論である．図 b で示した理論の拡大理論とも言える．子宮破裂（不全破裂を含む）などが存在している場合，この方法では腹腔内大出血を招く可能性がある．が，破裂が除外できていれば（診断が正しければ），holding the cervix 法だけで，止血できる例も多い．本文では記載するスペースがなかったが，筆者らは，2000 年以来，holding the cervix 法を 300 例以上に施行してきている．

6 TAE

　上記で止血しない場合には，TAE で出血部位を確認し，または確認できない場合には子宮動脈あるいは内腸骨動脈を塞栓する．具体的方策は放射線科医の判断に委ねられる．通常，開腹状態で（CS が閉腹できない状態で）TAE をする事態はほとんどなく，術後に（閉腹後に）TAE が行われる．本稿では紙面の都合上，詳細は省略する．

7 子宮摘出

最終的止血手段は子宮摘出である．前置胎盤では子宮全摘をしないと止血できない例が多い．一方，弛緩出血の場合には腟上部切断でも止血できる例が多い．救命手術なので，無理に全摘をする必要はなく，臨機応変に対処する．

産褥子宮摘出は困難な手術である．種々の提案がなされているが，筆者は，「"通常の子宮摘出術と同様な手術＝standard hysterectomy"であるが，その各ステップにおいて，"産褥子宮ならでは"の留意点を散りばめた8 step method」を発表した[8]．本稿の主旨から多少逸脱するので，ここではその詳細は述べない．ご興味のある方は，文献[8]をご参照いただきたい．

おわりに

今回述べていない手法として以下がある．開腹下での子宮動脈本幹離断法，内腸骨動脈結紮法，大動脈圧迫法，種々のstepwise devascularization法（子宮へ行く血管を順々に遮断），ターニケット法（ネラトンカテなどを子宮下部に巻き付けて締め上げ，下からの子宮血流を遮断）．これらはいずれも「その手技に慣れた術者」には有効な方策であろう．筆者は，これらに，数回トライしてみたが，うまくいかなかった．慣れの問題だろうと考えている．

CS時の大出血は母体生命を奪いうる．今回紹介した方策がベストかどうかはわからない．複数ある対処法の中で，自分にとって「手慣れた」方策を手に入れておくことが重要である．

■文献

1) Kuwata T, Matsubara S, Kaneko Y, et al. Asymptomatic uterine artery pseudoaneurysm after cesarean section. J Obstet Gynaecol Res. 2010; 36: 856-60.
2) Yano H, Kuwata T, Matsubara S. A long curved needle with a large radius for uterine compression suture. Acta Obstet Gynecol Scand. 2013; 92: 988-9.
3) Matsubara S, Yano H, Ohkuchi A, et al. Uterine compression suture for postpartum hemorrhage: An overview. Acta Obstet Gynecol Scand. 2013; 92: 378-85.
4) Matsubara S. New prophylaxis methods for adverse events of uterine compression sutures: removing compression threads. Acta Obstet Gynecol Scand. 2014; 93: 1069-70.
5) Matsubara S. An easy insertion procedure of Bakri balloon during cesarean section for placenta previa: use of Nelaton rubber catheter. Arch Gynecol Obstet. 2014; 290: 613-4.
6) Matsubara S, Kuwata T, Baba Y, et al. A novel "uterine sandwich" for haemorrhage at caesarean section for placenta praevia. Aust N Z J Obstet Gynaecol. 2014; 54: 283-6.
7) Matsubara S. Combination of an intrauterine balloon and the "holding the cervix" technique for hemostasis of postpartum hemorrhage and for prophylaxis of acute recurrent uterine inversion. Acta Obstet Gynecol Scand. 2014; 93: 314-5.
8) Matsubara S, Kuwata T, Usui R, et al. Important surgical measures and techniques at cesarean hysterectomy for placenta previa accreta. Acta Obstet Gynecol Scand. 2013; 92: 372-7.

〈松原茂樹〉

E　分娩の管理

35 帝王切開中の回収式自己血輸血について教えてください．

1 回収式自己血輸血とは

　回収式自己血輸血装置（Cell Saver，図1）は術中および術後に患者から出血した血液を回収し，生理食塩水で洗浄し赤血球を分離するためのシステムで，必要に応じ患者自身の血液をその患者に返血できる[1]．一般的にヘマトクリット値約40〜60％の赤血球濃厚液（RCC）が返血できる．回収式自己血輸血により同種血輸血を回避できる可能性があり，B型肝炎，C型肝炎，HIVなどの感染症やアナフィラキシーショック，輸血後移植片対宿主病などの発症を回避できる[1]．

　回収式自己血輸血の主な適応は，1）術中回収式：心臓血管外科手術，整形外科手術（関節手術，脊椎固定術など），異所性妊娠（子宮外妊娠），肝臓移植，外傷，脳神経外科手術などの手術患者，2）術後回収式：心臓外科手術，整形外科手術（関節手術，脊椎固定術など）の手術患者である[1]．また，禁忌は，吸引部位に感染のある手術，皮膚外傷のある患者（感染がある場合），あるいは悪性腫瘍に対する手術や胆汁などの混入の危険のある手術である[1]．

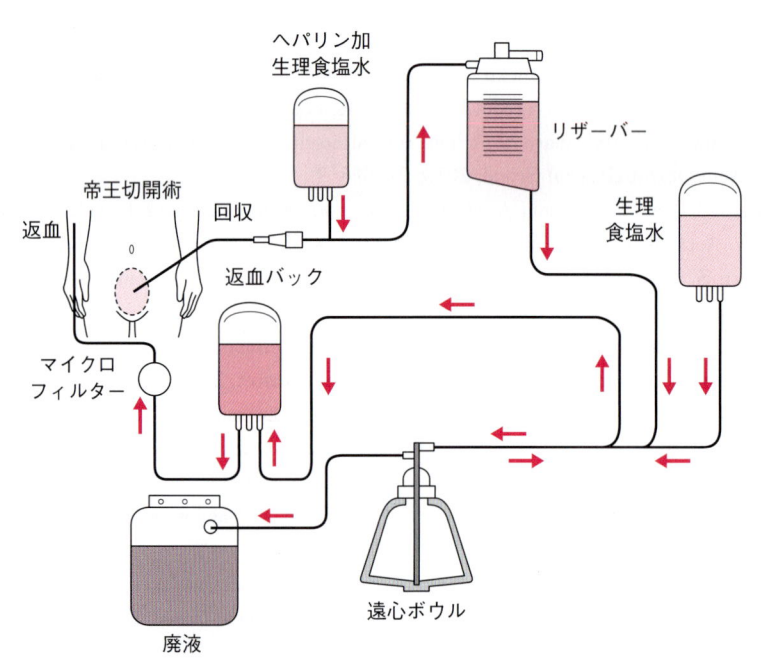

図1　回収式自己血輸血装置（Cell Saver）システムの概略
（日本自己血輸血学会ホームページから，一部改変）

2 帝王切開と回収式自己血輸血

　産科領域において回収式自己血輸血が最も適応となる疾患は前置胎盤ならびに癒着胎盤である．前置胎盤において癒着胎盤を合併していた場合，出血量は前置胎盤単独の場合よりさらに増加し，止血のための緊急子宮摘出頻度が増加する[2]．緊急子宮摘出術時の平均出血量は 3,000〜5,000mL で，cesarean hysterectomy が行われた症例の 90％ に輸血が必要であったとの報告もある[2]．癒着胎盤が強く疑われる症例では特に術前の周到な準備が必要であり，米国産科婦人科学会（ACOG）は「可能であるならばセルセーバーの用意を考慮する」と提唱している[3]．

　回収式自己血輸血では回収血に羊水の混入の危険がある帝王切開も禁忌とはされていない．羊水塞栓症，胎児血による同種免疫，アナフィラキシーショックは発症率が低く，また報告も少ないため回収式自己血輸血による正確な発症率は明らかではない．しかし，羊水塞栓症，胎児血による同種免疫，アナフィラキシーショックを懸念して回収式自己血輸血は行われてこなかったのが現状である．近年，白血球除去フィルターを使用することで羊水塞栓症発症を予防できることが報告され，回収式自己血輸血を行う施設が増えつつある．ただし，白血球除去フィルターを使用しても胎児血による同種免疫やアナフィラキシーショックの危険性は減らせない．

3 現在の本邦での実施実態

　本邦において分娩時の回収式自己血輸血の実施実態を明らかにすべく，北海道大学病院の倫理委員会の承認のもとで，日本産婦人科・新生児血液学会の学術研究事業「周産期における回収式自己血輸血に関する後方視的研究」[4] として，日本産科婦人科学会の研修施設として登録されている分娩取り扱い施設を対象にアンケート調査を実施した[5]．686 施設中 284 施設（41.4％）から 1 次調査の回答を得た．周産期診療での回収式は 14 施設（4.9％）が経験があり，137 施設（48.2％）で設備はあるが経験がなかった．貯血式では，それぞれ 255 施設（89.8％），20 施設（7.0％）であり，回収式は貯血式に比べ施行経験施設が少なかった（$p < 0.001$）．本邦において回収式自己血輸血はまだ一般的ではなく，設備的には施行可能でも周産期症例では施行されていない施設が多数存在する．分娩時出血による妊産婦死亡の発生を予防するために分娩時の使用を啓発する必要がある．

　回収式の経験があった 14 施設に 2 次調査を行い 13 施設から 50 例の情報を得て解析を行った[4]．

　13 施設において施行経験が 1 例のみの施設が 9 施設（69.2％）であったが，逆に施行経験が 20 例に及ぶ施設も存在していた．適応は前置胎盤ないし癒着胎盤症例が 84.0％ を占め，その他の主な適応としては巨大あるいは子宮頸部の子宮筋腫合併妊娠であった．また，早期早産 28.0％，後期早産 24.0％ と早産症例が 52.0％ を占めていた．術中出血量は 2,000mL 未満が 46.0％，3,000mL 未満が 68.0％ であり，回収血返血量は 500mL 未満が 66.0％，1,000mL 未満の頻度が 86.0％ であった．54.0％ で貯血式自己血貯血・返血が併用施行され，34.0％ で同種血輸血や子宮摘出が施行された．なお，母体死亡ならびに羊水混入に伴う合併症発症はゼロであった．同種血輸血が必要だった頻度は，術中出血量が 2,000mL 未満だった 23 例中 2 例（8.7％）であったが，2,000mL 以上だった 26 例中 14 例（53.8％）であった．出血量が 2,000mL を超える可能性がある場合には回収血輸血のみならず同種血輸血の準備が必要である．前置胎盤症例 42 例のうち，出血量 47,000mL かつ回収血輸血量は不明だった 1 例

と2期的子宮摘出手術を施行した1例を除外した40例において，帝王切開のみを施行した28例とcesarean hysterectomyを施行した12例で比較すると，貯血式自己血返血がそれぞれ16例（57.1％），8例（66.7％）に，同種血輸血がそれぞれ5例（17.9％），8例（66.7％）に施行されていた．Cesarean hysterectomy施行の可能性がある場合には回収血輸血のみならず同種血輸血の準備が必要である．

4 帝王切開時の回収式自己血輸血の実際と注意点

帝王切開時施行の際に注意点として以下が述べられている[6]．①羊水混入を避けるため，羊膜破膜から胎児/胎盤娩出までは別の吸引システムを用いる．②会陰部や生殖器下部からの出血には，感染のリスク回避のためセルセーバーは用いない．③返血する際には必ず白血球除去フィルターを通す．④大量出血時には血液凝固因子と血小板を補う．⑤胎児赤血球とヘモグロビンは完全に除去されるわけではないため，手術終了後にKleihauer-Betke testを行い，胎児赤血球の母体への混入程度によっては母体に抗D抗体を十分量投与する．

われわれは，できるだけ羊水混入を避けるために，開腹後子宮切開前に腹腔内への羊水流入を回避するために子宮周囲・開腹創をタオルで覆い，子宮切開後は胎盤剥離前に腹腔内の羊水をできるだけ吸引除去するようにしている．ただし，それでも完全に羊水を除去できないので白血球除去フィルターを併用している．

破水などにより帝王切開前に子宮内感染がある場合，貯血した回収式自己血が汚染される可能性がある．特に子宮内感染＋微弱陣痛に対し陣痛強化し過強陣痛のため子宮破裂・大量出血に至り帝王切開する場合などでは，回収血自己血輸血の施行は控えるべきであろう．

回収式自己血はRCCであり全血ではない．すなわち，血小板濃厚液や新鮮凍結血漿（FFP）を併用しなければ大量出血に伴う産科DIC（播種性血管内凝固症候群）は改善しない．

前置胎盤ならびに癒着胎盤における帝王切開術の場合には，腟からの出血や羊水混入により出血量は正確にチェックすることができず概算となる．また，出血量は回収量，洗浄に使用した生理食塩水，凝固防止用のヘパリン加生理食塩液から求めることができるが正確とはいえず，誤差が生じる．

出血量が不正確な場合に，輸血量が過多になると多血（血液濃縮）が生じ術後血栓塞栓症のリスクが上昇する．こまめなヘモグロビン値（ならびにD-dimer値）のチェックが肝要である．

診療報酬算定に関する留意点であるが，「K923 術中術後自己血回収術（自己血回収器具によるもの）4,500点」（注1：併施される手術の所定点数とは別に算定する，注2：使用した術中術後自己血回収セットの費用は，所定点数に含まれるものとする）として収載されており，術中出血量が600mL以上の場合に算定できる．その際の自己血回収セットの費用であるが，セルセーバーの場合には回収血を回収し生理食塩水で洗浄し赤血球を分離するために，本体とは別に患者ごとにディスポーザルのキットが必要で，その費用は定価49,000円である．すなわち，キットを使用しないのに開封してしまうと保険請求ができず費用は病院持ち出しとなる．セルセーバーの場合にはシステムの組み立てに慣れた臨床工学技士がいれば10〜15分程度で自己血回収が開始できる．回収自己血貯血施行の可能性がある場合には本体が手術室内に準備されていれば，ディスポーザルのキットは開封せずにスタンバイしておき，実際に施行する際に開封する方がよい．

回収式自己血返血では胎児血による同種免疫やアナフィラキシーショックの危険性は回避できない

可能性がある．これは返血量の多少に関係しない．したがって，同種血輸血と同様に回収式自己血輸血も回避できるならそれにこしたことはない．大量出血に対する回収式自己血輸血施行の準備は重要である．ただし，出血が少量ですんだ場合に保険請求のためだけに回収式自己血を少量のみ返血するということは慎むべきかもしれない．

■文献

1) 日本自己血輸血学会ホームページ　回収式自己血輸血の概要と実際．
http://www.jsat.jp/jsat_web/jissai/kaisyu.html
2) 日本産科婦人科学会/日本産婦人科医会，編集・監修．産婦人科診療ガイドライン産科編2014．前置胎盤の診断・管理は？（CQ305）．東京：日本産科婦人科学会；2014．p.143-7．
3) American College of Obstetricians and Gynecologists. ACOG Practice Bulletin: Clinical Management Guidelines for Obstetrician-Gynecologists Number 76, October 2006: postpartum hemorrhage. Obstet Gynecol. 2006; 108: 1039-47.
4) 日本産婦人科・新生児血液学会　ホームページ　http://www.jsognh.jp/society/survey.php
5) Morikawa M, Kuramoto A, Nakayama M, et al. Intraoperative red cell salvage in 50 pregnant Japanese women. Int J Gynaecol Obstet. 2015; 128: 256-9.
6) 奥富俊之．産科麻酔領域の大量出血とその対応　産科出血に対する回収式自己血輸血．
http://www.maruishi-pharm.co.jp/med2/files/anesth/book/15/3.pdf?1368490010

〈森川　守，小林隆夫，水上尚典〉

E 分娩の管理

36 重症妊娠高血圧症候群で帝王切開を行う際の周術期管理の要点を教えてください.

妊娠高血圧症候群（以下 PIH）の発症頻度は欧米では 2〜7％と考えられ，妊娠年齢の高齢化や生殖補助医療の進歩も加わって，その発症頻度は全妊娠の 10％にまで上昇しているという報告もある[1]．発展途上国ではさらに高く，妊娠合併症の中で最も重要な疾患であると考えられ，日常的に遭遇する疾患の 1 つである．特に，重症 PIH は，我が国の妊産婦死亡の原因疾患としては 2012（平成 24）年度には 19％を占めていると報告されている[2]．

中でも preeclampsia（以下 PE）は，immunogenic maladaptation とその結果生じた脱落膜らせん動脈の remodeling 不全によって惹起された placental hypoperfusion により，絨毛細胞で産生された抗血管新生因子による血管内皮障害の結果，高血圧，蛋白尿などの母体症状や FGR，胎児機能不全をはじめとする胎児症状を発症する母児双方の予後に重大な影響を及ぼす疾患である．

その病因・病態論を two stage disorder theory の視点からみると，病態形成の最終的な段階としての高血圧や蛋白尿という所見が出現しているので，現在の降圧療法は医療介入の時期としては遅すぎるため，その効果に限界があることは明らかである．著者らのデータでは，妊娠期間の延長が必要な早発型の PIH に降圧療法を施行しても 1 カ月以上の妊娠期間を延長できたものは 10％以下で，約 2/3 の症例は 1 週間以内に分娩となっている．特に早発型の PIH では児が未熟な時期に分娩となる症例が少なくない．

本稿では重症 PIH で帝王切開を行う際の周術期管理の要点について術前の降圧療法から手術適応，術後の全身管理について述べる．

1 帝王切開までの降圧療法

母児双方の予後に最も大きな影響を与えるのは高血圧であるため，PE の管理において血圧のコントロールが重要である．収縮期血圧が 180mmHg，拡張期血圧が 120mmHg を超える高血圧緊急症では，子癇や脳血管障害のリスクが増加するため，速やかな降圧が必要となる．一方，過度の降圧は医原性の胎児胎盤循環不全を起こすおそれがあるため注意が必要である．降圧目標についての明確な指針はないが，平均動脈圧を 15％低下させることや，重症域の血圧レベルを軽症域にまで下げることを目標に降圧治療を行うことがすすめられている．PIH の降圧療法では母体，胎児双方の状態に注意をはらい，狭い therapeutic window の中での適切な管理を行うことが必要である．

実際に使用される降圧薬について表 1 に示す．

妊娠高血圧症候群（PIH）管理ガイドライン 2009 によると，重症高血圧（血圧 160〜180/110mmHg）では降圧薬投与を考慮し，軽症高血圧を降圧目標とすることを推奨している．

実際に当科で行っている重症 PIH に対する降圧薬は軽症では内服薬なども使用するが，重症ではニカルジピン（ペルジピン®）の持続点滴を第一選択としている．ニカルジピンの持続点滴は血圧に対

表1 妊娠高血圧症候群に投与される降圧薬の種類と投与方法

	薬剤名	投与量	副作用
経口投与 第一選択薬	methyldopa	750〜2,000mg/day	肝障害，傾眠，起立性低血圧，貧血，発熱
	labetalol	200〜1,200mg/day	
	MgSO₄	初回 4g/10〜15min 投与後 1〜2g/h 持続投与 40mg/day	
第二選択薬	hydralazine	30〜200mg/day	新生児血小板減少，胎児徐脈，母体頻脈，頭痛 MgSO₄ との併用で相乗効果
	Ca-blocker	30〜120mg/day	頭痛，頻脈，顔面紅潮
急性静脈投与	hydralazine	5mg iv その後 5〜10mg/20〜30min 持続投与 0.5〜10mg/h	
	nicardipine	0.5〜1.0μg/kg/min（40〜300mg/day）	

〔妊娠高血圧症候群（PIH）ガイドライン 2009 より改変〕

する降圧作用の即効性が強く，重症度に応じて投与量を随時，変えることができるため，調節性に優れている．また，胎盤通過性が少なく，末梢血管抵抗を減少させるとともに，子宮循環血液量を増加させる作用がある．急性増悪の場合ヒドララジンの静脈投与も検討されるが，作用発現が遅く，頻脈発作，ループス様症状，狭心症などの副作用も多いため，ほとんど使用していない．

ニカルジピンの投与量は添付文書上では，0.5〜6.0μg/kg/min（体重60kgの妊婦で40〜500mg/day）とされている．

この際，注意すべき点として，重症PIHでは循環血液量が減少しており，降圧薬への感受性が予想以上に高い症例があるため，当科では0.25μg/kg/min（20mg/day）より投与を開始し，ニカルジピンの感受性の評価を行った上で，0.25μg/kg/min（20mg/day）ずつ増量を行っている．

特に早発型の重症PIHに関しては，過度な降圧療法により胎児胎盤循環不全が危惧されるため1.15g/kg/min（100mg/day）程度までとしている．

病態が増悪していない，早発型の重症PIHに対して待機的管理を行った際の，母体予後に関する結果を表2に示す[3]．文献によれば，妊娠24〜33週6日までに発症した，早発型重症PIHに待機的管理を行った場合，5〜11.6日の妊娠期間の延長が得られ，常位胎盤早期剥離，HELLP症候群，肺水

表2 早発型重症妊娠高血圧症候群に待機管理を行った際の，妊娠期間の延長と合併症の発現率（%）

	発症時期（週数）	症例数	妊娠延長期間	常位胎盤早期剥離	HELLP症候群	肺水腫	急性腎不全	子癇発作
Hall（2001）	26〜34	340	11	20	5.2	2.1	1.7	1.2
Vigil-DeGracia（2003）	24〜34	129	8.5	8.5	8.5	2.3	1.6	0
Haddad（2004）	24〜35	239	5	8.7	14	3.8	0	0
Oettle（2005）	24〜36	131	11.6	23	4.6	0.8	2.3	2.3
Shear（2005）	24〜37	155	5.3	5.8	27	3.9	NS	1.9
Ganzevoort（2005）	24〜38	216	11	1.8	18	3.6	NS	1.8
Bombrys（2009）	27〜34	66	5	11	8	9	3	0
加重平均	24〜34	1,276	8.7	11	13.3	3.1	1.4	1

腫，急性腎不全の発症率の加重平均はそれぞれ 11％，13.3％，3.1％，1.4％であると示されている．したがって早発型の重症 PIH に対する，待機的管理は母体に大きな障害を招かずに妊娠期間の延長が可能であり，妊娠期間の延長が短期間であった症例でも，分娩前 48 時間のステロイドの投与による児の肺成熟の促進と，高血圧緊急症による母体合併症の予防には有効であると考えられた．しかし，延長期間は十分ではなく，胎児の予後の改善は十分とはいいがたく，早発型重症 PIH に対する降圧療法には限界があると思われる．

2 帝王切開の適応：その理由と対策

帝王切開の適応は以下の 4 つに要約されると考えている．
1) 術前の降圧療法に抵抗して血圧が重症域（sBP 160mmHg 以上/dBP 110mmHg 以上）を超える場合．
2) 臓器障害（高血圧脳症，肺水腫，腎機能障害）を発症した場合．
3) HELLP 症候群，常位胎盤早期剥離などの妊娠高血圧症候群に特有の合併症を併発した場合．
4) NRFS などの胎児適応

1) に関しては，前述の降圧療法の原則に従って，治療を行った場合にもかかわらず，重症の状態が改善されていない場合は，脳出血のリスクや臓器障害のリスクが持続すると考えられるため，速やかな termination が必要となる[4]（ガイドラインでは 72 時間以内に terminartion を行うとしている）．2)，3) に関しては，妊娠を早期に中断しなければ病状の改善は期待できず，児の予後にも重大な影響を与える．4) に関しては前述の降圧薬による胎児胎盤循環不全により発生する可能性があるため，降圧療法施行中は頻回の NST による厳重管理が必要となる．

3 帝王切開時の麻酔法

当院では，上記の適応で帝王切開を行う場合，以前は腰椎麻酔が交感神経遮断により急激に血圧の低下をきたす危険性があるため，硬膜外麻酔を用いる方が緩徐に交感神経遮断をするという理由で好まれることもあったが，腰椎麻酔を PIH の患者に行っても過度に血圧が低下することはなく[5]，HELLP 症候群による血小板の減少などの禁忌がなければ，腰椎麻酔による帝王切開を行うことを原則としている．

術中の血圧管理に関しては，腰椎麻酔の効果で血圧の低下がみられるため，いったん，降圧薬を中止した後，適宜調整を行う．術中の降圧薬は，ニカルジピンを使用することが多い．血圧のコントロール目標は前述のように軽症域に保つことを目標とするが，麻酔の効果もあって比較的，重症高血圧を呈することは少ない．

4 術中，術後の循環動態把握のための検査

重症 PIH では，血管の透過性が亢進しており，肺水腫の発症が懸念される．その際の循環動態を把握する要点として以下の 4 つがあげられる．
1) 循環血液量が十分であるか
2) 蛋白尿による低蛋白血症

3) 左心機能低下による心拍出量が減少していないか
4) 末梢血管抵抗の増大による後負荷の増大

　それぞれを正確に把握するためには少なくともCVPの測定や肺動脈カテーテル検査などが有用であるが，侵襲的検査であるため，実際に行うことは少ない．厳密なin/outバランスの測定によりoutバランスオーバーを目標とし，輸液や利尿作用をもつ薬剤の反応をみながら，1mL/kg/minの尿量を確保する．またSpO$_2$を連続で監視し，肺水腫の早期発見と重症化の防止を目指す．SpO$_2$がroom airで95％以下を示す場合は，胸部X線検査や動脈血液ガス検査を行う．

　分娩後2〜3日で血管内皮障害による影響は改善する傾向にあるため[6]，その時期には血管外から血管内に水が戻ってくることを念頭におき輸液量をコントロールする必要がある．

　循環血液量の評価としては，最近DDGアナライザーやフロートラックなどの非侵襲的な検査方法による評価を用いた循環血液量の測定が注目されている．当院でもDDGアナライザーを使用しPIH妊婦の循環血液量を測定すると，PIH単胎妊婦の血液量（平均4.15L）は，健常単胎妊婦の血液量（平均5.29L）よりも有意に低下しており，循環血液量の評価の1つの目安となりうると考えている．しかしPIHに関連した肺水腫の病態は多様であるため，上記の管理法によっても病態の把握が困難な場合は，肺動脈カテーテルの適応になると考える．

　特にCVPが高いのにもかかわらず，乏尿をきたす症例では心拍出量を測定し腎血流を推定すべきであるし，CVPが低いのに肺水腫をきたす症例は左心機能を評価すべきであると考える．

5 輸液療法

　重症PIHの患者の，高血圧が形成されている時期の血行動態は，循環血液量は減少しているが，末梢血管抵抗の増加に対する代償的作用により，心拍出量は増加していると考えられている[7]．また，血管透過性亢進により肺水腫を発症しやすい．したがって，過剰輸液は肺水腫を惹起させることになるので，循環血液量に応じた，輸液治療が求められる．定常的な周術期の輸液管理に加えて，投与される輸液は理論的には高浸透圧性のヒドロキシエチルデンプンなどの方が血管内に維持される力が強いため，投与量に制限はあるものの（当科では1,000mL/dayを限界としている），循環血液量を保つために有用であると考えている．また議論はあるが，重度の蛋白尿を認めるような血管内皮の障害が強く示唆される症例を除いて，25％アルブミンも循環血液量を増加させるために用いている．実際に，DDGで循環血液量が低下した例にアルブミンを投与することにより，循環血液量の増加が得られている．

　以前は輸液量制限により肺水腫を回避していたが，血管内脱水により，腎機能の悪化や，血栓症を誘発する恐れもあるため，前述の高浸透圧性の輸液をうまく併用し，腎血流を保つことにより，1mL/kg/min以上の尿量を確保するよう心がける．

6 利尿作用をもつ薬剤の使用

　分娩直後の重症PIHでは血管内脱水による循環血液量の減少や腎機能の低下により，乏尿をきたす症例が散見される．その際の利尿を促すため，ループ利尿薬（フロセミド）を静注で用いることが多い．その使用量は腎機能や血管内脱水の程度により様々であるが，5〜10mgから開始し，無効で

あれば倍量投与することを原則としている．通常多くても 40mg 程度で尿量の確保が得られることが多い．フロセミド投与により脱水が進行する可能性については，DDG で循環血液量を測定するとフロセミド投与によっても循環血液量はほとんど減少せずに利尿が得られているため，フロセミド投与により血管外から血管内への水の移動が起こっているものと考えているが，投与する際の注意点として，輸液が適切に行われており，血管内脱水が改善されていることが前提条件となる．適切な輸液が行われずに利尿をはかることは血管内脱水を助長することはいうまでもない．また，肺水腫や浮腫などの血管外の水分量の増加についても常に念頭に置く必要がある．

カルペリチド（ハンプ®）による利尿作用の機序は糸球体濾過値（GFR）の増加と，腎髄質血流増加によるヘンレループ上行脚での水・Na^+の受動的再吸収の抑制，集合管での水・Na^+再吸収抑制，アルドステロンやバソプレシンに対する拮抗作用により利尿作用を示すと考えられている．また，この他に血管拡張作用と腎臓，心臓保護作用を有する．重症 PIH の患者は末梢血管抵抗の増加に加え，重症化した際には左腎機能低下，心機能低下を伴うこともあるため，薬理作用が循環動態の破綻による臓器障害の治療としても合目的であると考えられる．

特に高血圧を伴う乏尿をきたす症例では血管拡張作用により血圧降下と尿量確保という 2 点を目的として使用する．使用量としては 0.025μg/kg/min より持続静注を開始し，血行動態により 0.2μg/kg/min まで用量調節する．0.05〜0.1μg/kg/min の用量が汎用されている．当科でも，肺水腫を伴う症例や乏尿を伴う症例ではしばしば使用している．

おわりに

重症 PIH の周術期管理では，連続して多数のモニタリングと患者観察を行い，その情報から刻々と変化する患者の循環動態や血管透過性の亢進状態を把握し，随時対処することが必要となる．非侵襲的な検査では得られる情報に限界もあるものの，通常の経過を逸脱した場合は侵襲的検査も辞さずに，厳重な管理が必要となると思われる．

■文献

1) Sullivan SD, Umans JG, Ratner R. Hypertension complicating diabetic pregnancies: pathophysiology, management, and controversies. J Clin Hypertens (Greenwich). 2011; 13: 275-84.
2) 母子保健事業団．母子保健の主たる統計．2013.
3) Sibai BM, Barton JR. Expectant management of severe preeclampsia remote from term: patient selection, treatment, and delivery indications. Am J Obstet Gynecol. 2007; 196: 514. e1-9.
4) Report of the National High Blood Pressure Education Program Working Group on High Blood Pressure in Pregnancy. Am J Obstet Gynecol. 2000; 183: S1-22.
5) Aya AG, Mangin R, Vialles N, et al. Patients with severe preeclampsia experience less hypotension during spinal anesthesia for elective cesarean delivery than healthy parturients: a prospective cohort comparison. Anesth Analg. 2003; 97: 867-72.
6) Makkonen N, Heinonen S, Hongisto T, et al. Normalization of vasoactive changes in preeclampsia precedes clinical recovery. Hypertens Pregnancy. 2002; 21: 51-64.
7) Mabie WC, Ratts TE, Sibai BM. The central hemodynamics of severe preeclampsia. Am J Obstet Gynecol. 1989; 161: 1443-8.

〈松永茂剛，関　博之〉

37 帝王切開手術当日夜，呼吸困難感と酸素飽和度の低下を認めます．初期の管理手順を教えてください．

　この症状から想定される病態としては，肺血栓塞栓症（pulmonary thromboembolism: PTE）であるが，急性心筋梗塞などの他の疾患を鑑別する必要がある．まず意識レベルとバイタルサイン，出血のチェックを行い，基礎疾患の有無，投薬や輸液状況を確認する．ショック状態であれば，血管確保を行いショックの治療をしつつ，精査を行う必要がある．基礎疾患として狭心症や不整脈などの心疾患や喘息などの呼吸器疾患があれば，それらの増悪も念頭にいれておく．また，急激な輸液や輸血，低アルブミン血症，分娩後の体液量の変化により肺水腫をきたすことがある．さらに抗菌薬や子宮収縮薬投与，輸血など投薬をしている場合はアレルギー反応の可能性も考えて中止できるものは中止する．ついで可能な順に心電図，胸部X線，動脈血ガス分析，D-ダイマーを含む血液生化学検査一般，心臓超音波検査などを実施して鑑別を進める．このような検査や対応ができない産婦人科診療所などで本症状がみられた場合は，可及的早期に高次機能病院への搬送を検討することが必要である．

1 診断

a．臨床症状

　PTEの所見としては，①血圧低下・頻脈・頻呼吸，②心臓の聴診で肺動脈閉塞による肺動脈圧上昇のためⅡ音，特にⅡpの亢進が認められる，③右心不全をきたすと頸静脈の怒張がみられるなどがある．一方，急性心筋梗塞の場合は，①前兆発作として労作時を中心に短時間の胸痛発作がみられることがある，②胸痛とともに放散痛（腕，肩，頸部，下顎）がみられる場合がある，③急性心筋梗塞の呼吸困難は肺うっ血が原因であるため胸部聴診やX線画像で異常所見がみられる，④心電図モニターで異常所見がみられることなどが挙げられる．

b．ECG

　PTEに特異的な心電図所見は存在せず，右側胸部誘導の陰性T波，洞性頻脈，SIQIIITIII，右脚ブロック，ST低下，肺性P波などさまざまな変化を示すが，急性心筋梗塞では特異的な心電図所見により診断可能なことが多い．胸痛などの症状が出現した時点からT波の増高に続くST部分の上昇，R波の減高，異常Q波の出現に至る経時的変化がみられる．

c．心臓超音波検査

　PTEでは肺動脈収縮期圧が40～60mmHgまで上昇する場合があるため，近位肺動脈の拡大，右心系の拡大，McConnell徴候（右室では心尖部に比較して自由壁の壁運動が障害される），心室中隔の奇異性壁運動，三尖弁閉鎖不全，下大静脈の怒張，下大静脈径の呼吸性変動の消失などがみられ，心臓超音波検査はPTEの重症度判定や治療方針の決定に有用である．心筋梗塞では梗塞部位に一致し

た壁運動の低下が認められることが多い．

d．血液検査

PTE では D-ダイマーが上昇する．血液ガス分析で低 PO_2 血症，低 PCO_2 血症，呼吸性アルカローシスがみられる．

急性心筋梗塞では CK(CK-MB)，心筋トロポニン T，AST，LDH など心筋逸脱酵素が上昇する．

e．胸部 X 線

呼吸困難を主訴とする急性心不全や肺炎などの他疾患を鑑別するために有用である．

f．肺動脈造影

以前は血管内血栓の抽出が可能な唯一の診断法とされてきたが，CT の発達により診断には用いられなくなってきている．

g．肺血流シンチグラム

肺門部方向を頂点とする楔状の陰影欠損像が単独〜多発すれば急性 PTE の存在を推定できるが，あくまで間接診断法である．

2 治療（図1）

急性 PTE が疑われたら，血行動態が安定している場合はヘパリン 5,000 単位を静脈内投与し，造影 CT ないし肺動脈造影で確定診断を行う．心臓超音波検査で右心拡大がなければ抗凝固療法のみの治療方針とし，右心拡大があれば経静脈的線溶療法の追加を考慮する．DVT がある場合は一時留置型下大静脈フィルター（IVCF）の挿入を検討し，早期離床を目指す．一方，血行動態が不安定な場合は，短時間の診断が重要で，欧米のガイドラインでは1時間以内に画像診断をすべきとされている．突然発症で心筋梗塞や心不全，呼吸不全が否定されたら，直ちにヘパリン 5,000 単位を静脈内投与する．酸素投与，気管挿管，昇圧剤投与などで対応後もショック状態が持続するときは PCPS（経皮的人工心肺補助装置）を導入して呼吸循環不全の安定化を図る．再灌流療法に関しては線溶療法がどの施設でも速やかに施行可能であり，慣れている施設ではカテーテル治療や緊急手術をすることもある．PCPS が抜去可能となれば，PCPS 抜去と同時に一時留置型 IVCF で二次予防を行い，抗凝固療法を継続する．

a．抗凝固療法（表1）

未分画ヘパリン 5,000 単位の静脈内投与 bolus 後，1,400 単位/時で開始し，APTT が 1.5〜2.0 倍になるようにヘパリン量を調節する．簡便な方法として，初期は1日2万単位の速度で開始し，ACT200 秒以上ないし APTT が 1.5〜2.5 倍になるように調節することもある．

ワルファリンはヘパリン開始初期から併用し，PT-INR が 1.5〜2.5 となったところでヘパリンを中止する．

E 分娩の管理

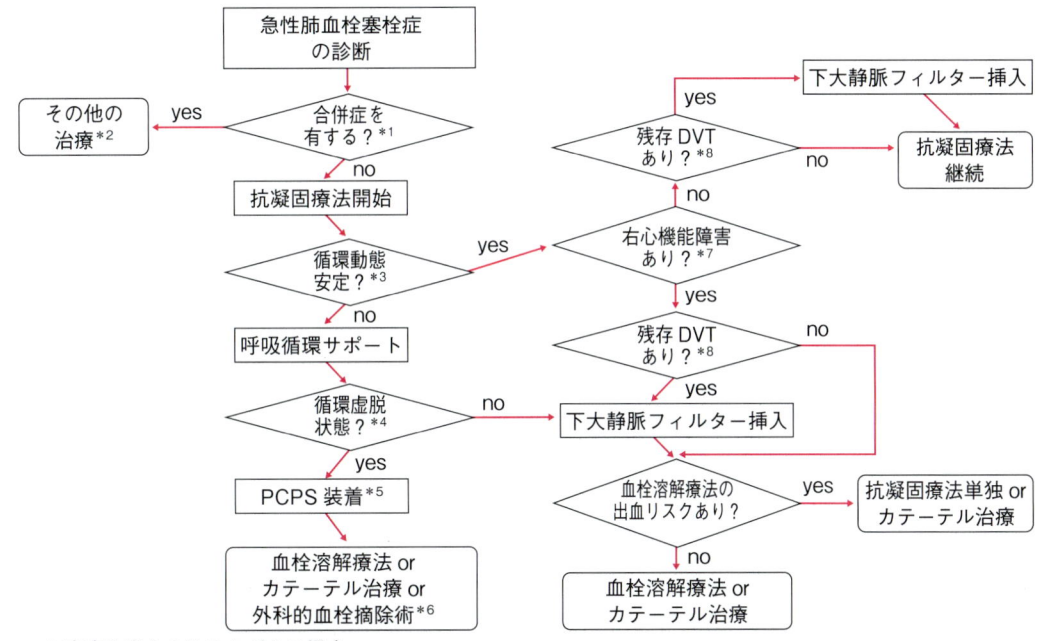

図1 急性期血栓塞栓症の治療アルゴリズムの1例

*1 高度な出血のリスクがある場合
*2 病態に応じた施行可能な治療を行う
*3 循環動態不安定とは，ショックあるいは遷延する低血圧状態を示す
*4 心肺蘇生を要する状態，あるいは高度なショックが遷延する状態
*5 施設の設備や患者の状態により，装着するか否かを検討する
*6 施設の状況や患者の状態により，治療法を選択する
*7 心エコーによる右室拡大や肺高血圧の存在により評価
*8 遊離した再塞栓を来たした場合，重篤化する危険性のある深部静脈血栓

治療のアルゴリズムを示すが，あくまでも1例であり，最終的な治療選択は各施設の医療資源に応じて決定することを，妨げるものではない．
DVT：深部静脈血栓症
PCPS：経皮的心肺補助

循環器病の診断と治療に関するガイドライン（2008年度合同研究班報告）
肺血栓塞栓症および深部静脈血栓症の診断，治療，予防に関するガイドライン（2009年改訂版）
〔http://www.j-circ.or.jp/guideline/pdf/JCS2009_andoh_h.pdf（2015年2月閲覧）〕

b. 線溶療法（表2）

血行動態が安定し右心拡大のない場合には線溶療法の意義はないとされている．右心不全を有する場合には線溶療法の施行により，その予後には差を認めないが，カテコラミン使用や気管挿管などの追加療法を回避できるとする報告がある．血行動態が不安定な急性PTEに対してtPA（モンテプラーゼ）を13,750～27,500単位/kgを2分で静脈内投与する．緊急の現場では80万ないし160万単位を2分間かけて投与されている．分娩直後の投与は制御困難な子宮出血を誘発する可能性があり，注意を要する．

c. カテーテル治療

カテーテル治療には経カテーテル血栓溶解療法，血栓吸引療法，血栓破砕療法があり，これらの適応は血行動態不安定例，線溶抗凝固療法禁忌例または不成功例などである．

E 分娩の管理

表1 未分画ヘパリン持続静注用の用量調節表[*1]

APTT (秒)	Bolus 再投与量 (単位)	持続静注停止時間 (分)	持続静注変化率 (mL/h)[*2]	持続静注変化量 (単位/24h)	次回 APTT 測定時間
< 50	5,000	0	＋3	＋2,880	6h 後
50〜59	0	0	＋3	＋2,880	6h 後
60〜85	0	0	0	0	翌朝
86〜95	0	0	−2	−1,920	翌朝
96〜120	0	30	−2	−1,920	6h 後
> 120	0	60	−4	−3,840	6h 後

APTT ＝活性型部分トロンボプラスチン時間
未分画ヘパリンは初回投与量 5,000 単位静脈内ボーラス投与に引き続き，時間当たり 1,400 単位の持続静注を開始する．
未分画ヘパリンの初回投与の 6 時間後に APTT の測定を行い，本表に従い用量を調節する．
[*1] APTT 試薬のうち治療域がコントロールの 1.9〜2.7 倍の場合に対応．
[*2] 未分画ヘパリンを 40 単位/mL の濃度で投与した場合．
(Cruickshank MK, et al. Arch Intern Med. 1991; 151: 333-7 より改変)
循環器病の診断と治療に関するガイドライン（2008 年度合同研究班報告）
肺血栓塞栓症および深部静脈血栓症の診断，治療，予防に関するガイドライン（2009 年改訂版）
〔http://www.j-circ.or.jp/guideline/pdf/JCS2009_andoh_h.pdf（2015 年 2 月閲覧）〕

表2 血栓溶解療法の使用量

薬剤	投与方法	承認
日本		
ウロキナーゼ	24 万〜96 万単位/日，数日間静脈内投与	保険未承認
rt-PA アルテプラーゼ	2,400 万単位を 2 時間以上かけて持続静脈内投与	保険未承認
mt-PA モンテプラーゼ	13,750〜27,500 単位/kg を約 2 分で静脈内投与	2005 年厚労省承認
米国		
ストレプトキナーゼ	25 万単位を 30 分以上かけて持続静脈内投与後， 10 万単位/h を 24 時間持続静脈投与	1977 年 FDA 承認
ウロキナーゼ	4,400 単位/kg を 10 分間で静脈内投与後， 4,400 単位/kg/h を 12〜24 時間持続静脈投与	1978 年 FDA 承認
rt-PA アルテプラーゼ	100mg を 2 時間以上かけて持続静脈内投与	1990 年 FDA 承認

FDA ＝ Food and Drug Administration，mt-PA ＝ mutant tissue-type plasminogen activator,
rt-PA ＝ recombinant tissue-type plasminogen activator
循環器病の診断と治療に関するガイドライン（2008 年度合同研究班報告）
肺血栓塞栓症および深部静脈血栓症の診断，治療，予防に関するガイドライン（2009 年改訂版）
〔http://www.j-circ.or.jp/guideline/pdf/JCS2009_andoh_h.pdf（2015 年 2 月閲覧）〕

d．下大静脈フィルター IVCF

　PTE 急性期は深部静脈血栓症（deep vein thrombosis: DVT）形成を予防するために早期離床が大切である．一方，急性期には高率に DVT が残存するので早期離床を行うことで PTE 再発のリスクは高くなる．そこで，一時留置型 IVCF を用いて短期間確実な二次予防を行う．ADL が拡大し，必要な経口抗凝固薬の用量が決まれば IVCF は異物でもあり早期に抜去すべきである．
　永久留置を行う病態は基本的に長期間 ADL が低下する場合，抗凝固薬の管理ができない場合，長期的に抗凝固療法が禁忌である場合などである．永久留置型 IVCF は PTE リスクは低減するが数年後の DVT リスクを増加させるとされている．

以上，帝王切開後に発症した肺血栓塞栓症を想定して，その診断と治療について概説した．

■文献
1) 循環器病の診断と治療に関するガイドライン（2008 年度合同研究班報告）．肺血栓塞栓症および深部静脈血栓症の診断，治療，予防に関するガイドライン（2009 年改訂版）．
www.j-circ.or.jp/guideline/pdf/JCS2009_andoh_h.pdf
2) 小林隆夫, 編著. 静脈血栓塞栓症ガイドブック. 改訂 2 版. 東京: 中外医学社; 2010.
3) 竹田　省. 産科救急ハンドブック「産科危機的出血への対応ガイドライン」に基づく管理法. 総合医学社; 2010. p.3-11, p.223-46, p.283-90.

〈正岡直樹，和田真沙美〉

E 分娩の管理

38 周産期心筋症と診断されました．治療法と予後について解説してください．

■回答

　周産期（産褥）心筋症は，心疾患の既往のなかった女性が，妊娠後半から産褥期に心機能低下をきたし，心不全を発症する特異な心筋症である．わが国における発症率は1万〜2万分娩に1人と，日常診療の場で遭遇する頻度は必ずしも多くないが，重症例では致死的でもあるため，妊産褥婦の呼吸困難や浮腫などの訴えに対して，鑑別診断の1つとしてあげなくてはならない疾患である．1971年にDemakisらが最初に提唱した診断基準をもとに，心エコー上の左室収縮能低下や拡大所見の具体的な数値を付け加えたものが，頻用されているが，いまだ画一的な診断基準の確立には至っていない（表1）[1]．現段階では疾患特異的な診断項目がなく，あくまで除外診断である．

　表2に，患者背景と危険因子の国際比較を示す[1,2]．発症率を除いて，米国と日本の臨床像は，ほぼ同じである．米国では，疾患認識の向上や妊婦の高齢化，生殖医療の進歩による多胎妊娠の増加に伴い，年々発症数が増加している．今後，日本においても増加する可能性があると考える．

　妊娠高血圧症候群は最大危険因子であり，約4割の患者が合併している．ほかに高齢，多胎，子宮収縮抑制薬の使用などが危険因子として知られており，これらの背景因子を持つ妊産褥婦の心不全症状には，注意が必要である．しかしながら，息切れ，咳，浮腫，体重増加といった心不全症状は，健常妊産褥婦でも訴える症状であり，その病的意義を見極めるのは難しい．心不全マーカーとして有用性の高い血漿BNP（脳性ナトリウムペプチド）値は，ほとんどの患者で上昇しており，心不全診断の一助となる．実際に，2009年の全国調査における周産期心筋症患者の心不全診断時BNP値の平均

表1 周産期心筋症の診断基準

分類	診断基準
ヨーロッパ心臓病学会の心筋症分類	非家族性で拡張型心筋症の遺伝背景をもたない，妊娠に関連した心筋症
アメリカ心臓協会の心筋症の分類と診断基準	左室機能障害と拡張，心不全を呈する，希少性後天性の原発性心筋症
米国NHLBIと希少疾患対策局のワークショップ	①分娩前1カ月から分娩後5カ月以内に新たに心不全の症状が出現 ②心疾患の既往がない ③他に心不全の原因となるものがない ④左室駆出率（LVEF）＜45％もしくは左室短縮率（%FS）＜30％
ヨーロッパ心臓病学会の心不全部門の産褥（周産期）心筋症ワーキンググループ	①妊娠の最後のほうから産後数カ月までの間に，左室収縮機能障害により心不全を呈する，特発性心筋症 ②そのほかに心不全の原因がない（常に除外診断である） ④左室はあまり拡張していないが，ほぼ全例で左室駆出率（LVEF）＜45％

NHLBI: National Heart, Lung, and Blood Institute
（Sliwa K, et al. Eur J Heart Fail. 2010; 12: 767-78[1] より）

表2 患者背景，臨床経過の国際比較

	日本 2009年 n = 102	アメリカ 2005年 n = 100	南アフリカ 2005年 n = 100	ハイチ 2005年 n = 98
平均年齢（歳）	32.7	30.7	31.6	31.8
平均妊娠回数*（回）	1.7	2.6	3	4.3
初産婦（%）	55	37	20	24
アフリカ系人種（%）	0	19	100	98
慢性高血圧・妊娠高血圧症候群の合併（%）	42	43	2	4
子宮収縮抑制剤の使用（%）	14	19	9	0
多胎妊娠（%）	15	13	6	6
死亡率（%）	4	9	15	15

*初産婦を1として算出
(Sliwa K, et al. Eur J Heart Fail. 2010; 12: 767-78[1]), Kamiya CA, et al. Circ J. 2011; 75: 1975-81[2])より）

は1,258pg/mL（参考正常値：約18pg/mL未満）であり，非常に高値であった．また，BNPが100pg/mL未満の患者は全体のわずか4%であり，この値を1つの目安として，次の心スクリーニング検査につなげてもよいと考える．

　周産期心筋症の病因についてはさまざまな説があり，未だ原因不明である．病態が拡張型心筋症に類似していることから，妊娠・出産の心負荷により潜在していた拡張型心筋症が顕在化したものや心筋炎であるという説もあるが，アメリカNIHのworkshop groupにおいても，特発性拡張型心筋症や心筋炎の発症率よりも高率で妊産褥婦に発症することから，妊娠自体が発症に関与している別な病態と結論づけられている．近年，血管内皮細胞に対する障害性を持つ切断プロラクチン[3]や，血管新生障害[4]が病因ではないかとの，新たな報告も出てきている．周産期心筋症を考える際に重要な点は，「現時点では，除外診断であるため，あくまでheterogeneousな疾患である」ということである．妊娠高血圧症候群や，拡張型心筋症など異なる背景の患者が混在している．これら背景の異なる患者が，別々の病態をもつのか，それとも，切断プロラクチンなどの共通の病態をもつのかを証明することが，今後の課題である．

　周産期心筋症の治療については，一般的な心不全に対する治療が広く行われている．重症例では，急性期にカテコラミンに加え，大動脈内バルーンパンピングや経皮的心肺補助装置を使用する．慢性期には，ACE（アンジオテンシン変換酵素）阻害薬やβ遮断薬，利尿薬などの内服治療が行われるが，治療抵抗性の症例では，心臓移植や死に至ることもある．また，妊娠・産褥期の凝固能亢進もあり，心内血栓の合併率が高いため，重度の心機能低下症例に対しては，血栓予防に抗凝固療法も必須である．

　これまで，心不全に対する対症療法以外に，自己免疫性心筋炎を疑う症例でのステロイド・免疫抑制剤の使用や，大量γグロブリン療法などが試みられてきたが，明確な治療効果は得られていない．近年，新規治療法として，前述の切断プロラクチン病因説に基づき，抗プロラクチン療法が提唱されている．2010年にSliwaらが南アフリカにおける周産期心筋症患者20人を，標準治療にブロモクリプチンを投与した群（PPCM-Br群10人）と標準治療のみの群（PPCM-Std群10人）の2群に分け，

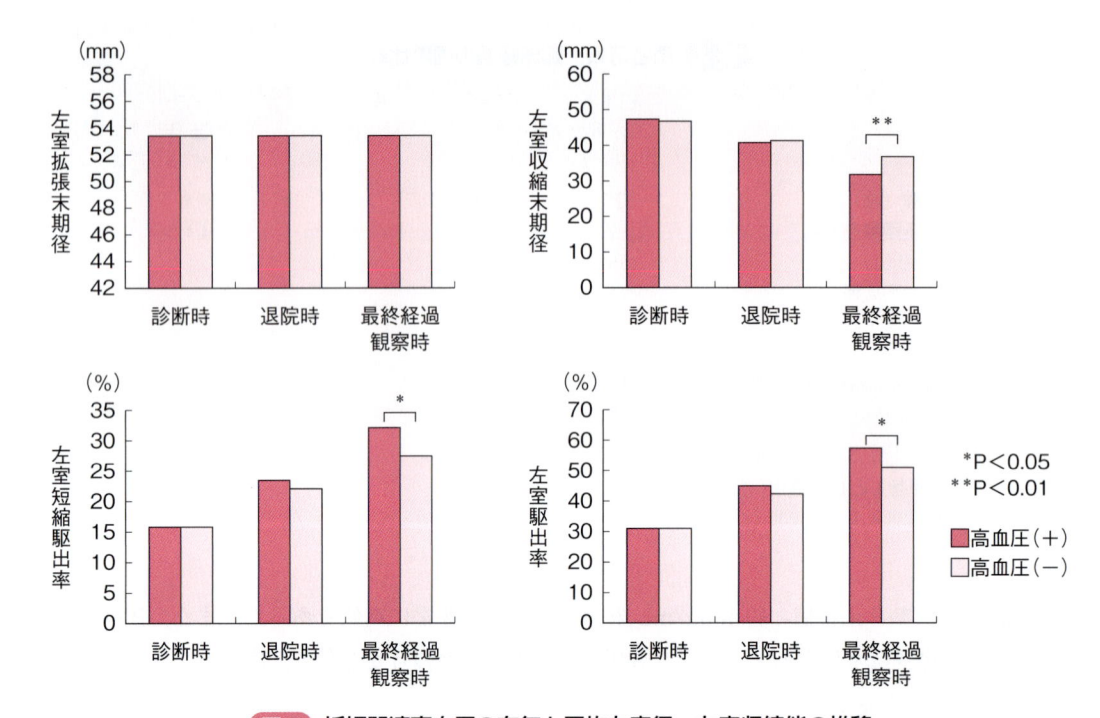

図1 妊娠関連高血圧の有無と平均左室径，左室収縮能の推移
診断時の各指標に有意差はないが，最終経過観察時には，高血圧合併群の左室径はより小さく，収縮能はより改善していた．
(Kamiya CA, et al. Circ J. 2011; 75: 1975-81[2] より)

半年間予後を追跡したところ，死亡率はPPCM-Br群10％に対しPPCM-Std群で40％，生存者の半年後の心収縮力の指標である左室駆出率（LVEF）はPPCM-Br群58％に対しPPCM-Std群で36％と，予後に大きな差を認めた[5]．しかし，対照であるPPCM-Std群の予後が一般に比べて悪すぎるとの指摘もある．今後のさらなる検討が待たれるところであり，わが国においても，抗プロラクチン療法の有効性を検討する症例登録研究を現在行っている．

当初Demakisらは，半数は心機能が正常に回復し，半数は心機能低下が残存すると報告した．わが国においても，約6割が心機能改善し，残りの4割が心機能低下，うち最重症の1割が母体死亡や心移植が必要となっている．死因は心不全や致死的不整脈によるもので，先進国での母体予後はほぼ相同している．これまでに，予後予測因子として，初診時もしくは発症2カ月後の左室駆出率，左室拡張末期径，左室内血栓の有無，人種などが挙げられている．わが国における全国調査からは，妊娠高血圧症候群に合併した周産期心筋症患者は，急性期予後に差はない一方で，慢性期に心機能が回復しやすいことが判明した（図1）[2]．予後に関しても，heterogeneousな疾患背景を基に，さまざまであると考えられる．

■文献
1) Sliwa K, Hilfiker-Kleiner D, Petrie MC, et al. Current state of knowledge on aetiology, diagnosis, management, and therapy of peripartum cardiomyopathy: a position statement from the Heart Failure Association of the European Society of Cardiology Working Group on peripartum cardiomyopathy.

Eur J Heart Fail. 2010; 12: 767-78.
2) Kamiya CA, Kitakaze M, Ishibashi-Ueda H, et al. Different characteristics of peripartum cardiomyopathy between patients complicated with and without hypertensive disorders. -Results from the Japanese Nationwide survey of peripartum cardiomyopathy. Circ J. 2011; 75: 1975-81.
3) Hilfiker-Kleiner D, Kaminski K, Podewski E, et al. A cathepsin D-cleaved 16 kDa form of prolactin mediates postpartum cardiomyopathy. Cell. 2007; 128: 589-600.
4) Patten IS, Rana S, Shahul S, et al. Cardiac angiogenic imbalance leads to peripartum cardiomyopathy. Nature. 2012: 485: 333-8.
5) Sliwa K, Blauwet L, Tibazarwa K, et al. Evaluation of bromcriptine in treatment of acute severe peripartum cardiomyopathy. A proof-of-concept pilot study. Circulation. 2010; 121: 1465-73.

〈神谷千津子〉

39 特定妊婦に対する産後支援の現状と産婦人科医がすべきことを教えてください.

 昨今,子ども虐待による死亡事例があとを絶たず,この虐待死の防止のための取り組みが喫緊の課題となっている.厚生労働省内に設置された「社会保障審議会児童部会児童虐待等要保護事例の検証に関する専門委員会」(以下委員会)の第10次報告〔2014(平成26)年9月〕[1]によれば,2012(平成24)年4月から2013(平成25)年3月までの虐待死(心中以外)は51人,うち乳児が22人(43.1％),乳児のうち0カ月児は11人(50.0％)であった.主たる加害者は実母であり,特に0カ月児においては100％実母であることも明らかとなった.

 検証結果の内訳をみると望まない妊娠(36.4％),若年(10歳代)(18.2％),母子健康手帳未発行(90.9％),妊婦健診未受診(90.9％)などの背景をもった妊娠が0カ月児の虐待死につながりやすいことも判明した.

 このような検証結果から,虐待につながりやすい背景を持った妊婦に妊娠期から積極的に介入,支援を行うことが,子ども虐待そして虐待死の減少につながる可能性があると思われる.実際,妊娠期に将来の子ども虐待につながる危機を予想できなかった,あるいは予想できたにもかかわらず適時に介入を実行できなかったために,新生児遺棄や虐待を防止できなかった事例は相当数あると考えられている.

1 行政の動き

 平成16年に児童福祉法が改正され(図1),虐待防止のための機関として要保護児童対策協議会(以下要対協)の設置が定められた.当時は,要保護の対象は「要保護児童」であったが,その後の委員

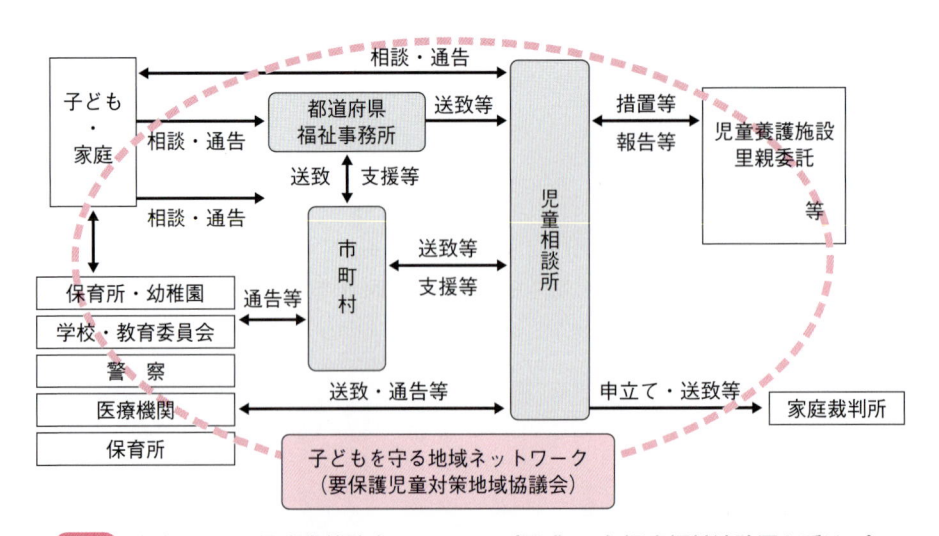

図1 地域における児童虐待防止のシステム(平成16年児童福祉法改正を受けて)

会の報告の積み重ねから，根本的な子ども虐待の予防には妊娠期からの介入が不可欠と考えられるようになり，平成21年の児童福祉法改正により，「特定妊婦」という概念が，要保護児童対策協議会設置・運営指針の中で協議の対象とされるように定められ，支援の対象者がそれまでの(1)「要保護児童（保護者のない児童又は保護者に監護させることが不適当であると認められる児童）」に新たに(1)「要保護児童」の保護者，(2)児福法第6条の2第5項に規定する「要支援児童（保護者の養育を支援することが特に必要と認められる児童（要保護児童に該当するものを除く））とその保護者，(3)児福法第6条の2第5項に規定する「特定妊婦（出産後の養育について出産前において支援を行うことが特に必要と認められる妊婦）」が加わることとなった．

この法改正により，妊娠期に将来の子ども虐待につながる可能性がある特定妊婦に対して，産科医が行政などと協力し合って積極的に関与し支援を行っていく根拠ができたと同時に，子ども虐待問題に主体的に関与していく責任も生じたといえるのである．

2 特定妊婦とは

平成21年，委員会の第5次報告において，「特定妊婦」という呼称が公式に定められた．この報告内の記載よれば，特定妊婦とは，出産後の子どもの養育について出産前において支援を行うことが特に必要と認められる妊婦のことをいう．

妊娠中から家庭環境におけるハイリスク要因を特定できる妊婦であり，具体的には，不安定な就労など収入基盤が安定しないことや家族構成が複雑，親の知的・精神的障害などで育児困難が予測される場合などがある．

3 産科医が妊娠中に特定妊婦を診察したら

特定妊婦とは前項のような妊婦を指すが，このような妊婦を診察した場合には本人の同意の下，要対協に報告を行うのが望ましい．一方で，行政に丸投げするだけではなく，医療側でもその後の妊婦健診などにおいて各職種（医師，助産師，看護師，医療ソーシャルワーカーを含む事務職員，栄養士，看護助手など）を通じて医療的，精神的支援を続けていくのが理想である．この際に詰問的な姿勢は避け，同情的な姿勢でこれを行う．自治体の行う経済的支援に対して全く知識を持ち合わせていない妊婦もいることから，少しでも支援を受けられるように情報を提供し，行政にもそれを引き継ぐことが大事である．

特定妊婦の一部には医療機関をほとんど受診せず，母子健康手帳の交付も受けていない妊婦が含まれる．このような妊婦に対して，医療機関が関与するのは困難である．しかし，初診が遅かった妊婦や受診回数の少ない妊婦に対しては状況を見極めた上で，可能な限り関わっていくことが望まれる．

特定妊婦の中には産褥期に1カ月健診にも来院せず，そのまま医療機関との関わりを絶ってしまう事例も多い．このような産褥婦を孤立させないためには，産褥退院から比較的近い受診日を設定し，育児や母乳の相談などを通じて積極的に関わりを持続し，信頼関係を築くのが望ましい．良好な関係を築くことによって，虐待につながる初期の徴候を発見する一助となり，児はもとより母をも救うことにつながる可能性がある．

● E 分娩の管理

4 日本産婦人科医会の取り組み

　公益社団法人日本産婦人科医会（以下医会）では厚労省雇用均等・児童家庭局総務課長・家庭福祉課長・母子保健課長通知（平成23年7月27日）「妊娠期からの妊娠・出産・子育て等に係る相談体制の整備について」を受けて妊娠などについて悩まれている方のための相談援助事業を立ち上げた．医会の作成したマニュアル[3]によれば，各産科医療機関に医師・看護職員・事務職員などを含めた「安心母と子の委員会（仮称）」（図2）を立ち上げ，全スタッフが常に同じ姿勢で特定妊婦に接することを提案している．支援が必要な特定妊婦が認識されれば要保護児童対策協議会などを通じて適当な行政の相談窓口（女性健康支援センター・児童相談所・保健所・市町村保健センター・福祉事務所・婦人相談所など）を紹介し，支援の要否，支援策などが考慮されるべきである．我が国の現在の現実的な施策としては，助産施設での分娩，里親，養子縁組（特別養子縁組，普通養子縁組）制度，乳児院，母子生活支援施設，婦人保護施設などが候補として考えられる（図3）．

　事業はまだ立ち上がったばかりであるが，都道府県医会の中には大阪府[2]，岩手県，岡山県，大分県など県レベルで積極的な活動を展開している自治体もあり，今後この動きが全国に展開されることを願いたい．

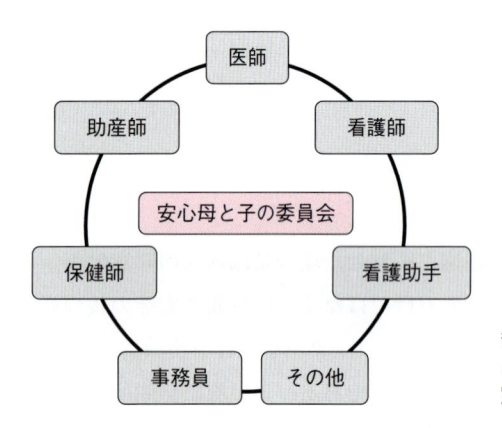

図2　産科等医療機関内＜安心母と子の委員会＞
各々の医療機関において，全スタッフが同じ姿勢で対応できるように，安心母と子の委員会（委員会名は変更可）を設置し，定期的に開催する．

5 産婦人科医が虐待予防事業に参画するにあたっての問題点

　特定妊婦を医療的，精神的に支援しながら，無事に分娩に至った場合に避けて通れないのは分娩費用の問題である．かつて，特定妊婦の中でも未受診妊婦の分娩費用は未払いで終わる可能性が高く，医療機関側が泣き寝入りをすることが多かった．現在は出産育児一時金が42万円に引き上げられ，医療機関への直接支払制度も存在するため，未払いのリスクは以前に比べると改善された．しかし，特定妊婦の中には健康保険未加入者もしばしばみられ，公的な経済支援制度の存在を知らない者も多く，このような妊婦の分娩を善意で担当した医療機関は，相変わらず泣き寝入りとなることが少なくない．分娩費の支払いが経済的に困難な妊婦に対しては助産施設での分娩（公的に分娩費が支払われる）という選択肢があるが，制度の存在自体が社会に認知されていないこと，助産施設へ公的に支払われる分娩費があまりに現実とかけ離れた額であるということが問題である．現状では，産科医療補

要因	金銭問題	母親のパーソナリティの問題	夫のパーソナリティの問題	望まない妊娠の場合	育児がうまくいかない（情報不足・知識不足）	児の体重増加不良
	↓	↓	↓	↓	↓	↓

安心母と子の委員会（仮称）

要保護児童対策地域協議会

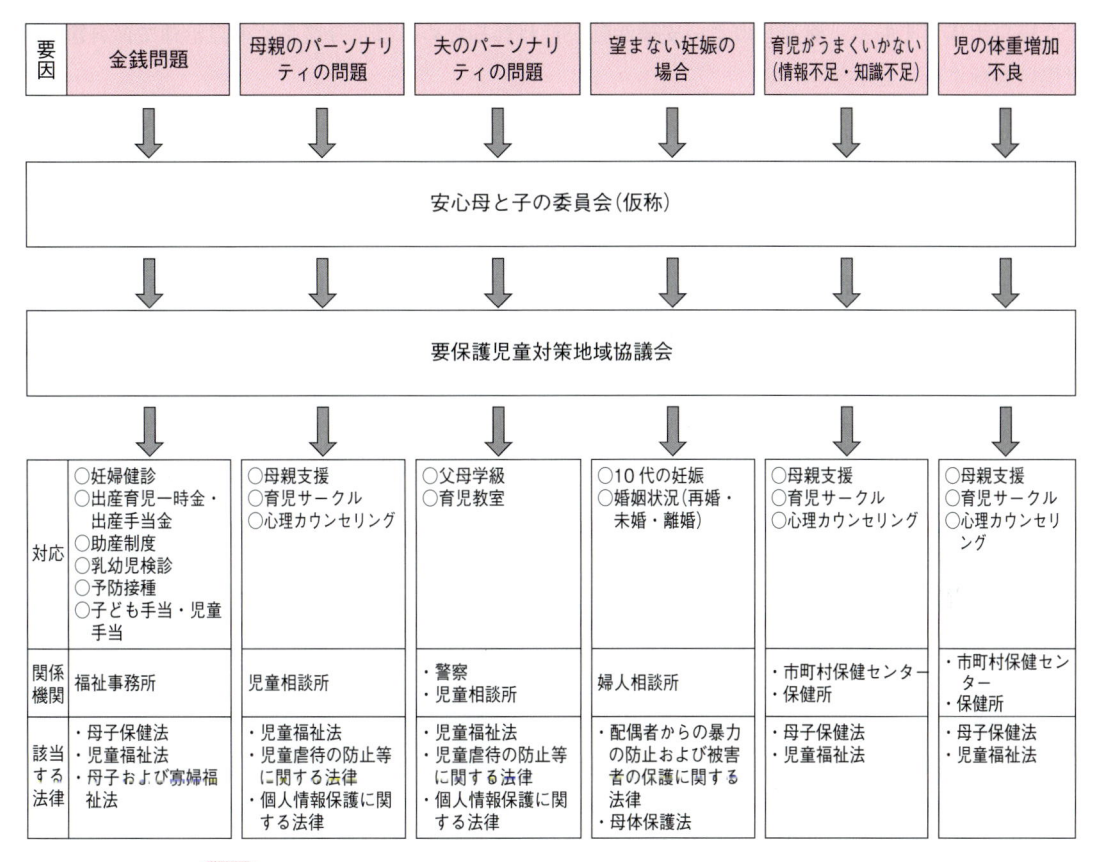

対応	○妊婦健診 ○出産育児一時金・出産手当金 ○助産制度 ○乳幼児検診 ○予防接種 ○子ども手当・児童手当	○母親支援 ○育児サークル ○心理カウンセリング	○父母学級 ○育児教室	○10代の妊娠 ○婚姻状況（再婚・未婚・離婚）	○母親支援 ○育児サークル ○心理カウンセリング	○母親支援 ○育児サークル ○心理カウンセリング
関係機関	福祉事務所	児童相談所	・警察 ・児童相談所	婦人相談所	・市町村保健センター ・保健所	・市町村保健センター ・保健所
該当する法律	・母子保健法 ・児童福祉法 ・母子および寡婦福祉法	・児童福祉法 ・児童虐待の防止等に関する法律 ・個人情報保護に関する法律	・児童福祉法 ・児童虐待の防止等に関する法律 ・個人情報保護に関する法律	・配偶者からの暴力の防止および被害者の保護に関する法律 ・母体保護法	・母子保健法 ・児童福祉法	・母子保健法 ・児童福祉法

図3 公的機関への紹介または通告をする際の具体的要因例のフロー図

償制度の掛け金3万円〔2015（平成27）年1月より1万6千円〕まで医療機関側の負担となってしまう．

　さらに，特定妊婦の中には妊婦健診未受診で，陣痛発来とともに救急車などで飛び込み分娩をしてくる者も多い．このような未受診妊婦は，産科的にハイリスクであることが多く，母児の周産期的予後が悪いことも知られており，担当医療機関および担当医にかかる負担は大きい．一方で，未受診妊婦の受け入れに対する公的援助が特別に存在しないため，医療機関側の献身的善意に支えられているのが現状である[4-10]．

　特定妊婦のうち精神的に不安定な妊婦に対しては，産科側と行政側である一定のサポートは行われているが，精神神経科系の医療者との横のパイプがまだまだ十分といえず，有効な解決策がみいだせないのが現状である．

6 要対協と産科医

　要対協の発足時には，要保護児童の対象が特定妊婦にまで及んでいなかったため，協議会に産科医の委員は求められていなかった．しかし，児童福祉法が改正され，特定妊婦も要保護の対象となった現在では要対協に産科医の委員が必要なのはいうまでもない．現実には要対協に産科医が参加している自治体は残念ながらまだまだ少数派である．なかには，産科医側が委員就任を申し出ても，積極的

でない自治体さえある．風通しのよい支援活動が行われるためには，今後多くの自治体で産科医が要対協に参画することを望みたい．

まとめ

　子ども虐待に発展する可能性のある特定妊婦に対し，妊娠期から支援を行い子ども虐待，なかでも虐待死の減少につながるための取り組みの現状について述べた．

　子ども虐待の予防という観点から，われわれ産科医が妊娠期から特定妊婦の掘り起こしと支援に取り組むことの重要性は疑う余地がないが，一方で行政の取り組み方には自治体によって温度差がある．今後すべての自治体で医療者側と行政側の風通しをよくし，ともに支え合って取り組んでいく必要があろう．もちろん精神神経科側の協力も欠かせない．

　また，現状では，特定妊婦の支援は産科医療機関や産科医の善意に支えられている一面があり，ただでさえ厳しい環境で診療を余儀なくされている産科医が今後も持続的に支援を続けていくためには，財政面での援助は避けられないと思われる．行政側のご理解をお願いしたい．

　しかし現実に我々産科医にしかできない支援が存在することも間違いなく，多くの産科医および産科医療機関のご協力をお願いしたい．

■文献

1) 社会保障審議会児童部会児童虐待等要保護事例の検証に関する専門委員会：子ども虐待による死亡事例等の検証結果等について（第10次報告）．2014.
2) 大阪産婦人科医会．未受診や飛び込みによる出産等実態調査報告書．2013.
3) 公益社団法人日本産婦人科医会．妊娠等について悩まれている方のための相談援助事業連携マニュアル．2013.
4) 中井章人，林　昌子，奥田直貴．妊婦健康診査の意義と未受診妊婦のリスク（妊娠・出産時の支援）．周産期医学．2009; 39: 175-9.
5) 山田　俊，長和　俊，小山貴弘，他．北海道における未受診妊婦の実態－分娩取り扱い施設へのアンケート調査から．日本周産期・新生児医学会雑誌．2009; 45: 1448-55.
6) 上田克憲，向井百合香，原　香織，他．当科における過去7年間の「飛び込み分娩」26例の実態．日本周産期・新生児医学会雑誌．2008: 44: 621.
7) 石川隆三，河野照子，菊地信三，他．当院における未受診妊婦の状況．日産婦関東連合地方部会誌．2008; 45: 229.
8) 野口崇夫，渡辺　博，多田和美，他．当センターにて分娩した妊婦健診未受診者に対する検討．日本周産期・新生児医学会雑誌．2008; 44: 402.
9) 前田津紀夫．未受診妊婦の実態とその対策について．日本医師会雑誌．2008; 137（別冊）: 11-4.
10) 水主川純，定月みゆき，箕浦茂樹，他．当科における妊婦健康審査未受診妊婦の検討．日本周産期・新生児医学会雑誌．2009; 45: 32-6.

〈前田津紀夫〉

F 合併症妊娠

40 慢性腎炎合併妊娠の管理について，妊娠前の準備から教えてください．

1 慢性腎炎合併妊娠

　通常，妊娠により母体の循環系や腎機能には様々な変化が生じるが，腎疾患合併妊娠ではその影響は大きく，妊娠による更なる原疾患悪化の可能性も念頭に入れておかなければならない．また，妊娠が分娩後の母体腎機能に与える影響は，妊娠時の腎機能の程度により異なるとの見解も多い．腎疾患を合併した妊婦の管理は難しく，また児の周産期予後も不良な場合が多かった．過去の報告では自然流産5～10%，死産4～5%，周産期死亡率6～14%，早産率14～59%，胎児発育遅延（FGR）6～37%の発症率であった[1]．しかし近年では医療の発達により妊産婦ならびに新生児の予後は改善されつつある．

　2002年に米国腎臓財団が慢性腎臓病（CKD）の概念を提唱した．CKDの定義は「尿検査，画像診断，血液検査，病理診断で腎障害の存在が明らかである．もしくは糸球体濾過量＜60mL/分/1.73m^{3}の状態である」とされている．日本ではCKD患者が1,330万人を超えていることが明らかになり，成人の約8人に1人がCKDである．妊娠前から腎疾患を合併する頻度は0.03%（0.02～0.12%）と多くはないが，出産年齢が高齢化している現在，今後も妊娠可能な女性が腎疾患を合併している確率は高くなっていくことが予想され，同時に我々が腎疾患合併妊娠を診察する機会も増えてくると思われる．妊娠可能な女性によくみられる慢性腎炎としてIgA腎症，ネフローゼ症候群，全身性エリテマトーデス（SLE）があげられる．本稿では，慢性腎炎の女性が妊娠・出産を無事に終えるために，妊娠前からどのような管理を行うべきなのかについて考えていきたい．

2 妊娠中および妊娠前の腎機能評価

　妊娠中は生理的変化により，腎血流量は約40%近く増加しそれに伴い糸球体濾過量（GFR）も約40%近く増加する．循環血液量やGFRの増加（110～150mL/min）に比べ，尿素窒素，クレアチニン，尿酸の生産はそれほど増加しないため，血清中の正常値はいずれも低下している．一般に尿素窒素13mg/dL，クレアチニン0.8mg/dL，尿酸4.5mg/dLを正常値の上限とするものが多い．

　腎機能の指標には糸球体濾過量（GFR）が用いられる．GFRは一定時間に糸球体で濾過される量を表している．日常臨床の場では24時間内因性クレアチニンクリアランス（Ccr）を計算しているが，24時間蓄尿することの患者への負担や不完全な蓄尿により誤差が生じるという欠点がある．またCcrは実測したGFRより約30%高いため，GFRへの変換には×0.715を用いる．

　24時間内因性Ccr測定に代用されるのが推算GFR（estimated GFR: eGFR）である．血清Cr値と年齢より計算される．eGFRは簡単に求めることができるが，75%の症例が実測GFR±30%の範囲に入る程度の正確さである．妊娠の可否，治療方針や分娩時期を決定するために重要である腎機能

評価に用いるのであれば24時間蓄尿を行い，クレアチニンクリアランスを用いた正確なGFRを算出した方がよいと思われる．

旧厚生省進行性腎障害調査研究班の報告では，慢性腎炎患者の妊娠前の腎機能を評価した上で表1のように妊娠許可を行っている．腎機能障害を軽度（Cre＜1.4mg/dL），中等度（Cre 1.4〜2.8mg/dL），高度（Cre＞2.8mg/dL）と分けたところ，中等度以上の腎機能障害を認める場合は，妊娠中に問題が発生し，分娩後も腎機能悪化を認めているとの報告もある[3]．

表1 腎炎・ネフローゼ患者の妊娠・出産に関する指導指針（抜粋）

慢性腎炎症候群：妊娠前の腎機能（Ccr）で区分する
①	90mL/min 以上	一般に差し支えない
②	90〜70mL/min	一般に差し支えない
③	70〜50mL/min	原則としてすすめられない
④	50〜30mL/min	すすめられない
⑤	30mL/min〜透析導入前	すすめられない

3 妊娠可能な女性によくみられる腎疾患

a. IgA腎症

世界で最も頻度の高い原発性糸球体腎炎で，特に日本をはじめとするアジア諸国に多く発症，日本では最多の慢性糸球体腎炎である．末期腎不全で透析導入となる場合が約30〜40％あり予後不良の疾患である．原因不明のことが多く，大部分は無症候性で，健康診断や学校での検尿異常で発見されることが多い．肉眼的血尿で発見されるのは約10％前後，ネフローゼ症候群で発見されるのは5％以下であるといわれている．検尿異常として学童期に発見されることが多いため，妊娠可能な年齢の女性の腎疾患としては最多である．

高血圧がなく，妊娠前のGFR＞70mL/minであれば妊娠経過は良好であり，分娩後の腎機能への影響も少ないと考えられる[5]．長期予後に妊娠・分娩の影響は少ないと考えられるため，腎機能が軽度低下までで安定した経過をたどっている場合は計画的に妊娠することが可能である．GFR＜50mL/min あるいはCre＞1.4mg/dLの腎機能低下や高血圧を認める場合は流早産，子宮内胎児死亡などのリスクが上昇し分娩後の腎機能低下も予想される．妊娠には十分な検討が必要である．ステロイド投与は妊娠中に行っても問題ないが，プレドニゾロンで20mg/日以上の大量の服薬を行っている場合，血圧上昇や浮腫の増強が起こりうるので十分な注意が必要である．

b. ネフローゼ症候群

ネフローゼ症候群とは1日3.5g以上の蛋白尿と低蛋白血症（＜6.0g/dL），低アルブミン血症（＜3.0g/dL）を認め，浮腫と高脂血症を伴う疾患である．原疾患により一次性と二次性に分けられる．一次性は腎臓糸球体原発の疾患による場合であり，二次性は全身性疾患に続発する場合である．二次性の原因には糖尿病性腎症，全身性エリテマトーデス（SLE），アミロイドーシスなどが代表的なものとしてあげられる．小児期から若年成人に発症し再発と寛解を繰り返す．ネフローゼ症候群合併妊娠で

母体と児の予後を決定するのはその基礎疾患と腎機能の程度といわれている．高血圧や重度の腎機能障害がない場合予後はよいが，どちらかまたは両方を認める場合は予後不良である．

妊娠による腎への影響は妊娠前の腎機能や高血圧の有無によるといわれており，日本腎臓学会がネフローゼ症候群患者の妊娠許可基準を提示している（表2）．腎疾患合併妊娠において，高血圧，腎機能障害の程度，ネフローゼ症候群の存在は胎児死亡，子宮内胎児発育遅延，早産の頻度を増加させるといわれている[6]．また，ネフローゼ症候群は過凝固状態となるため血栓には注意が必要である．1日尿蛋白量と胎児の出生体重には負の相関があるとも報告されており[7]，IgA 腎症と同様に疾患のコントロールがついた時点での妊娠が望ましい．

表2 ネフローゼ症候群の妊娠・出産の基準

区分	腎機能	妊娠・出産
完全寛解	寛解後6カ月経過	差し支えない
不完全寛解Ⅰ型	腎機能＞71mL/min	差し支えない
不完全寛解Ⅰ型	腎機能　70〜51mL/min	原則としてすすめられない
不完全寛解Ⅱ型	腎機能＞71mL/min	原則としてすすめられない
不完全寛解Ⅱ型	腎機能＜71mL/min	すすめられない
治療無効例	−	すすめられない

・完全寛解：蛋白尿消失，血清蛋白の改善，および他の諸症状の消失がみられるもの
・不完全寛解Ⅰ型：血清蛋白の正常化と臨床症状の消失が認められるが，尿蛋白が持続するもの
・不完全寛解Ⅱ型：臨床症状は好転するが，不完全寛解Ⅰ型に該当しないもの
（日本腎臓学会「ネフローゼ症候群患者の治療・生活注意基準」から抜粋）

c．ループス腎炎（F43, p.194 参照）

全身性エリテマトーデス（SLE）は，多彩な免疫異常により全身の臓器に障害を起こす自己免疫性疾患である．腎臓は SLE の主要な標的臓器であり，SLE 患者の 50〜80％に認められる腎障害をループス腎炎という．ステロイドや免疫抑制剤の導入により予後は随分と改善されている．しかし SLE の女性で活動性のあるときに妊娠すると，活動性のない SLE 女性と比較して胎児の死亡率は 4 倍，未熟児となるのは数倍に増加すると報告されている[8]．

IgA 腎症と同様に腎機能障害やループス腎炎の活動性がない時期に妊娠を計画することが大事である．

4 妊娠前からできること

以上より慢性腎炎の女性が妊娠・出産を無事に終えるために重要なことは妊娠を希望した時点での腎機能を妊娠許容範囲内にコントロールしておくことにある．食生活，血圧コントロール，また必要であればステロイドなどの薬物療法など基本的な管理ではあるがこれらが母児にとって良好な結果をもたらす．また可能であれば妊娠前に腎生検を行い詳しい組織型を知っておくことも一助になると考える．母児の合併症を減らすためにも，原疾患のコントロールを十分に行い，安定した状態での計画的な妊娠が望ましい．また，私たちの施設では妊娠前に相談を受けた場合には葉酸の摂取などを含め

た管理を積極的に行っている．また，腎疾患合併妊娠に多い流早産の予防に黄体ホルモンの投与の有用性についても考えてみてもよいのではないかと思う．

■文献

1) 松田義雄．腎疾患合併妊娠．産科と婦人科．2005; 11: 1505-13.
2) Higby K, Suiter CR, Phelps JY, et al. Normal values of urinary albumin and fetal protein excretion during pregnancy. Am J Obstet Gynecol. 1994; 171: 984-9.
3) Davison AM, Baylis C. Pregnancy in proteines with underlying renal disease. Oxford textbook of clinical nephrology. 2nd ed. Oxford: Oxford University Press; 1998. p.2327-48.
4) Chen HH, Lin HC, Yeh JC, et al. Renal biopsy in pregnancies complicated by undetermined renal disease. Acta Obstet Gynecol Scand. 2001; 80: 888-93.
5) Abe S. Pregnancy in IgA nephropathy. Kidney Int. 1991; 40: 1098-102.
6) Packham DK, North RA, Fairley KF, et al. Primary glomerulonephritis and pregnancy. Q J Med. 1989; 71: 537-53.
7) Barceló P, López-Lillo J, Cabero L, et al. Successful pregnancy in primary glomerular disease. Kidney Int. 1986; 30: 914-9.
8) 鈴木洋通．腎疾患合併妊婦の管理．産婦人科治療．2010; 100: 143-8.

〈杉原弥香，下屋浩一郎〉

F 合併症妊娠

41 糖尿病管理中に予期せぬ妊娠となった女性への対応について教えてください．

1 ポイント

糖尿病合併女性の予期せぬ妊娠が判明した際は，糖尿病合併症の有無と胎児の先天異常の可能性につき考慮する必要がある．その際，以下の2ステップを踏む．

1) まず糖尿病と診断されているので，罹病期間を確認後，糖尿病合併症である細小血管症（糖尿病網膜症，糖尿病腎症）の合併の有無を確認し，もし最近それらの評価がなされていなければ，評価を行う必要がある．詳細不明な際は，かかりつけの糖尿病専門医あるいは内科医に確認する．網膜症や腎症の程度によっては，妊娠継続が望ましくない場合もあるので，インフォームドコンセントがきわめて重要となる．
2) 血糖コントロールの状態がどの程度かを知るためにHbA1c値のチェックが必要である．妊娠初期のHbA1c値は先天異常（他に先天奇形，先天性形態異常などの表現あり）発生と関連することより，妊婦および家族へのインフォームドコンセントが重要である．

2 各論

まず本来あるべき妊娠前の管理について簡単に触れ，上記2つのポイントに沿って概説したい．

a．糖尿病合併女性の妊娠前管理
1) 糖尿病合併症を有する女性の妊娠前の管理

妊娠前の網膜症の程度，血糖コントロールの不良，妊娠中の急激な血糖コントロールの低下などは糖尿病網膜症を悪化させるリスク要因であるので，糖尿病網膜症の存在する女性に対しては，あらかじめ妊娠前から厳格な血糖管理を確立しておくことが大切である．単純網膜症を有する場合は妊娠前に血糖が十分コントロールされれば妊娠を許可してよいが，前増殖網膜症あるいは増殖網膜症を有する場合には，妊娠前の血糖コントロールを良好にすることに加えて，眼科医との相談のもとに網膜光凝固法などの治療を行い，網膜症が鎮静化してからの妊娠をすすめる[1]．

妊娠を避けるべき糖尿病腎症は動脈硬化性心疾患を合併している場合である．腎機能が低下している患者（クレアチニン・クリアランス30mL/分以下，血清クレアチニン3mg/dL以上）に対しては，腎移植または透析療法を開始してから妊娠するようにすすめる[2]．

2) 先天異常の防止のための妊娠前管理

先天異常の発生頻度を低下させるためには，妊娠前からの厳格な血糖コントロールを行った上で計画的に妊娠させる，いわゆるprepregnancy clinicを徹底することが効果的であることが報告されている．

F　合併症妊娠

もし血糖コントロール不良のまま妊娠してしまった場合には，患者および配偶者に対して，その血糖値でのおよその先天異常発生率を説明する（表1参照）．

表1　妊娠初期HbA1c値と先天異常発生頻度

HbA1c（%）	奇形例数	総数	奇形の発生頻度
〜6.3	12	1,293	0.9
6.4〜7.3	2	37	5.4
7.4〜8.3	4	23	17.4
8.4〜	4	25	16.0

（末原節代，他．糖尿病と妊娠．2010; 10: 104-8[4]）を改変）

b．予期せず妊娠が判明した際の対応

1）糖尿病合併症を有する女性の場合

増殖網膜症を有しながら妊娠した場合，あるいは妊娠中に単純網膜症から増殖網膜症へ進展した場合は，網膜光凝固法を行うかどうかを，眼科医および本人・配偶者と相談の上，慎重に検討する．

妊娠継続の場合，糖尿病妊婦では，頻回の眼科的な診察が必要と考えられ，妊娠中は1〜2カ月に1回眼科に受診させることが望ましい．血糖の急激な正常化に伴って網膜症を悪化させることがあるので，特に血糖管理不良症例の治療開始時には注意する[3]．しかし，網膜症の悪化を恐れるあまり，血糖コントロールがおろそかになることも問題である．急速な血糖正常化による網膜症は可逆的であり，また長い目でみた場合に厳格な血糖コントロールが網膜症にもよい結果をもたらす可能性があるので，糖尿病女性では比較的速やかな血糖正常化をめざすべきであろうと思われる．

糖尿病腎症を有する妊婦では，特に妊娠高血圧症候群の発症に注意する．特に糖尿病腎症の第3期以上の重症腎症の場合，透析導入の可能性が生じるため，医療者と患者間で十分な話し合いが行われるべきである．高血圧に対しては，胎児に対する安全性に問題があるとされる利尿薬やアンジオテンシン変換酵素阻害薬，アンジオテンシン受容体拮抗薬は使用しない．胎児発育不全，胎児機能不全の発生など胎児の状態を厳格にモニターし，常に胎児と母体の健康状態を考慮して，分娩の時期を判断する．

妊娠高血圧症候群の合併は細小血管症を有する糖尿病妊婦に多い．特に糖尿病腎症合併妊婦はほぼ必発と考えてよい．早産は血糖コントロール不良や泌尿生殖器の感染症あるいは高血圧を合併した糖尿病妊婦で多いとされる．また，ケトアシドーシスを起こすと子宮胎盤血流量が減少し，子宮収縮を誘発し，胎児機能不全が生じる可能性がある．

2）妊娠初期の高血糖と先天異常

妊娠初期のHbA1c値と先天異常の発生頻度の関係について表1を参考にする．

先天異常では，患者への説明の際，医療者のパターナリズムが全面に出ないように配慮する必要性がある．たとえば，「あなたは，妊娠初期のHbA1c値が7.4%を超えています．この場合，先天異常が生じる可能性が高いですから，妊娠中絶しなければなりません」とか，「妊娠許可基準を満たしていないので，妊娠継続はできません」といった説明では，患者の考えや思いは一切考慮に入れておらず，一方的な説明は慎むべきである．もちろん，医療者の患者に対する思いやりは大切であるが，血糖コントロールを一生懸命努力してもHbA1c値が十分に下がらない間にたまたま妊娠に至ったケースの存在を決して無視することはできない．

妊娠初期のHbA1c値が10%を超えている場合，先天異常率が25%に生じる可能性を説明する必要がある．その際，通常でも2%ほどの先天異常率があるので，通常より10倍程度の高さであるこ

とは説明する必要があるが，4人に1人の確率であること，またどのような異常が考えられるのか，その場合，生後にどのような問題があるのかも説明する必要もある．具体的には，先天異常の種類として仙尾部形成不全が特徴的であるが非常にまれであること，先天異常として頻度が高い中枢神経系や心臓の異常が同様に生じること，また先天異常の一部は妊娠中期の胎児超音波検査で診断が可能であること，ただし，高血糖による臓器の機能障害については，十分な情報がないこと，などをある程度時間をかけて説明する必要がある．

また最近の報告では，1型糖尿病女性よりも2型糖尿病女性の方が，妊娠初期の血糖コントロールが不十分なケースがある．その理由は，1型糖尿病女性は，インスリン治療が必要なので，必ず医療施設を受診する必要があるが，2型糖尿病女性の場合，診断がついて治療が導入されているにもかかわらず，治療を放置してしまっている場合があるからである．その結果，先天異常率がむしろ2型糖尿病女性で多いことになる．また2型糖尿病の場合，肥満を合併していることが多いが，肥満が血糖とは独立して妊娠時の母体合併症（特に妊娠高血圧症候群や帝王切開）と関連することも伝えておく必要があり，そのような指導を行うことも必要である．ちなみに最近のわが国における多施設共同研究の結果，先天奇形率は1型および2型糖尿病女性間で差は認められなかった[5]．

最後に

糖尿病女性の管理は，各科の境界領域に属し，周産期専門医，糖尿病専門医，腎臓内科医，眼科医，管理栄養士，助産師などによるチーム医療を円滑に行うことが必要である．また糖尿病妊婦の負担は，通常の妊婦や非妊時の糖尿病管理よりも大きく，夫をはじめとする家族の理解と協力が重要である．特に予期せぬ妊娠に至った際の対応では，インフォームドコンセントの占める割合が大きく，患者本人，家族および専門医間の話し合いが必要であり，臨床心理士によるサポートも必要となることがある．したがって，産科医がこれら多職種の中心となり積極的に関与することにより医療を円滑に進めるうえで重要である．

■文献

1) Best RM, Chakravarthy U. Diabetic retinopathy in pregnancy. Br J Ophthalmol. 1997; 81: 249-51.
2) Kitzmiller JL, Combs CA. Diabetic nephropathy. In: Reece EA, Coustan DR, editors. Diabetes Mellitus in Pregnancy. 2nd ed. New York: Churchill Livingstone; 1998. p.315-44.
3) Early worsening of diabetic retinopathy in the Diabetes Control and Complication Trial. Arch Ophthalmol. 1998; 116: 874-86.
4) 末原節代, 和栗雅子, 若林可奈, 他. 当センターにおける糖代謝異常妊婦の頻度と先天異常に関する検討. 糖尿病と妊娠. 2010; 10: 104-8.
5) Sato T, Sugiyama T, Nagase S, et al; Japan Diabetes and Pregnancy Study Group. Pregnancy outcomes in women with type 1 and type 2 diabetes mellitus in a retrospective multi-institutional study in Japan. Endocr J. 2014; 61: 759-64.

〈杉山　隆〉

F 合併症妊娠

42 カーボカウントやCSIIなど新しい血糖管理を行っている糖尿病合併妊娠での注意点を教えてください．

1 カーボカウント

a．カーボカウントとは？

　食物の3大栄養素は炭水化物，蛋白質および脂質だが，そのうち最も血糖値の上昇にかかわるのは炭水化物（carbohydrate）である．したがって，食後の血糖値をコントロールする上で炭水化物の量に注目する考えが「カーボカウント」である（図1）．

　カーボカウントには「基礎カーボカウント」と「応用カーボカウント」がある．「基礎カーボカウント」は，血糖値のコントロールを行うために，炭水化物の量が一定になるよう炭水化物量を計算することである．一方，「応用カーボカウント」とは，食事毎に炭水化物の量を計算し，それに合わせて追加インスリン（超速効型インスリン）量を調節する方法のことをいう．したがって，基礎カーボ

炭水化物を多く含む食品 （カーボカウントをする）	炭水化物ゼロの食品 （カーボカウントをしない）
主食となるもの・穀物 （ごはん，パン，麺類など）	肉類
果物	魚介類
いも類	卵類
一部の野菜 （かぼちゃ，とうもろこし，れんこん）	豆類
牛乳，乳製品	油類
調味料 （砂糖，みりん，はちみつ，ジャムなど）	野菜類
菓子類	カロリーゼロや 炭水化物ゼロの食品
アルコール （ビール，日本酒，ワインなど）	

図1 食品と炭水化物の関係

カウントは妊娠糖尿病や2型糖尿病合併妊婦で食事療法を行う際に有用である．また，1型糖尿病合併妊婦をはじめインスリン頻回注射療法や後述するCSII（continuous subcutaneous insulin infusion：持続皮下インスリン注入療法）を行っている患者では応用カーボカウントを用いてインスリン量の調節を行う．

b．カーボカウントの実際

炭水化物は糖質と食物繊維に分かれ，食物繊維はエネルギーにならないため，実際の血糖値にかかわる炭水化物としては食物繊維を除いた糖質量で計算する．海外では糖質15gを1カーボとしているが，日本では計算しやすいように糖質10gを1カーボとすることが多い．

応用カーボカウントを行う場合，糖質当たりのインスリン必要量は1人1人で異なるため，個々の患者で必要量を設定する．新たにカーボカウントを始める場合の1つの目安として「500ルール」が知られているが，日本人では「300～400ルール」が推奨されている[1]．これは300～400を1日の総インスリン量(単位)で割った値を"インスリン1単位で摂取できる糖質量（＝糖質/インスリン比）"として，これをもとに摂取する糖質に対するインスリン必要量を計算するものである．たとえば，現在1日35単位のインスリンを使用している患者では糖質/インスリン比は300～400÷35＝約10となり，糖質10g（1カーボ）当たりインスリン1単位を目安にしてインスリンの必要量を決定する．つまり，これから食べようとする食事中の糖質が80gであれば8単位，糖質が100gであれば10単位の超速効型インスリンを食前に注射する．なお，基礎インスリン（中間型・持効型インスリン）量には変更はない．これはあくまで応用カーボカウントを始める際の目安であり，その後，実際に食前と食後の血糖値を測りながら，目標値を達成できるようにインスリン量を適宜調節していく．

c．カーボカウントの注意点

カーボカウントは外食などでは計算が難しいことも多く，その限界を知ったうえで使用する必要がある．また，同じ患者でも食べる時間（朝食と夕食など）で糖質/インスリン比が異なることもある．さらに，妊娠後期には一般にインスリン必要量が増加するので，適宜カーボカウントを見直す必要がある．これらの要因を考慮しながら，カーボカウントがうまくいかなかった時には，患者と一緒にその原因を振り返ってみることが重要である．

近年糖質制限がブームとなる中，患者が糖質量を意識し過ぎることで糖質制限につながりかねないことにも注意が必要である．妊娠中は空腹によるケトン体が発生しやすく，極度の糖質制限は母体のケトン体産生や栄養不良の原因となる．したがって，妊娠中は適切なエネルギー摂取に加えそのバランスにも留意する．具体的には，炭水化物は総エネルギーの50～60％，蛋白質は1.0～1.2g/kg標準体重（＝約50～80g），残りを脂質とする．なお，脂質は総エネルギーの25％以下とすることが必要である．

また逆に，糖質摂取量に合わせてインスリンを調整することで，血糖値がコントロールできていても糖質摂取量が過剰になってしまう場合もある．体重の推移をみながら，体重増加が多いようであれば，適宜エネルギー量を確認することが重要である．

● F 合併症妊娠

2 CSII（continuous subcutaneous insulin infusion: 持続皮下インスリン注入療法）

a．CSII の特徴

　CSII はインスリンポンプともよばれている．携帯型のポンプを用いて，超速効型インスリンを持続的に皮下投与する（図2）．CSII の利点は，24 時間一定量のインスリンをポンプで持続投与することにより，安定した基礎インスリンの供給ができる点である．また，プログラム機能により1日の時間ごとに基礎インスリン注入量を 0.05 単位/時間きざみで増減することができる（図3）．したがって，従来のインスリン頻回注射療法で夜間の低血糖や朝方の血糖上昇（暁現象）のコントロールが難しい場合には CSII によりその改善が期待できる．

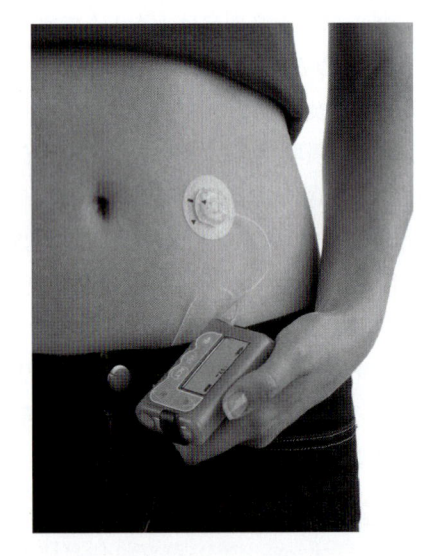

図2　インスリンポンプの1例
（日本メドトロニック社提供）

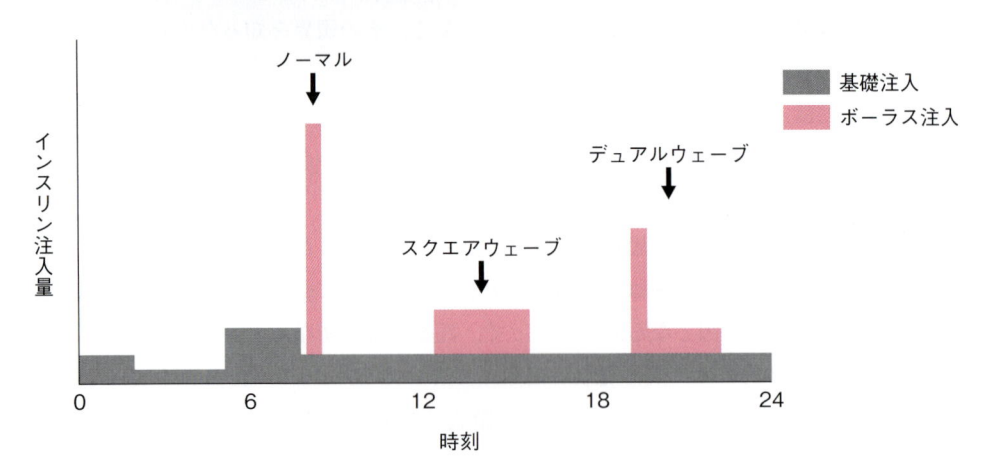

図3　CSII によるインスリン注入のイメージ

　基礎インスリン注入量（灰色）は時間ごとにプログラムによる調節が可能で，夜間に減量したり，明け方に増量したりすることで夜間の低血糖や明け方の血糖上昇（暁現象）を改善することができる．追加（ボーラス）インスリン注入（赤）は，通常の投与（ノーマルボーラス）に加え，時間をかけて注入するスクエアウェーブボーラス，また，両者を合わせたデュアルウェーブボーラスといった投与法が可能であり，食事の内容などにより使い分けることができる．

追加（ボーラス）インスリンの投与についてもより細かい（0.1単位きざみ）用量設定が可能である．さらにその投与法も，一度に注入する"ノーマルボーラス"だけではなく，時間をかけて注入する"スクエアウェーブボーラス"や"デュアルウェーブボーラス"もできる（図3）．したがって，時間をかけて食事をする場合や糖質が後になって出てくるような懐石・コース料理，焼き肉などの際にはこれらの機能を使うことで血糖値がコントロールしやすくなる．また，その都度注射する必要がないため食事や血糖値を見ながら何度も追加注入が可能であり，ちょっとした間食や料理の味見などの際にも追加投与しやすい利点がある．ポンプにあらかじめ自分の糖質/インスリン比を登録することで，食事ごとの追加インスリン量を計算することもできる．

このような利点があるCSIIは，1型糖尿病合併妊婦や一部の2型糖尿病合併妊婦では使用されるケースも増えている．さらに今後，持続血糖モニター（continuous glucose monitoring: CGM）と組み合わせて，リアルタイムで血糖値をみながらインスリン量を調節することが可能な新たなインスリンポンプも発売予定である〔著者注：2015年2月18日発売（日本メドトロニック社，ミニメド620Gシステム）〕．新たなインスリンポンプでは低血糖および高血糖時にアラームを設定することができ，現在よりもさらにきめの細かい血糖コントロールが可能となることが期待される．

b．CSII使用時の注意点

CSIIの欠点としては，操作に慣れる必要があること，コストが高いこと，常にポンプを携帯する煩わしさなどが挙げられる．注入ボタンを押すだけで簡単に追加インスリンの注入ができるために，逆に注入をうっかり忘れてしまう場合もある．また，穿刺部の不具合や，ポンプからのチューブが詰まったりするとインスリンの注入が滞り，高血糖やケトアシドーシスを起こすことがあるので注意が必要である．頻回注射療法と比較した場合，周産期予後を改善するという明確なエビデンスは乏しく，一方でケトアシドーシスや新生児低血糖の増加も指摘されている[2-4]．したがって，現時点ではCSIIの利点と欠点をよく理解した上で患者1人1人に合わせてその適応を決定する必要がある．

■文献

1) 小林哲郎，難波光義，黒田暁生，他．日本先進糖尿病治療研究会によるCSIIおよびCGMに関するステートメント．糖尿病．2014; 57: 403-15.
2) Mukhopadhyay A, Farrell T, Fraser RB, et al. Continuous subcutaneous insulin infusion vs intensive conventional insulin therapy in pregnant diabetic women: a systematic review and metaanalysis of randomized, controlled trials. Am J Obstet Gynecol. 2007; 197: 447-56.
3) Chen R, Ben-Haroush A, Weismann-Brenner A, et al. Level of glycemic control and pregnancy outcome in type 1 diabetes: a comparison between multiple daily insulin injections and continuous subcutaneous insulin infusions. Am J Obstet Gynecol. 2007; 197: 404. e1-5.
4) Pickup JC. Management of diabetes mellitus: is the pump mightier than the pen? Nat Rev Endocrinol. 2012; 8: 425-33.

〈税所芳史，宮越　敬，田中　守〉

43 SLE合併妊娠管理の要点を教えてください.

　妊娠がSLEを増悪させるかどうかについては未だにコンセンサスが得られていない．妊娠中のSLEの増悪率に関しては，SLEの増悪に関する定義が一定しないため，15〜85％と報告によってさまざまであるが，その時期は，妊娠初期28.4％（0〜85％），妊娠中期30.6％（13〜47％），妊娠後期18.0％（8〜35％），産後26.1％（9〜50％）で，いずれの妊娠期間でもSLEが増悪する可能性がある．SLEの増悪は妊娠前のSLEの活動性と相関し，活動性SLE症例では妊娠中のSLE増悪の可能性が高い．そのため，妊娠前にSLEの活動性を評価して，妊娠禁忌症例はもちろんのこと，活動性のループス腎炎や6カ月以内に重度のSLE増悪を認めた症例では症状が落ち着くまで妊娠を延期することが望ましい（表1）．一般的には，発症から数年以上が経過して症状が安定している症例での妊娠は問題ないことが多いが，臓器障害の既往や抗リン脂質症候群，PSL 30mg以上の服薬例，免疫抑制剤使用例では，妊娠前に症状が安定しているケースでもSLEの増悪をきたしやすいので注意が必要である．

　SLEの活動性の指標としては，旧厚生省自己免疫疾患調査研究班（1985年）が示した，発熱，関節痛，紅斑（顔面以外も含む），口腔潰瘍または大量脱毛，赤沈亢進（30mm/時以上），低補体血症（CH50: 20U/mL以下，あるいはC3: 60mg/dL以下），白血球減少症（4,000/μL以下），低アルブミン血症（3.5g/dL以下），LE細胞またはLEテスト陽性のうち，上記9項目中3項目以上陽性を活動性が高いと判定する方法がある．しかし，多様な症状を認める妊娠中には，上記の症状が修飾されることがあるため，判定には注意が必要である．血液検査所見では，血清補体価の低下に注意が必要である．血清補体価は，妊娠により上昇するため，正常値であっても，妊娠により25％以上の低下がみられた際には，SLEの増悪を疑う必要がある[1]．

　SLE合併妊娠では，pregnancy induced hypertension（PIH）の発生率は3〜5倍と高く[2]，LockshinらはSLEの31％にPIHを発症し，ループス腎炎既往例では63％と高率に起こしたと報告している[3]．ループス腎炎と妊娠高血圧腎症は症状が類似しているため，鑑別に苦慮する症例があるが，妊娠終了

表1 妊娠をすすめられないSLE患者の状態

妊娠禁忌
重症肺高血圧（収縮期肺動脈圧＞50mmHg，Eisenmenger症候群）
重症拘束性肺障害（努力肺活量 FVC＜1L）
高度の腎機能障害（血清クレアチニン値＞2.8mg/dL）
重症心不全（（NYHA3度以上，LVEF＜35〜40％）
治療抵抗性の重症妊娠高血圧腎症またはHELLP症候群の既往

妊娠を延期すべき状態
6カ月以内の重度のSLE増悪
活動性のループス腎炎

(Lateef A, et al. Best Pract Res Clin Rheumatol. 2013; 27: 435-47[1]より一部改変)

表2 ループス腎炎と妊娠高血圧腎症の鑑別点

	ループス腎炎	妊娠高血圧腎症
高血圧	あり/なし	妊娠20週以降に発症 拡張期血圧＞90mmHg
尿蛋白	非妊時尿蛋白陰性例 　＞500mg/日 非妊時尿蛋白＞500mg/日例 　倍増	非妊時尿蛋白陰性例 　＞300mg/日 third trimester 以降に認める
尿沈渣所見	活動性	非活動性
浮腫	あり/なし	あり/なし
尿酸値	≦5.5mg/dL	＞5.5mg/dL
C3, C4値	25%以上の低下	不変〜軽度上昇
抗DNA抗体	上昇	不変または陰性
尿中Ca	≧195mg/dL	＜195mg/dL

（Lateef A, et al. Best Pract Res Clin Rheumatol. 2013; 27: 435-47[2]）, Petri M, et al. Arthritis Rheum. 1991; 34: 1538-45[5] より一部改変）

表3 SLE合併妊娠における受診，検査スケジュール案

受診間隔	膠原病内科 ・4〜6週毎 ・活動性SLEまたは増悪が疑われる場合はより頻回に 産婦人科 ・20週までは月1回 ・28週までは2週間毎 ・28週以降は毎週
通常検査	血液，尿検査 ・毎受診毎（血算，尿酸，尿素窒素，血清クレアチニン，電解質値，肝機能，尿検査，尿蛋白/クレアチニン比，血清補体価，dsDNA抗体価） 超音波検査 ・妊娠初期 ・16〜20週で胎児スクリーニング ・4週間毎に胎児発育評価 胎児評価 ・28週以降毎週（nonstress test, contraction stress test, fetal biophysical profile, modified biophysical profile and umbilical artery Doppler velocimetry など）
抗SSA/Ro抗体陽性	胎児心エコー ・妊娠16〜26週　毎週 ・26週以降，分娩まで2週間毎
妊娠高血圧腎症	胎児臍帯動脈血流測定 ・26週以降毎週 子宮動脈血流測定 ・20週以降4週間ごと

（Lateef A, et al. Best Pract Res Clin Rheumatol. 2013; 27: 435-47[2] より一部改変）

により状態の改善が期待できる妊娠高血圧腎症と妊娠終了により増悪の可能性のあるループス腎炎を鑑別することは重要である．SLE の活動性を全身性に認め，尿蛋白増加に加えて，尿沈渣異常を認める場合は，ループス腎炎の診断は容易であるが，ループス腎炎は他臓器障害を伴わないこともあるため，その鑑別は決して容易ではない．ループス腎炎が疑われたときは，早期に内科医と治療方針について協議し，治療介入を行い母児双方にとって適切な分娩時期を決定することが重要である．

SLE の治療は，非妊時と同じであり，副腎皮質ステロイドが基本となる．妊娠したからといって増量する必要はなく維持量で継続する．また，増悪因子としては，日光，寒冷，ストレス，感染などがあるため，これらを避け，ループス腎炎がある症例では特に適切な食事指導を行う．SLE の増悪と判断した症例では，ステロイドの増量や免疫抑制剤の追加，ステロイドパルス療法の必要性を検討し，同時に，妊娠の継続が可能であるか検討をする．妊娠終結した際には，産後の SLE 増悪の可能性に注意することが重要である．

SLE 合併妊娠では，流早産率，特に中期流産率が高く，また fetal growth restriction（FGR）や，intrauterine fetal death（IUFD）も，SLE の活動性が高いほど頻度が高くなると報告されている．抗 Ro/SS-A 抗体陽性率は 40〜50％と報告されており，特に，抗 Ro/SS-A 抗体陽性妊婦では，新生児ループスが発症する可能性があることも念頭に置いて診療を行う必要がある．児の皮疹・肝機能障害・白血球減少・血小板減少・溶血性貧血などの症状は，母体からの移行抗体が消失する生後 6 カ月前後に自然消失するが，完全房室ブロックは不可逆的な障害であり，子宮内胎児死亡率が高いだけでなく，出生後にペースメーカーが必要となる．抗 SS-A/Ro 抗体陽性の女性が妊娠した場合の完全房室ブロック児が産まれる頻度は 1〜2％であるが，完全房室ブロックを認めた児の分娩既往のある症例と，抗 SS-A/Ro 抗体のうち，52kd の抗原に対する抗体の保有者では高率に発症するといわれているため，これらの症例では，特に胎児不整脈に注意が必要である．

SLE の増悪は，たとえ妊娠時に SLE の活動性が落ち着いていても生じうる．また，妊娠高血圧腎症を併発して妊娠の終結を余儀なくされることもある．単なる妊娠高血圧腎症であれば妊娠の終了によりほとんどのケースで症状は軽快するが，SLE 合併妊娠では SLE の活動性が上がり，逆に CNS lupus などを生じることもある．

このように SLE 合併妊娠はハイリスク妊娠であり，予定外の妊娠を避けるように指導するとともに，妊娠許可をされている症例においても高次医療施設での妊娠管理，出産が望ましい．

抗リン脂質抗体症候群の症例については，次項目，「44. 抗リン脂質抗体症候群と診断されている女性が妊娠して来院しました．どのように管理したらよいでしょうか？」を参照していただきたい．

■文献

1) Buyon JP, Kalunian KC, Ramsey-Goldman R, et al. Assessing disease activity in SLE patients during pregnancy. Lupus. 1999; 8: 677-84.
2) Lateef A, Petri M. Managing lupus patients during pregnancy. Best Pract Res Clin Rheumatol. 2013; 27: 435-47.
3) Lockshin MD. Pregnancy does not cause systemic lupus erythematosus to worsen. Arthritis Rheum. 1989; 32: 665-70.
4) Buyon JP. Management of SLE during pregnancy: a decision tree. Reumatología. 2004; 20: 197-201.

5) Petri M, Howard D, Repke J. Frequency of lupus flare in pregnancy. The Hopkins Lupus Pregnancy Center experience. Arthritis Rheum. 1991; 34: 1538-45.

〈持丸　綾，青木　茂，高橋恒男，平原史樹〉

F 合併症妊娠

44 抗リン脂質抗体症候群と診断されている女性が妊娠して来院しました．どのように管理したらよいでしょうか？

1 病態理解のポイント

　抗リン脂質抗体症候群（antiphospholipid antibody syndrome: APS）は抗リン脂質抗体（antiphospholipid antibody: aPL）として総称される種々の自己抗体が原因となり，血栓症および妊娠合併症を発症する疾患である．単独で発症すれば原発性に分類されるが，APS全体の40％は全身性エリテマトーデス（systemic lupus erythematosus: SLE）に合併する．静脈血栓についてはあらゆる静脈において血栓リスクが上昇し，深部静脈血栓症とそれに伴う肺塞栓の他に網膜中心静脈閉塞症，Budd-Chiari症候群，副腎静脈閉塞に伴うAddison病の発生も知られている[1]．また，血栓症リスク因子と異なる特徴としてAPSでは動脈血栓症を高率に生じるという点の認識は重要である．特に脳梗塞，一過性脳虚血発作などの脳動脈血栓症の頻度が高く虚血性心疾患は比較的少ない[2]．こうした疾患の特徴に留意して症状や既往歴を聴取することが重要である．妊娠に対する影響として，流死産，妊娠高血圧症候群，胎児発育不全の頻度が増加することが知られている．APSはSLEと合併することが多いが，SLE合併妊娠を対象とした研究でAPSと関連するaPL陽性の妊娠ではaPL陰性と比較して流死産が増加することが示されている．これはAPSがSLEとは独立した周産期予後不良因子であると考えられている[3]．しかし，aPLがどのような機序で妊娠合併症を生じるのかは不明の部分が多い．流死産を生じたAPS合併妊娠の胎盤で必ずしも血栓や梗塞が確認されるわけではない．そのため血栓傾向だけで病態を説明することは困難であり，aPLが絨毛細胞機能や子宮内膜の脱落膜化や血管新生を直接的に阻害している可能性が報告されている[4,5]．

2 診断のポイント

　国際的な診断基準案として札幌クライテリア・シドニー改変[6]が提唱されており，日本国内でも広く受け入れられている（表1）．産婦人科医がAPSの患者と遭遇する状況として，血栓症やSLEを発端として内科などでAPSの診断に至った女性の妊娠管理を行う場合や，不育症の原因検索の結果としてAPSの診断に至る場合などが考えられる．しかし，後者に関して不育症専門外来でAPSの診断基準に合致する症例の頻度は低い．初期流産や妊娠高血圧症候群の頻度と比較してAPSの頻度が低く，一方でaPLの偽陽性率が高いことに注意が必要である．つまり診断基準を満たしていない症例をAPSとして診断しないように留意する．特に「12週以上の間隔をあけて2回以上検出される」必要があることは重要である．その理由として1回の測定では偽陽性が多く，かつ妊娠合併症の既往のない女性に対して検査を行った場合にも2％前後はaPL陽性となる[7]ことがある．一方で，血栓症，脳梗塞などの既往がある妊娠女性を診た場合にはAPSの可能性を念頭に置いて血栓性素因のスク

表1 抗リン脂質抗体症候群（札幌基準のシドニー改変 2006 年）

下記の臨床基準が 1 項目以上かつ検査基準が 1 項目以上該当する場合に診断する．

臨床基準
1. 血栓症
   1 回以上の動脈もしくは静脈血栓症の臨床的エピソード．血栓症は画像診断，ドプラ検査，または病理学的に確認されたもの．
2. 妊娠合併症
   a) 妊娠 10 週以降で他に原因のない正常形態胎児の死亡．
   b) 重症妊娠高血圧症候群，子癇または胎盤機能不全による妊娠 34 週以前の形態学的異常のない胎児の 1 回以上の早産．
   c) 妊娠 10 週以前の 3 回以上続けての他に原因のない流産．

検査基準
1. ループスアンチコアグラントが 12 週以上の間隔をあけて 2 回以上陽性（国際血栓止血学会のガイドラインに沿った測定法による）
2. 抗カルジオリピン抗体（IgG または IgM）が 12 週以上の間隔をあけて 2 回以上中等度以上の力価で検出される（標準化された ELISA 法による）．
3. 抗カルジオリピン β_2GP1 抗体（IgG または IgM）が 12 週以上の間隔をあけて 2 回以上中等度以上の力価で検出される（標準化された ELISA 法による）．

リーニングを行っておく必要がある．

　APS の診断では臨床所見と検査基準の双方を満たしている必要がある．検査基準はいずれも aPL の存在を確認することを目的として行われ，その方法は，①血液凝固能検査を用いたループスアンチコアグラント（lupus anticoagulant: LA）の存在（表 1 の検査基準）[1]，②ELISA 法を用いた特定の抗原を認識する抗体量の測定（表 1 の検査基準）[2,3] の 2 つに大別できる．LA は in vitro のリン脂質依存性凝固反応を阻害する免疫グロブリンと定義される．LA の測定ではその方法や使用する試薬の種類によって感度が大きく異なるという問題点がある．①に関して国際血栓止血学会のガイドラインでは aPTT 法，ラッセル蛇毒反応を行い凝固時間の延長があった場合にミキシングテスト，リン脂質による吸収中和試験を行うなどの確認検査を推奨している．しかし，日常臨床においてそれらの手順を遂行できる施設は限られている．②は APS の主要な病原性抗体である抗カルジオリピン抗体，抗 β_2 glycoprotein I（β_2GPI）抗体を ELISA 法で検出するものである．これらの陽性の判断は「中程度以上の力価」であり，通常の検査基準値による判断とは異なることに留意する．日本産科婦人科学会ガイドライン 2014 の CQ204 ではこれに相当する値（健常人の 99 パーセンタイル値）が示されているので参照されたい．現在，病原性 aPL の目標抗原はリン脂質自体ではなくリン脂質に結合した β_2GPI，プロトロンビン，トロンボモジュリン，キニノーゲン，アネキシン V などのリン脂質結合性血漿蛋白であることが解明されつつある[8-10]．なかでもカルジオリピンに結合した β_2GPI や，ホスファチジルセリンに結合したプロトロンビンに対する抗体がその主要な存在であることが指摘されている．

3 妊娠中の管理

　APS を合併している妊娠では妊娠合併症，血栓症の発生に留意した管理が必要となる．また，SLE を合併している場合が多いため妊娠中の SLE の増悪の懸念もある．そのため内科専門医との連携が可能な周産期施設での管理が望ましい．また，妊娠前もしくは遅くとも妊娠初期に夫婦に対して

十分な情報提供を行い，母児の双方にとってのリスクおよび薬物療法の必要性とそれに伴う副作用について理解を得ておくことが大切である．

　APS合併妊娠では抗血小板療法，抗凝固療法を行うことが周産期予後の改善，血栓予防の効果があることが示されている．そのため低用量アスピリン（50〜100mg/日）（Asp）と未分画ヘパリン（Hep）（もしくは低分子量ヘパリン）の併用が行われることが一般的である．海外では副作用の観点から低分子量ヘパリンの使用が広く行われているが日本では在宅自己注射の保険適応があるのは未分画ヘパリン（ヘパリンカルシウム）だけである．ヘパリン（低分子量ヘパリンも含めて）は胎盤通過性がなく胎児への安全性が高い．Asp以外の抗血小板薬は胎児への安全性が確立していないことから使用されない．ワルファリンは非妊娠時の抗凝固療法としては第一選択であるが，催奇形性，胎児の出血のリスクのため妊娠中には適応とならない．血栓症既往があり抗凝固，抗血小板療法を継続中の女性が妊娠を目指す場合には抗血小板薬のAspへの変更を行う．また血栓症リスクが高くワルファリンを妊娠前に中止できない場合には毎周期ごとに妊娠反応を確認してhCGの陽性が確認できた時点からワルファリンを中止してHepに切りかえる必要がある．そして妊娠期間中を通じてAsp＋Hepを継続する．妊娠後期のAspの使用は早期動脈管閉鎖のリスクを上昇しないとされている[11]．ただし，Aspは日本では妊娠28週以降は禁忌となっている点に注意が必要である．血栓症の既往を有するAPS女性と比較して，妊娠合併症の既往のみで血栓既往がないAPS女性（Obstetric APS: O-APS）では妊娠中の血栓症のリスクは低いことが推定されるため，O-APSに対しては妊娠中にAsp単独による治療の選択肢も考えられる．しかし，aPL陽性の反復流産症例を対象とした5つのRCTに基づいたメタアナリシスではAspとヘパリン（Hep）との併用療法の方がAsp単独よりも生児獲得率が有意に高いと（74.27％ vs 55.83％：RR 1.301；95％CI 1.040-1.629）報告している[12]．またその他の2つの類似のメタアナリシスでもAspよりもAsp＋Hepの方が流死産の低減に関して有効性が高いことが示されている．そのため，診断基準における妊娠合併症のa），c）の項目に該当する症例ではAsp＋Hepを第一選択と考える．一方でACOCのガイドライン[13]で推奨されるようにb）の項目に該当する妊娠高血圧症候群や胎児発育不全の妊娠既往の症例に対してはAsp単独を第一選択とする考え方もある．

　APS合併妊娠でのヘパリンの投与量について確立したエビデンスは乏しいが，血栓既往のないO-APSの症例では10,000単位/日（5,000単位を12時間毎に皮下注射）が海外の報告では一般的であり日本でも同様の投与が普及している現状にある．血栓のリスクが高いと判断される場合にはaPTTの値を投与前の値の1.5〜2倍となるようにHepの投与量の調節を行う．ただし，出血のリスクを考慮して30,000単位/日を超える使用は避ける．Hep皮下注射後aPTTの値は経時的に変化するため，12時間毎の自己皮下注射による間欠的投与では投与後6時間のaPTT値を指標とする．Hep投与中は，生命を脅かす副作用であるヘパリン起因性血小板減少症（heparin-induced thrombocytopenia: HIT）の出現に注意を要する．ヘパリン依存性抗体の作用により血小板数の低下とともに動静脈血栓を生じる病態で，1％未満の頻度で発生しHep開始後5〜14日後に多いとされている[14]．Hep投与開始後特に2〜3週間はHITの出現に留意した血小板数の確認が必要である．また，頻度の高い副作用として注射部位の瘙痒感を伴うアレルギー，皮下出血，肝酵素の上昇がある．また，長期投与では骨粗鬆症が生じるが，これはSLEを合併してプレドニゾロンを使用している場合や切迫早産などで床

上安静を行っている状況ではさらに悪化する可能性に注意を要する．

4 分娩，産褥の管理

　分娩に際してはAspを分娩の1週間前までに中止し，Hepについては分娩の12～24時間前に終了することが望ましい．ヘパリン投与直後に帝王切開となる場合には硫酸プロタミンにより拮抗する方法があるが，妊婦への安全性は未解決であり血栓を誘発する危険性もあるため慎重に使用しなければならない．分娩後の抗血小板療法，抗凝固療法の継続は妊娠前の血栓症リスクに基づいて決定する．妊娠前に血栓症の既往がありワルファリンの使用が行われていた症例では分娩後もAsp + Hepを継続しつつワルファリンを再開し，PT-INRが目標値に達した時点でHepを終了する．妊娠前にワルファリンを使用していない場合や血栓症既往のないO-APSでは産褥6週程度の期間Asp + Hepを継続する．妊娠中にAsp単独で管理した症例は分娩後は投薬を終了する．

　APS罹患母体から出生した児にaPLが胎盤を介して移行して血栓症や中枢神経障害を生じる可能性について指摘されているが結論は出ていない[15, 16]．ただし，SLEの合併している場合には，抗SS-A抗体，抗SS-B抗体，抗U1RNP抗体の胎盤移行に伴い胎児の完全房室ブロック，皮膚症状，肝機能障害を生じる可能性（新生児ループス）に注意が必要である．

■文献

1) Asherson RA, Cervera R. Unusual manifestations of the antiphospholipid syndrome. Clin Rev Allergy Immunol. 2003; 25: 61-78.
2) 渥美達也. 抗リン脂質抗体症候群. 日本血栓止血学会誌. 2001; 12: 500-8.
3) McNeil HP, Chesterman CN, Krilis SA. Immunology and clinical importance of antiphospholipid antibodies. Adv Immunol. 1991; 49: 193-280.
4) Francis J, Rai R, Sebire NJ, et al. Impaired expression of endometrial differentiation markers and complement regulatory proteins in patients with recurrent pregnancy loss associated with antiphospholipid syndrome. Mol Hum Reprod. 2006; 12: 435-42.
5) Iwasawa Y, Kawana K, Fujii T, et al. A possible coagulation-independent mechanism for pregnancy loss involving β(2) glycoprotein 1-dependent antiphospholipid antibodies and CD1d. Am J Reprod Immunol. 2012; 67: 54-65.
6) Miyakis S, Lockshin MD, Atsumi T, et al. International consensus statement on an update of the classification criteria for definite antiphospholipid syndrome (APS). J Thrombo Haemost. 2006; 4: 295-306.
7) Infante-Rivard C, David M, Gauthier R, et al. Lupus anticoagulants, anticardiolipin antibodies, and fetal loss. A case-control study. N Engl J Med. 1991; 325: 1063-6.
8) Oku K, Atsumi T, Amengual O, et al. Antiprothrombin antibody testing: detection and clinical utility. Semin Thromb Hemost. 2008; 34: 335-9.
9) Alessandri C, Conti F, Pendolino M, et al. New autoantigens in the antiphospholipid syndrome. Autoimmun Rev. 2011; 10: 609-16.
10) Amengual O, Atsumi T, Koike T. Pathophysiology of thrombosis and potential targeted therapies in antiphospholipid syndrome. Curr Vasc Pharmacol. 2011; 9: 606-18.
11) Wyatt-Ashmead J. Antenatal closure of the ductus arteriosus and hydrops fetalis. Pediatr Dev Pathol. 2011; 14: 469-74.
12) Mak A, Cheung MW, Cheak AA, et al. Combination of heparin and aspirin is superior to aspirin

alone in enhancing live births in patients with recurrent pregnancy loss and positive antiphospholipid antibodies: a meta-analysis of randomized controlled trials and meta-regression. Rheumatology (Oxford). 2010; 49: 281-8.

13) Committee on Practice Bulletins-Obstetrics, American College of Obstetricians and Gynecologists. Practice Bulletin No. 132: Antiphospholipid syndrome. Obstet Gynecol. 2012; 120: 1514-21.

14) 宮田茂樹. ヘパリン起因性血小板減少症における最新の知見. 血栓止血学会誌. 2012; 23: 362-74.

15) Motta M, Boffa MC, Tincani A, et al. Follow-up of babies born to mothers with antiphospholipid syndrome: preliminary data from the European neonatal registry. Lupus. 2012; 21: 761-3.

16) Nalli C, Iodice A, Andreoli L, et al. The effects of lupus and antiphospholipid antibody syndrome on foetal outcomes. Lupus. 2014; 23: 507-17.

〈永松　健〉

45 気管支喘息合併妊娠管理の要点を教えてください．

　気管支喘息は咳，喘鳴，呼吸困難，気道狭窄，気道の反応性亢進などを特徴とする呼吸器疾患である．我が国の成人の気管支喘息罹患率は10％であり，1960年代ごろより増加傾向を認めている[1]．また，小児では男児の発症が多いのに対し，30〜40歳代ではむしろ女性患者の割合の方が大きくなることから，喘息合併妊娠は珍しくないと考えられる．

■要点
① 喘息の既往・合併の有無について初診時の問診で情報収集する．
② 喘息を増悪させないことが母児の予後にとってよいことを説明し，薬剤を自己判断で中止して悪化させないようにする指導する．
③ 分娩誘発の際にはPGF2αが使用禁忌であることに注意する．

1 初診における対応

　気管支喘息が周産期予後に及ぼす影響として，さまざまな周産期合併症が挙げられる．これまでに多くの研究で，妊娠高血圧腎症，早産，低出生体重児，胎児発育不全，先天奇形，新生児死亡のリスクが高くなることが報告されている[2]．これら合併症の発生には，たとえば気道過敏性などの喘息の病態そのものが関与しているという報告もある一方で，喘息の管理が不良例で発生頻度が増加するという観察研究もある[2]．また，軽症例やコントロール良好例では一般に予後は良好であるとされている[3]．したがって，現時点でのおおよその重症度を把握しておくことは重要で，ステロイドを内服しているのか，無治療で発作時のみ吸入β2刺激薬を使用しているのかなどの治療内容や最近の発作はいつ経験したかなども聴取しておくことは参考になる．

　逆に，妊娠が喘息に及ぼす影響については，そのメカニズムも含めよくわかっていない．とくに初産婦であれば，妊娠の経過で喘息の重症度は改善する場合も，悪化する場合も，不変の場合もありえるので，病状の変化の予測は難しいとされている．妊娠後期，とくに37週以降で症状や気道過敏が減弱するといわれているので[1]，それ以前の時期の増悪にとくに注意して管理していくとよい．増悪の予防として，妊婦の教育も重要である．ハウスダストなど誘因が特定されている場合には，生活環境からそれらの因子をできるだけ除去するように努めさせる．喫煙も増悪因子であるので，禁煙指導をしていく．

2 喘息治療について

　妊婦の中には，胎児への薬剤の影響を恐れ，自己判断で治療を中止し，悪化させてしまうことがある．このように喘息を増悪させるのは，かえって上述のような合併症発症のリスクを高め児にとってむしろ有害であること，また表1を参考[1]に，薬剤治療の安全性についても説明するとよい．母体の

表1 妊娠中の喘息患者に使用できると考えられている薬剤と注意点

吸入薬	経口薬
1. 吸入ステロイド薬[a]	1. テオフィリン徐放製剤
2. 吸入β_2刺激薬[b]	2. 経口β_2刺激薬
3. クロモグリク酸ナトリウム（DSCG）	3. 経口ステロイド薬[d]
4. 吸入抗コリン薬[c]	4. ロイコトリエン受容体拮抗薬[e]
	5. 抗ヒスタミン薬[e]
注射薬	その他
1. ステロイド薬[d]	貼付β_2刺激薬：ツロブテロール[g]
2. アミノフィリン	
3. アドレナリン[f]	

[a] ヒトに対する安全性のエビデンスはブデソニドが最も豊富である.
[b] 短時間作用性吸入β_2刺激薬（SABA）に比べると長時間作用性吸入β_2刺激薬（LABA）の安全性に関するエビデンスはまだ少ないが，妊娠中の投与の安全性はほぼ同等と考えられている.
[c] 長期管理薬として用いた場合の妊娠に対する安全性のエビデンスはなく，発作治療薬としてのみ安全性が認められている.
[d] プレドニゾロン，メチルプレドニゾロンは明らかに胎盤通過性が低い.
[e] 妊娠中の投与は有益性が上回る場合のみに限定するべきであるが，妊娠を知らずに服用していたとしても危険性は少ないと考えられている.
[f] エピネフリンの皮下注射はやむをえないときのみに限られ，一般的に妊婦に対しては避けたほうがよいとされている.
[g] 吸入薬，経口薬に準じて安全と考えられているが，今後のエビデンス集積が必要である.
（Ohta K, et al; Japanese Society of Allergology. Allergol Int. 2014; 63: 293-333[1]）より一部改変）

低酸素症から児を守ることが，妊娠中の管理で最も重要な点であることも認識する.

　主な治療法であるが，維持療法には吸入ステロイド薬，発作時のレスキュー療法には短時間作用型吸入β_2刺激薬が選択される．いずれも，先天奇形はじめ妊娠高血圧腎症，早産，低出生体重児といった周産期合併症のリスクを増加させないことが多くの研究報告で示されている[2]．とりわけ，吸入ステロイド薬のブデソニド，短時間作用型吸入β_2刺激薬のアルブテロールが，使用実績も多く，信頼性が高いと考えられる．吸入ステロイド薬のみでは効果が不十分と考えられるときには，長時間作用型吸入β_2刺激薬などが追加投与される．他方，気管支拡張薬の使用に関しては，腹壁破裂の発症が2.1倍高くなるという報告もある[4]．しかし，気管支拡張薬は急性増悪の際に使用されることが多いので，急性増悪例の母体の背景因子がリスク増大に関与している可能性が否定できず，さらなる検討が待たれる．また，免疫療法に関しては，妊娠前から導入されており，安定している状態であれば，妊娠中も続行可能であるという意見もある[3]．

3 妊婦健診での対応

　自分が管理している妊婦の喘息管理のコントロールの程度も把握しておくよう心がけるとよい．表2[3]を参考に，妊婦健診時に症状出現が週に何日程度か，夜間に覚醒する頻度が月に何回あるか尋ね，頻度が増加してくる場合には申し出るように伝えておくのも1つの手段である．客観的評価としては，肺機能評価によく用いられるスパイロメトリーで，FEV_1（forced expiratory volume in the first second of expiration，1秒量，深吸気からできる限りの速さで一気に息を吐き出させ，その呼出量を測定）を評価する方法がある．また，peak expiratory flow rate（ピークフロー値，最大呼気流速度）なら，自宅でも施行できる．FEV_1やピークフロー値は妊娠による影響を受けないので，妊娠前から

表2 妊婦における喘息のコントロールの程度の分類

コントロール	症状の頻度	就寝時覚醒	運動制限	FEV_1 か Peak Flow
良好	≦ 2日/週	≦ 2回/月	なし	> 80%
軽度不良	> 2日/週	> 2回/月	軽度	> 80%
中等度不良	毎日	> 1回/週	いくらか	60〜80%
かなり不良	1日中	≧ 4回/週	きわめて	< 60%

(Dombrowski MP, et al. ACOG Committee on Practice Bulletins-Obstetrics. Obstet Gynecol. 2008; 111: 457-64[3] より一部改変)

の増悪などの経時的変化の評価に適しているとされている[3].

初診時の段階で喘息のコントロールが悪く低酸素症が懸念される妊婦では，胎児の well being，胎児発育について週数に応じて，超音波検査や胎児心拍数モニタリングを用いて定期的に評価していく．また，胎動減少を感じるときには受診するように伝えておく．

4 急性増悪（大発作）時の対応

妊婦では妊娠子宮の増大に伴い機能的残気量が減少する特徴があるため，急性増悪発作が起きると呼吸不全および低酸素症に陥りやすいと考えられている．したがって，こうした症例は高次施設へ搬送し集学的管理が望ましい．治療法としては，非妊娠時と同様に，吸入 β_2 刺激薬，吸入抗コリン薬，ステロイド静脈内投与が選択される．母児ともに十分な酸素化の目安として，SpO_2 の少なくとも 95% 維持を目標とする[2].

受け入れ施設では，内科的と連携して母体の治療をすすめるとともに，胎児心拍数モニタリングや，超音波検査などで，胎児の well-being について評価していく．また，母体の SpO_2 95% 未満が続くとき，FEV_1 や peak flow が 70% 未満であるとき，胎児の well-being が保障できないと思われるときは管理入院も考慮する[2].

5 分娩時の対応

ピットフォールとして，初診時に喘息既往を聴取していながら，分娩誘発で PGF2α を投与するインシデントが起こりそうになり，ヒヤリとすることがある．管理そのものとは関係ないが，PGF2α は気管支喘息既往の症例には使用禁忌となっているので，投与の際には再度それ以外の禁忌項目も含め確認が必要である．また，気管支攣縮予防のために，十分な補液と適切な鎮痛が推奨されている．

さらに，産後の疼痛管理で NSAIDs を処方するケースもあると思われるが，アスピリン喘息についても投与前に確認し誤って投与しないようにする．授乳に関しては，表1に記載された薬剤の一部には添付文書に「授乳を避けさせること」と書かれている薬剤もある．しかし，海外では吸入ステロイド薬，吸入 β_2 刺激薬，テオフィリン徐放製剤，抗ヒスタミン薬，クロモグリク酸ナトリウムについて，授乳は禁忌ではないとされており[4]，産婦人科診療ガイドライン産科編 2014 に沿って説明するとよい．

6 自験例から

気管支喘息合併妊娠管理例 73 例（2010 年 1 月〜2014 年 9 月：全分娩数 2,237 件，頻度約 3.2％）において，自然早産症例は 36 週台の 1 例のみであった．また，低出生体重児は他の要因が関与している可能性のある症例を除くと，8 例であった．8 例中 1 例を除きすべて 2,000g 以上であり，1,500g 以下の極低出生体重児は認められなかった．73 例に喘息増悪例や重症例は認められなかった．また低出生体重児 8 例も吸入ステロイド療法のみ（3 例）か無治療で寛解（5 例）していた．コントロールが良好であれば比較的周産期管理は容易である印象がある．統計学的解析に十分にはたえないデータではあるが，軽度ながらも発育不全は約 11％に認めたことから，胎児発育のチェックは大切であるかもしれない．

■文献

1) Ohta K, Ichinose M, Nagase H, et al. Japanese Society of Allergology. Japanese Guideline for Adult Asthma 2014. Allergol Int. 2014; 63: 293-333.
2) Schatz M, Dombrowski MP. Clinical practice. Asthma in pregnancy. N Engl J Med. 2009; 360: 1862-9.
3) Dombrowski MP, Schatz M; ACOG Committee on Practice Bulletins-Obstetrics. ACOG practice bulletin: clinical management guidelines for obstetrician-gynecologists number 90, February 2008: asthma in pregnancy. Obstet Gynecol. 2008; 111: 457-64.
4) Lin S, Munsie JP, Herdt-Losavio ML; National Birth Defects Prevention Study. Maternal asthma medication use and the risk of gastroschisis. Am J Epidemiol. 2008; 168: 73-9.

〈小谷友美〉

46 心疾患合併妊娠管理で注意する点を教えてください．

1 心疾患合併妊娠管理にあたり

　心疾患合併妊娠の妊娠中の管理の中心は，妊娠中の母体の循環動態の変化に伴う心機能の評価，妊娠中の心・血管イベントの発症の予防，あるいは妊娠中に発症した心不全や不整脈の治療にある．また，疾患ごとの特徴を理解した上での管理が重要となる．

　リスクの高い心疾患合併妊娠として，先天性心疾患ではチアノーゼの残存，肺動脈性肺高血圧症の合併などは，母児ともにリスクが高い．また，機械弁置換術後妊娠の抗凝固療法中の血栓症や出血による母児へのリスクがあり，さらに肺動脈性肺高血圧症，心筋症，心血管病変を伴うマルファン症候群は，妊産婦死亡にもつながることがあり，妊娠中は厳重な管理が求められる[1,2]．このように，特にハイリスク心疾患合併妊娠に対しては，産婦人科医，循環器専門医，麻酔科医，新生児科医などからなる総合医療チーム（multidisciplinary team）での管理が重要となってくる．なお日本循環器学会のガイドライン[3]では，妊娠の際に厳重な管理を要するものあるいは妊娠を避けることが望まれる心疾患として，表1の心疾患を挙げている．

表1 妊娠の際に厳重な注意を要する，あるいは妊娠を避けるべき心疾患

- 肺動脈性肺高血圧症（Eisenmenger症候群を含む）
- 流出路狭窄（大動脈弁高度狭窄平均圧＞40〜50mmHg）
- 心不全（NYHA分類Ⅲ度以上，左室駆出率＜35〜40%）
- Marfan症候群（上行大動脈拡張期径＞40mm）
- 機械弁置換術後
- チアノーゼ性心疾患（動脈血酸素飽和度＜85%）

（Therrien J, et al. Can J Cardiol. 2001; 17: 940-59; 1032-50; 1138-58）

2 正常妊娠における生理的変化

　正常妊娠における生理的変化を理解することは，心疾患合併妊娠の妊娠中の心・血管イベントの発症を理解する上で役立つ．循環血漿量は妊娠6週目頃から妊娠中期にかけて大きく増加し，平均して通常の1.5倍となる．同様に心拍出量も増加するが，主に20〜24週目までは1回心拍出量が，その後は心拍数が増加することによる．一方，大動脈圧，全身血管抵抗は低下する．血液成分の変化では，フィブリノゲン，Ⅶ，Ⅷ，Ⅸなどの凝固因子が増加し，特にⅧ因子の増加が顕著であり，非妊娠時の約4倍増加する．抗凝固系では，遊離プロテインSが低下する．線溶系では，プラスミノーゲンや組織プラスミノーゲンアクチベーター（tissue type plasminogen activator: t-PA）が増加するものの，プラスミノーゲンアクチベーターインヒビター-1（PAI-1）やPAI-2が著明に増加することでt-PAを抑制するため，抗線溶効果の方が大きい．これらを総合すると，妊娠は過凝固および

低線溶状態となり，血栓形成のリスクが高くなる．したがって，機械弁合併妊娠をはじめとした血栓症のリスクのある患者には注意が必要となる．さらに，血管壁にも変化が生じる．妊娠中にはエストロゲンやエラスターゼの影響で血管壁の構造にも明らかな変化が生じ，その脆弱性が増す．大動脈壁の中膜の酸性ムコ多糖類の減少，弾性線維配列などの変化により，妊娠中の大動脈径は軽度増加し，動脈壁のコンプライアンスも上昇する．一方，これらの変化は大動脈壁の脆弱性を増すため，上行大動脈拡大を伴う Marfan 症候群などでは，大動脈解離を引き起こす危険性がある．

このように循環血漿量の増加，血液凝固機能の亢進などにより，妊娠中注意すべき合併症として，心不全，不整脈，血栓症，感染性心内膜炎が挙げられる．

3 疾患ごとの管理のポイント

a. 先天性心疾患の管理

先天性心疾患の管理のポイントとして，複雑先天性心疾患では，手術後の遺残病変に由来する心不全，不整脈の発症や重症化に注意を要する．また，体心室が必ずしも左室ではないこと，体心室が右室の場合は，圧や容量負荷への耐容性が小さいこと，遺残病変における感染性心内膜炎の予防，チアノーゼ心疾患における血栓症に注意が必要である．また，チアノーゼ性心疾患母体の胎児リスクは非常に高く，自然流産，死産，早産，低出生体重児が多い点が挙げられる．

b. 肺動脈性肺高血圧症の管理

肺動脈性肺高血圧症（PAH: pulmonary arterial hypertension）には，先天性心疾患に伴うもの，先天性心疾患のうち PAH が著明になり右左短絡が生じ Eisenmenger 症候群となったもの，結合組織病に伴うもの，特発性肺動脈性肺高血圧症（idiopathic PAH: IPAH）などが含まれる．従来より平均肺動脈圧 40mmHg 以上は妊娠により重症化し，妊産婦死亡率も 10〜40％と高いとされる．

以下に自験例のデータを示す．妊娠前あるいは妊娠初期（14 週まで）のデータで，右心カテーテル検査での肺動脈平均圧 40mmHg 以上，あるいは心エコー検査での肺動脈収縮期圧 50mmHg 以上を重症群，それ以外を軽症群と定義する．中絶例を除き妊娠継続した症例での妊娠中の肺動脈圧の上昇は，重症群において軽症群と比べ妊娠後期で有意に上昇し，また早産や低出生体重児となる場合が多い．妊娠初期の New York Heart Association（NYHA）心機能分類では，重症群でIII度の症例，あるいはII度の症例の多くがその後III度以上に増悪した．このことから妊娠前あるいは妊娠初期のデータがその後の妊娠管理の指標となる可能性が示された[4]．

c. 心臓弁膜症の管理

妊娠中の生理的変化より，弁逆流性心疾患は逆流が減少するため基本的に妊娠継続が可能である．しかし弁狭窄性心疾患では圧較差が増大して危険である．特に重症大動脈弁狭窄，大動脈弁または僧帽弁逆流で NYHA 分類 III または IV 度，僧帽弁狭窄症で明らかな症状のあるもの，肺動脈性肺高血圧症（肺動脈圧が体血圧の 75％以上），左室駆出率＜40％，機械弁置換術後，上行大動脈拡大を伴う Marfan 症候群（大動脈弁逆流の有無に関係なし）は，妊娠・出産に関して母児ともにリスクが高いとされている[3]．

F 合併症妊娠

表2 機械弁症例におけるヘパリンの使用方法
（国立循環器病研究センター周産期婦人科）

目標：2.0～3.0倍，APTT：60～90秒（APTTの試薬は「データファイ・APTT」による）
*ヘパリン80単位/kgでローディングの後に，ヘパリン持続点滴は15単位/kg/時でスタート
*ヘパリン持続点滴開始4時間後にAPTT測定（同時にAT活性値も測定）
*ヘパリン使用中は，AT活性値を70%以上に保つ

目標：2.0～3.0倍，APTT60～90			
APTT（秒）	インターベンション	点滴量（drip rate change）	再検時間
＜44	5,000単位静注	流量　2単位/kg/時　増	4時間後
45～59	2,500単位静注	流量　1単位/kg/時　増	6時間後
60～90	なし	なし	6時間後
91～100	なし	流量　1単位/kg/時　減	6時間後
101～110	30分間点滴中止	流量　2単位/kg/時　減	再開後2時間
＞110	60分間点滴中止	流量　3単位/kg/時　減	再開後2時間

APTT：活性化部分トロンボプラスチン時間，AT：アンチトロンビン
（機械弁用に改変）
（Cunningham FG, et al. Williams Obstetrics. 23rd ed. New York: Mc Graw-Hill; 2009[6] を改変）

d. 機械弁置換術後の管理

　機械弁による弁置換術後の場合，血栓予防のための抗凝固療法として，ワルファリンが使用されている．ワルファリンは胎盤を通過し，胎児の催奇形性や流産率が高いため，妊娠初期，特に妊娠6～12週には使用を避け，この時期は胎盤通過性のないヘパリンに切りかえる．したがって妊娠は計画的に行う必要があり，妊娠の早期にヘパリンに切りかえる．妊娠13週以後再びワルファリンに変更し，分娩前に再度ヘパリンに切りかえる方法もあるが，ワルファリンは，妊娠中期・後期でも中枢神経系異常は発生することがあり，また胎児の出血・脳内出血の可能性もあり本来は妊娠中の投与は避けるべきである．妊娠中の抗凝固療法にはコンセンサスの得られた方法はなく，海外では低分子ヘパリンが用いられているがわが国では保険適応がない．さらに妊娠中に血栓症の治療および予防の保険適応があるヘパリンは未分画ヘパリンのみである．モニタリングには活性化部分トロンボプラスチン時間（activated partial thromboplastin time: APTT）を用いるがこれも試薬間での差があり，未だ検査試薬の標準化が進んでいないのが現状である[5]．また日本人，特に妊婦に適した投与方法も確立されていない．表2に我々の施設で行っている治療域の未分画ヘパリンの投与方法を示す[6]．未分画ヘパリンの投与量が定まれば，皮下注射に切り替える方法もあるが，血中濃度を維持するために，ハイリスク心疾患では現状では持続点滴としている．

e. マルファン症候群の管理

　妊娠中に大動脈解離を発症し，突然死の原因となる可能性がある．自験例では，妊娠中の大動脈径の拡大あるいは解離症例においては，妊娠初期のバルサルバ洞径が40mm以上，バルサルバ洞径/体表面積≧25mm/m²，あるいは妊娠中のバルサルバ洞径の急激な増大を認めるもの，これらが妊娠中の解離のリスク因子となりうることを報告した[7]．外科的治療の適応があれば，妊娠前に手術を受けるよう指導する．妊娠中に大動脈解離が発症した場合は，開心手術の適応となる[8]．しかし妊娠中の

体外循環の胎児に対する安全性は確立されておらず，妊娠後期の体外循環の使用は，高率に胎内死亡となる．妊娠中に開心手術が必要な場合は，妊娠後期であれば，帝王切開術を先行させる．

急性大動脈解離を診断するには，まず疑いをもつことが重要である．診断にはCT（単純CTと造影CT）が有用であり，客観的に全大動脈を評価できること，緊急時に短時間で検査可能なことより，大動脈解離の診断に必要不可欠である．胎児被曝も問題とならない範囲なので，疑えば躊躇することなく検査を行う．さらに造影CTは，肺血栓塞栓症との鑑別にもなる．なお，マルファン症候群は常染色体優性遺伝で，50％の遺伝の可能性があり遺伝カウンセリングが必要である．

f. 心筋症の管理

妊娠中の心不全発症の頻度は高い．特に拡張型心筋症は予後不良で，分娩後の妊産婦死亡のリスクが高い．肥大型心筋症では胸部症状を認めるもの，あるいは心室頻拍を認めるものでは，β遮断薬の投与を開始する．また，肥大型心筋症，拡張型心筋症ともに遺伝性が報告されている．

自験例での拡張型心筋症の検討では，妊娠中に初めて診断された症例（妊娠7カ月未満），あるいは妊娠中に施行された最初の心エコーで左室内径短縮率（% fractional shortening：% FS）が低値の症例は，心不全，妊産婦死亡を含めたその後の母体の予後が悪い．% FSの低い低心機能症例は，心不全の悪化を防ぐために人工妊娠中絶をすすめざるをえない．なお，左室拡張末期径（left ventricle end-diastolic dimension: LVDd）と母体予後との関連は認めなかった[9]．

一方，妊娠・産褥期に心不全を発症し，拡張型心筋症と類似した病態を示す特異な心筋症として「周産期心筋症」がある．わが国では従来「産褥心筋症」とよばれていた疾患であるが，詳細は他項に譲る（E38，p.174参照）．

おわりに

心疾患合併妊娠の中には妊産婦死亡につながる重症例がある．しかし，個別に評価した上，厳重な医療体制の下に管理を行えば，出産可能な疾患もある．そのためには妊娠前からの心機能の評価（心機能低下の有無，残存シャントの有無，PAHの有無など）を行い，手術適応のある場合や，薬剤の導入や変更が必要な場合などは，妊娠前に行うよう指導する．また，妊娠，出産の管理も重要であるが，産褥期，特に分娩42日以降の後発妊産婦死亡が多い点から，この時期の厳重なフォローアップ体制が重要である．

■文献

1) Cantwell R, Clutton-Brock T, Cooper G, et al. Saving Mothers' Lives: Reviewing maternal deaths to make motherhood safer: 2006-2008. The Eighth Report of the Confidential Enquiries into Maternal Deaths in the United Kingdom. BJOG. 2011; 118: 1-203.
2) 根木玲子．妊産婦死亡に関するハイリスク妊娠・分娩の疫学的および臨床的研究．日産婦誌．2008; 60: 1687-700.
3) 循環器病の診断と治療に関するガイドライン（2009年度合同研究班報告）．心疾患患者の妊娠・出産の適応，管理に関するガイドライン（2010年改訂版）．
www.j-clic.or.jp/guideline/pdf/JCS2010niwa.h.pdf
4) Katsuragi S, Yamanaka K, Neki R, et al. Maternal outcome in pregnancy complicated with pulmonary

arterial hypertension. Circ J. 2012; 76: 2249-54.
5) 山崎　哲, 鈴木典子, 後藤宏美, 他. APTT の現状と標準化に向けた課題. 生物試料分析. 2009; 32: 347-8.
6) Cunningham FG, Leveno KJ, Bloom SL, et al, editors. Williams Obstetrics. 23rd ed. New York: McGraw-Hill; 2009.
7) Katsuragi S, Ueda K, Yamanaka K, et al. Pregnancy-associated aortic dilatation or dissection in Japanese women with Marfan syndrome. Circ J. 2011; 75: 2545-51.
8) Matsuda H, Ogino H, Neki R, et al. Hemiarch replacement during pregnancy (19 weeks) utilizing normothermic selective cerebral perfusion. Eur J Cardiothorac Surg. 2006; 29: 1061-3.
9) Katsuragi S, Omoto A, Kamiya C, et al. Risk factors for maternal outcome in pregnancy complicated with dilated cardiomyopathy. J Perinatol. 2012; 32: 170-5.

〈根木玲子〉

F　合併症妊娠

47 頭痛を主訴に来院した妊婦への対応を教えてください.

　妊娠による凝固系の亢進，循環血液量の変動に伴う血行動態の変化・血管壁の変化・ホルモンの変化などから，脳血管疾患の発症は約1.5倍に増加する．大野らにより行われた全国調査（1,582施設および3,238診療科に対するアンケート，回答率70%）では，2006年に発生した妊娠合併脳血管障害は184例で，内訳は脳出血39例，くも膜下出血18例，脳梗塞25例，脳静脈洞血栓症5例，子癇および高血圧性脳症82例，その他15例であった．妊娠中発症が最も多く，脳出血の死亡率は26%（39例中10例）であった．妊娠高血圧症候群の合併率は脳出血例の26%で，脳出血死亡例の57%であった[1]．

　頭痛，悪心・嘔吐，胃部不快感は，妊娠中の訴えとしてよくある症状だが，その中には上記のような，重篤な器質疾患や妊娠特有の合併症の前兆が潜んでいることもある．神経学的後遺症や母体死亡に繋がることもあり，緊急を要する二次性（症候性）頭痛をみきわめることが重要である．

1 問診はもっとも重要！

　頭痛の発症時期やその症状の問診が，二次性頭痛を鑑別する手がかりとなる．特に，嘔吐を伴う激しい頭痛や意識障害，痙攣を合併する場合には症候性を疑う（表1[2]）．

　くも膜下出血や脳出血は妊娠期間のいつの時点でも発生し，妊娠中～後期には循環血流量が最大となるため脳動脈破裂のリスクも増加する．突然の急激な頭痛や意識障害があり，痙攣や昏睡となる場合にはそれらを疑う．また，妊娠中に発熱時の頭痛に消化器症状を伴う場合には，脳炎・髄膜炎・虫垂炎・腹膜炎などと鑑別する．

表1　妊婦の頭痛の鑑別疾患

	二次性（症候性）頭痛					一次性（機能性）頭痛	
	子癇	脳梗塞	くも膜下出血	脳出血	髄膜炎	片頭痛	緊張性頭痛
好発時期	妊娠後期	分娩後	全期間			妊娠中軽快	全期間
発症様式	急性	徐々	突然		徐々に	慢性	
嘔吐	+					+	−
片麻痺	−	±	−	+	−		
項部硬直	−	±	+	−	+		
CT所見	−	−	+	+	−		
髄液所見	−	+ 圧上昇	+ 血性	±	+ 混濁	−	
特徴	PIHなど	頭蓋内圧亢進			発熱など		

（牧野真太郎．頭痛．In: 竹田　省，編．フローチャート産婦人科研修・救急対応マニュアル．東京：総合医学社；2011. p.92-7[2]より改変）

妊娠中の特異的症状として，妊娠高血圧症候群やそれに伴う子癇があげられる．子癇の危険因子としては，初産・10歳代・子癇既往の妊娠高血圧腎症，HELLP症候群，妊娠尿蛋白，多胎などがある．子癇は突然発症するが，前駆症状として，頭痛・頭重感・不穏などの脳神経症状（50〜70％），悪心・嘔吐（20〜35％），心窩部・上腹部痛（12〜19％）などの胃腸症状，視覚障害・眼窩閃発・眼球震盪などの眼症状（19〜32％）を認めるが，約25％では前駆症状を伴わず突然発症する．子癇が発症すると，失神や顔面痙攣から始まり全身痙攣が起き，重篤化すると昏睡に至る[3,4]．

脳梗塞は高血圧脳症や頭蓋内出血に比べると母体死亡率は低いが，妊娠・分娩に伴う過凝固や脱水による血液粘度の上昇や感染に関連するため，産褥期2週間以内に起こることが多い．多発性の血栓塞栓による静脈還流障害や頭蓋内圧亢進と血流障害から局所脳神経障害が起こるため，頭蓋内圧の亢進に，Face（顔面の非対称），Arm（上肢が上がらない），Speech（うまく話せない）などの臨床神経症状を認めたら，Timely（時間失せず）に脳梗塞をFAST（迅速）に鑑別する．

2 診断は画像診断が有用

血圧や尿検査で妊娠高血圧腎症かを確認しながら，問診や理学的所見で症候性か否かを鑑別する．

表2 胎児被曝量と胎児奇形

時期	影響	しきい値（Gy）
着床前期（〜受精後8日）	胚死亡	0.1
器官形成期〔3週（着床）〜8日〕	奇形	0.1
妊娠中期（8〜15週）	精神遅滞	0.1〜0.2
（16〜25週）	発育遅滞	0.1〜0.2
妊娠後期（25〜38週）	安定期	
妊娠前期	癌・遺伝疾患・確率的影響	

(International Commission on Radiological Protection. Ann ICRP. 2000; 30: iii-viii, 1-43[5]より)

至急精査を要すると判断した場合には，画像検査で確定診断を得る．脳出血・くも膜下出血などの緊急手術を要する超急性期の鑑別のため，まず頭部単純CTを施行して，さらに必要ならMRIを行う．妊娠中にCTは安易に行うべきではないが，腹部を遮蔽した頭部CTの胎児被曝量は0.005mGy以下とされ，胎児奇形，発育障害，流産などのリスクは増加させない．至急精査の必要性と胎児への安全性を説明したうえ，躊躇なく実施する（表2, 3[5]）．

脳出血はCT上高吸収域となる．一方，子癇や脳梗塞ではCT上低吸収域となり鑑別困難なこともあるため，MRIで鑑別する．脳浮腫はT2強調画像で高信

表3 画像検査と胎児被曝量

検査方法	平均線量	（最大線量）mGy
単純X線撮影		
頭部	0.01以下	(0.01以下)
胸部	0.01以下	(0.01以下)
腹部	1.4	(4.2)
腰椎	1.7	(10)
骨盤部	1.1	(4)
CT		
頭部	0.005以下	(0.005以下)
胸部	0.06	(0.96)
腹部	8.0	(49)
腰椎	2.4	(8.6)
骨盤部	25	(79)

(International Commission on Radiological Protection. Ann ICRP. 2000; 30: iii-viii, 1-43[5]より)

号域として描出されるため，皮質下の病変は脳脊髄液を低信号とする FLAIR（fluid attenuated inversion recovery）画像が有用である．子癇は，脳血管攣縮・血管透過性亢進・血清蛋白漏出からの血管原性脳浮腫が主であるが，持続する脳血管攣縮による局所的脳虚血が血管内皮傷害を起こすと細胞傷害性脳浮腫へと至る．また，拡散強調画像（DWI: diffusion weighted imaging）では，検査時に設定される b 値の設定により，ともに高信号域として描出されることもあり，その際は拡散指数 ADC（apparent diffusion coefficient）map で比較する．つまり，血管原性浮腫では FLAIR 画像で高信号，DWI では低～高信号，ADC は上昇する．一方，細胞傷害性浮腫では，FLAIR 画像および DWI 画像で高信号，ADC は低下する．脳梗塞では，DWI 画像で著明な高信号となり，ADC は低下することから鑑別できる．

3 治療

妊婦における NSAIDs は妊娠後期の胎児動脈管閉鎖とのリスクのため避けるべきとされており，一次性頭痛に対してはアセトアミノフェンを使用する．エルゴタミン製剤は，子宮筋収縮作用があり妊娠禁忌であり，トリプタン製剤の安全性は完全に確立されていないため，リスクとベネフィットを考慮し，十分な説明の上で使用する．

緊急を要する二次性頭痛の場合，脳出血やくも膜下出血などでは，非妊時女性に対する場合と原則的に同様である．バイタルサインをモニタリングしながら，静脈ルートを確保して，血算・血液凝固系・肝臓・腎臓機能を含めた検査を行い，乳酸リンゲル液の点滴を開始する．脳神経外科・麻酔科・新生児科と連携を取りながら，可及的速やかに診断・治療・外科的処置を行うことが重要である．

子癇の場合は，①初期管理として，人員確保，安静保持，光刺激・内診刺激を避け，気道確保と十分な酸素投与を行う．②硫酸マグネシウム（マグネゾール®）で痙攣抑制と再発防止を行い，③血圧 160/90～100mmHg を維持することを目標にニカルジピン（ペルジピン®）10mg/100mL 生食を 0.5 μg/kg/分で持続静注投与しながら血圧を管理する．

胎児は，母体の意識状態の回復とともに胎児心拍数も回復することが多い．母体処置が終了し安定した後や，痙攣抑制後も徐脈が続くなどの胎児機能不全と診断した場合には，必要に応じて急速遂娩を行う．

■文献
1) 大野泰正，池田智明，吉松 淳，他．妊娠関連の脳血管障害の発症に関する研究．厚生労働省科学研究費補助金分担研究報告．200719018A．
2) 牧野真太郎．頭痛．In: 竹田 省，編．フローチャート産婦人科研修・救急対応マニュアル．東京：総合医学社；2011. p.92-7.
3) Lubarsky SL, Barton JR, Friedman SA, et al. Late postpartum eclampsia revisited. Obstet Gynecol. 1994; 83: 502-5.
4) 牧野真太郎，竹田 省．子癇．臨婦産．2009; 63: 1295-301.
5) International Commission on Radiological Protection. Pregnancy and medical radiation. Ann ICRP. 2000; 30: iii-viii, 1-43.

〈平井千裕〉

48 もやもや病の妊婦が受診しました．妊娠管理上の注意点を教えてください．

　もやもや病（ウィリス動脈輪閉塞症）は両側内頸動脈終末部に慢性進行性の狭窄病変を生じ，側副血行路として脳底部に異常血管網が発達する原因不明の疾患である．この異常血管網が脳血管撮影検査で煙草の煙のようにモヤモヤしてみえることから，1963年鈴木ら[1]により cerebrovascular "moyamoya disease" として発表され，以来この名称が定着した．

　もやもや病は，側副血行路の血流が不十分であると容易に脳梗塞や一過性脳虚血発作（transient ischemic attack: TIA）を発症する．また脳血管障害の危険因子をもたない30〜40歳代の脳出血の原因としてもあげられる[2]．

　本疾患に罹患した妊産褥婦の脳出血，TIAなどの報告も散見[3,4]され，近年その現状が明らかになりつつあるが，管理および予防法などに関して一定の指針が確立されていないのも事実である．

1 もやもや病とは

a. 疫学

　もやもや病は男女比1対1.8〜1.9[5,6]と女性に多く発症年齢は10歳未満の大きなピークと20歳代後半から30歳代にかけての緩やかなピークの二峰性を呈している[7]．そのため，我々産婦人科医が遭遇することもまれではない．また患者の10％は血縁者内に発症者の集積性が認められる家族性もやもや病と報告されており[5]，遺伝要因と加齢などの環境要因との相互作用が発症に関与していると考えられている[7]．

b. 診断基準とその判定

　表1に示す診断基準[8]の1）〜4）を参考として下記のごとく分類する．なお脳血管撮影を行わず剖検を行ったものについては4）を参考として別途に検討する．

　確実例：1）あるいは2）のすべての条件および3）を満たすもの．ただし小児では一側に1）あるいは2）の①，②を満たし，他側の内頸動脈終末部付近に狭窄の所見が明らかにあるものを含む．

　疑い例：1）あるいは2）および3）のうち，1）の③あるいは2）の③の条件のみを満たさないもの．

c. 症状

　初発症状を図1[9]に示す．成人では頭蓋内出血により突然発症することが多く，出血部位により意識，言語，運動障害などさまざまな症状を呈する．重症度は死亡例から症状軽快例まで多岐にわたるが，再出血率は7.09%/年[9]と高く，死亡例の約半数は出血例といわれる[9]．また脳梗塞を発症した場合は恒久的な障害を残すことも多い．近年はMRI，MRAの進歩により頭痛のみや無症状の例も診断されるようになった．

表1　もやもや病の診断基準

1） 診断上脳血管撮影は必須であり，少なくとも次の所見がある．
　① 頭蓋内内頸動脈終末部，前および中大脳動脈近位部に狭窄または閉塞がみられる．
　② その付近に異常血管網が動脈相においてみられる．
　③ ①と②の所見が両側性にある．
2） 磁気共鳴画像（MRI）と磁気共鳴血管撮影（MRA）の所見が下記のすべての項目を満たしうる場合は，脳血管撮影は省いてもよい．「MRI/MRA による画像診断のための指針」を参照
　① MRA で頭蓋内内頸動脈終末部，前および中大脳動脈近位部に狭窄または閉塞がみられる．
　② MRA で大脳基底核部に異常血管網がみられる．
　　注：MRI 上大脳基底核部に少なくとも一側で 2 つ以上の明らかな flow void を認める場合，異常血管網と判断してよい．
　③ ①と②の所見が両側性にある．
3） もやもや病は原因不明の疾患であり，下記の基礎疾患に伴う類似の脳血管病変は除外する．
　① 動脈硬化　② 自己免疫疾患　③ 髄膜炎
　④ 脳腫瘍　⑤ ダウン症候群　⑥ レックリングハウゼン病
　⑦ 頭部外傷　⑧ 頭部放射線照射後の脳血管病変
　⑨ その他
4） 診断の参考となる病理学的所見
　① 内頸動脈終末部を中心とする動脈の内膜肥厚と，それによる内腔狭窄ないし閉塞が通常両側性に認められる．ときに肥厚内膜内に脂質沈着を伴うこともある．
　② 前・中・後大脳動脈などウィリス動脈輪を構成する動脈にしばしば内膜の線維性肥厚，内弾性板の屈曲，中膜の菲薄化を伴う種々の程度の狭窄ないし閉塞が認められる．
　③ ウィリス動脈輪を中心として多数の小血管（穿通枝および吻合枝）がみられる．
　④ しばしば軟膜内に小血管の網状集合がみられる．

（Nishimoto A, et al. J Neurosurg. 1968; 29: 255-60[8]) より）

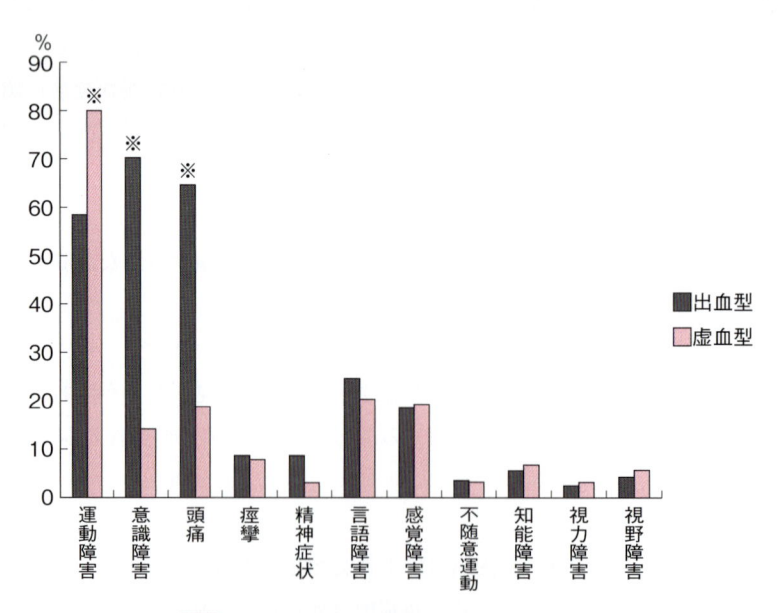

図1　もやもや病の初発症状（n = 1,127）
※　他方より有意に高頻度（$p < 0.05$）
（Kobayashi E, et al. J Neurosurg. 2000; 93: 976-80[9]) より）

d．治療

1）脳虚血症状を呈するもの

血行再建術が適応となる．また内科的治療としてアテローム血栓性脳梗塞に準じた治療がすすめられるが確立されたものではない．

2）脳出血症状を呈するもの

血行再建術が再出血のリスクを低下させるとの報告もあり[10]，十分なエビデンスはないが考慮してもよい．

2 妊産婦管理上の注意点

a．妊娠中の注意点

もやもや病の管理上，注意すべきは血圧の変動と過凝固，過換気である．妊娠に伴い母体は気道・呼吸・循環・血液などさまざまな生理的変化を起こすが，中には脳血管障害に関連するものもある．

循環動態変化もその1つで，妊娠週数経過とともに，循環血漿量は40～50％増加し，心拍出量は妊娠24週で40～50％増加する．正常妊婦においては，こうした増加に対し末梢血管が拡張することで，血圧など循環動態の恒常性が保たれている．しかし，妊娠高血圧症候群（pregnancy induced hypertension: PIH）ではこの機能が破綻する．PIHの病因病態に関してはさまざまな学説が知られているが，近年2 step theoryが一般的になっている．step 1で胎盤機能不全が形成され，step 2で酸化ストレスを受けた胎盤から胎盤由来細胞塊やantiangiogenic factorが血液中に流入し，母体の全身性炎症反応，血管内皮障害が起こる[11]．この血管内皮障害は，脳出血，脳浮腫，脳虚血などの原因となる血管透過性亢進や持続的血管攣縮を惹起する．したがって，もやもや病合併妊婦においては特に注意したい合併症である．

また，妊娠中は過凝固状態となり，血栓形成が促進され静脈洞血栓症や動脈塞栓症などを発症しやすくなる．これら凝固能の変化は妊娠中期から後期にかけて顕著になり，もやもや病合併妊婦における脳虚血・出血の好発時期に合致する[4, 12]．

妊娠中の循環動態変化や凝固能変化は避けて通ることはできないものである．したがってもやもや病合併妊婦は，正常な経過をたどるとしてもリスクを背負うことになる．頭蓋内出血が起こると，きわめて予後が悪い．初発・既往にかかわらず死亡や神経学的後遺症の発生率が高く，細心の注意を払い回避しなければならない．もやもや病合併妊婦が受診した際は，脳神経外科との密接な連携が必須で，通常の妊婦健診においても，十分な問診と凝固系を含めた血液検査を行うことが肝要である．

b．分娩管理中の注意点

近年Takahashiら[12]がもやもや病の妊婦管理に関する日本初の大規模調査報告を行った．132の周産期施設より得た直近5年64症例の分析（Survey I）と，もやもや病の成人女性患者338人中分娩経験のある146人278分娩の分析（Survey II）である．分娩中は脳血管障害が起きやすいとの報告もあったが[4]，Survey Iではもやもや病合併妊婦で分娩中大きな脳血管障害の発症は認めなかった．しかしいずれにしろ，分娩時は痛みに伴う血圧上昇，過換気発作，怒責による胸腔内圧上昇による脳循環灌流量減少が発生する．これらは脳血管障害発生リスクになる．したがって，分娩中は血圧上昇

F 合併症妊娠

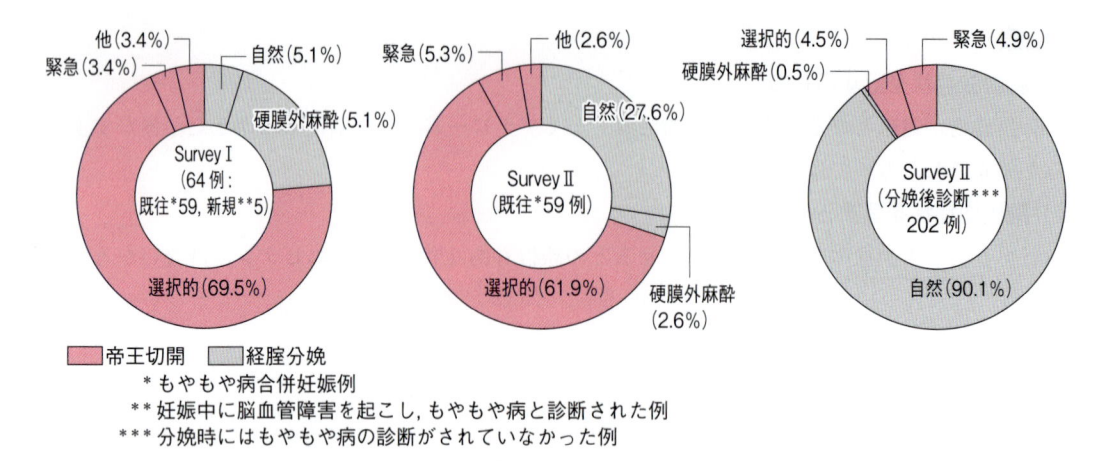

図2 分娩様式

- 帝王切開
- 経腟分娩

* もやもや病合併妊娠例
** 妊娠中に脳血管障害を起こし，もやもや病と診断された例
*** 分娩時にはもやもや病の診断がされていなかった例

Survey I（64例：既往*59，新規**5）
- 選択的（69.5%）
- 緊急（3.4%）
- 他（3.4%）
- 自然（5.1%）
- 硬膜外麻酔（5.1%）

Survey II（既往*59例）
- 選択的（61.9%）
- 緊急（5.3%）
- 他（2.6%）
- 自然（27.6%）
- 硬膜外麻酔（2.6%）

Survey II（分娩後診断*** 202例）
- 自然（90.1%）
- 選択的（4.5%）
- 緊急（4.9%）
- 硬膜外麻酔（0.5%）

〔Takahashi JC, et al. Neurol Med Chir（Tokyo）. 2012; 52: 304-10[12]）より改変〕

に注意し，脳虚血発作のトリガーになることが知られている過換気発作が起きないよう管理しなければならない．

前述の報告から，分娩様式を図2[12]に示す．バイパス術未施行妊婦では帝王切開を選択する医療施設が多かったが有意差はなく（p = 0.07），59例中82.9%がバイパス実施ずみであったSurvey IIでもその選択に有意差を認めなかった（p = 0.37）．麻酔方法は脊髄麻酔あるいは硬膜外麻酔が選択されることが多く，次いで全身麻酔が用いられている．脊髄硬膜外併用麻酔も血圧変動が緩やかである点から適しているとの報告[13]もある．

帝王切開が選択されがちであるが，麻酔法や術中管理法によっては危険を伴い，確立したものではない．経腟分娩が必ずしもリスクとも報告されておらず，分娩方法に関しては，本人，家族への十分な説明を行い，麻酔科と連携をとり，施設機能に応じ，脳循環灌流への影響が少ない方法を選択することになる．

c．産褥期の注意点

脳虚血発作は産褥期にも多く[4, 12]，31週にPIHのため緊急帝王切開後に発作を起こした症例もある[4]．特に循環動態が著しく変動する分娩後24時間は慎重な管理が求められる．

まとめ

もやもや病を罹患している妊産褥婦は，生命・機能的予後に多大なる影響を与える脳血管イベントを起こすリスクがあることを理解し，また患者家族にも十分な説明をしておく必要がある．血行再建術の既往有無によりそのリスクは多少変化するものの，妊娠は他科との密接な連携をとり，脳血管に影響する母体変化，特にPIHの発症に注意しなければならない．分娩様式について一定の見解はないが，脳循環灌流への影響が少ない方法を選択すべきである．

今後症例の蓄積によるさらなる管理指針の確立が求められる．

■文献

1) Suzuki J, Takaku A, et al. Cerebrovascular "moyamoya" disease. Disease showing abnormal net-like vessels in base of brain. Arch Neurol. 1969; 20: 288-99.
2) 森岡基浩. 特殊な脳卒中: もやもや病. 臨牀と研究. 2013; 90: 775-9.
3) 黒田　敏, 宝金清博, 阿部　弘. 小児期発症もやもや病における妊娠・出産をめぐる諸問題について. 脳卒中の外科. 2001; 29: 272-6.
4) Komiyama M. Moyamoya disease and pregnancy. Neurosurgery. 1999; 40: 214-5.
5) Wakai K, Tamakoshi A, Ikezaki K, et al. Epidemiological features of moyamoya disease in Japan: finding from nationwide survey. Clin Neurol Neurosurg. 1997; 99 Suppl 2: s1-5
6) 大木宏一, 他. 2006年度モヤモヤ病（ウィリス動脈輪閉塞症）調査研究班データベース集計. 厚生労働省ウィリス動脈輪閉塞症調査研究班, 平成18年度報告. p.19-25.
7) ウィリス動脈輪閉塞症における病態・治療に関する研究班. もやもや病（ウィリス動脈輪閉塞症）診断・治療ガイドライン. 脳卒中の外科. 2009; 37: 321-37.
8) Nishimoto A, Takeuchi S. Abnormal cerebrovascular network related to the internal carotid arteries. J Neurosurg. 1968; 29: 255-60.
9) Kobayashi E, Saeki N, Oishi H, et al. Long-term natural history of hemorrhagic moyamoya disease in 42 patients. J Neurosurg. 2000; 93: 976-80.
10) Miyamoto S. Study design for a prospective randomized trial of extracranial-intracranial bypass surgery for adults with moyamoya disease and hemorrhagic onset - The Japan Adult Moyamoya Trial Group. Neurol Med Chir (Tokyo). 2004; 44: 218-9.
11) Redman CW, Sargent IL. Latest advances in understanding preeclampsia. Science. 2005; 308: 1592-4.
12) Takahashi JC, Ikeda T, Iihara K, et al. Pregnancy and delivery in moyamoya disease: results of a nationwide survey in Japan. Neurol Med Chir (Tokyo). 2012; 52: 304-10.
13) Dutta B, Dehran M, Shinha R. Anaesthetic management of a parturient with moyamoya disease. Singapore Med J. 2011; 52: e108-10.

〈山岸絵美, 中井章人〉

F　合併症妊娠

49　脳出血が疑われる妊婦が搬送されました．産婦人科医はどのようにかかわったらよいでしょうか？

　脳出血は頭蓋内での出血で，脳動脈の破綻により脳組織が破壊される予後不良な疾患である．脳実質内での出血とくも膜下腔で出血するくも膜下出血がほとんどを占める．日本人では脳出血の発症は脳梗塞より多く，妊産褥婦においてもその傾向は同様に認められ，脳出血は脳梗塞の約2倍の発症とされる．

　妊娠，分娩，産褥期の脳出血は，妊産婦死亡の原因として重要である．現在，本邦での妊産婦死亡全体で4番目，間接妊産婦死亡では最も多い原因である．1991, 1992（平成3, 4）年に発生した脳血管障害（多くは脳出血）による死亡は27例で，全体の14%を占め，2番目に多い死亡原因であった[1]．約20年後の2010〜2012（平成22〜24）年に発生した146例の検討では26例（18%）で，やはり2番目に多い死因であった[2]．妊産婦死亡数は20年間で半減しているにもかかわらず，脳血管障害による妊産婦死亡は実数として増加している．最も多い死因である出血による死亡数は減少してきており，脳血管障害が妊産婦死亡全体に占める比重は高まっている．

　脳出血は妊産婦死亡に直結し，発症早期からの治療が求められることから，産科医として念頭に置かなくてはならない疾患である．

1　脳出血の産科的背景

　妊産褥婦の脳出血の背景疾患として妊娠高血圧症候群，脳動静脈奇形，もやもや病が挙げられるが，その中で最も重要なのは妊娠高血圧症候群である．2006年に本邦で発症した妊産褥婦の脳出血全体の約1/4で妊娠高血圧症候群を合併していた[3]．妊娠高血圧症候群は発症だけでなく予後の増悪因子でもある．脳出血で死亡した症例では半数以上に妊娠高血圧症候群を合併していた．また，HELLP症候群ではさらに予後が悪いことが知られている[3]．妊娠高血圧症候群では血管内皮細胞の障害から血管は脆弱で，また，血管作動性物質による適切な血管拡張が行えないため高血圧を呈し，脳出血の危険度が増すと考えられる．HELLP症候群では著明な血小板の減少と肝機能低下から凝固因子の欠乏を呈し，やはり脳出血の重症化の危険度がさらに高まる．

2　妊娠高血圧症候群，子癇と脳出血

　妊娠高血圧症候群の病型分類の1つである子癇は，妊娠20週以降に初めて痙攣発作を起こし，てんかんや二次性痙攣が否定されるものである．子癇の痙攣発作は突発性，全身性であり，強直性から間代性痙攣に移行し，神経麻痺を起こすことはない．

　このように子癇はほぼ可逆的な変化なのに対して脳出血は非可逆的である．また，子癇はそのものが直接的に死亡原因になることは少ない．このように子癇と脳出血は全く別の病態である．しかし，この両者は初発の臨床症状が類似している．また，子癇後の脳出血も存在し，オーバーラップする場

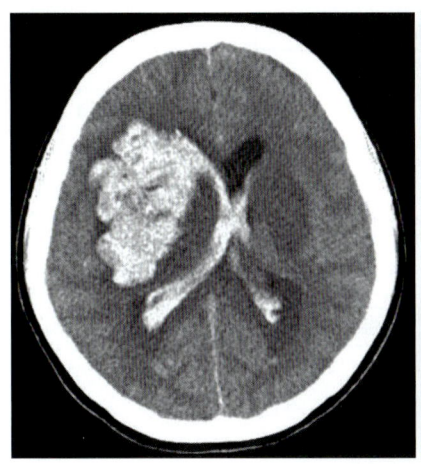

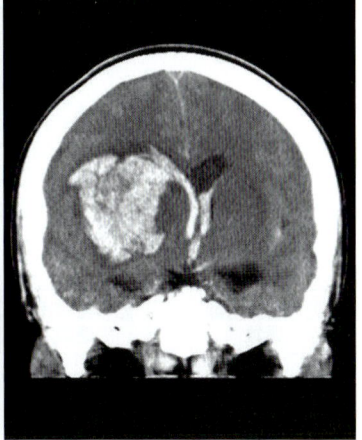

図1 妊娠 38 週での脳出血の CT 画像
右被殻出血，脳室穿破．

合がある．両者の治療が大きく異なることと，特に脳出血の場合，診断の遅れが死亡に直結することから，すみやかな鑑別が求められる．

子癇の場合，典型的にはまず誘導期とよばれる意識消失，眼球上転，顔面蒼白，瞳孔散大，開口障害などの症状を呈する約1分間の時期を経て，全身の強直性痙攣，次いで間代性痙攣を起こす．その後筋肉は弛緩し痙攣は消失し昏睡期となる．脳出血の場合でもやはり初発症状は意識障害，痙攣であることが多い．特に重症例ではこの両症状を必ず呈している．

いずれにせよ早急な画像診断が望まれるが脳出血は CT で容易に診断可能である（図1）．子癇は CT では一般的な脳浮腫の像がみられるだけで特異的な所見はないが，MRI では T2 強調画像と FLAIR で高信号領域として描出される脳浮腫が特徴的所見である[4]．特に浮腫は後頭葉に両側対称にみられることが多く，posterior reversible encephalopathy syndrome（PRES）と表現される．

3 脳出血の治療

脳出血の急性期には急性期降圧療法，グリセオールによる脳浮腫のコントロールが行われる．降圧にはカルシウムチャネルブロッカーが使われることが多い（注：ニカルジピンは添付文書上，脳出血で禁忌とされていたが最近改訂された）．救命目的の外科的治療が必要となる場合も少なくない．

軽症な例では手術を行うことで死亡例を減らすことができるが，重度意識障害例では手術を行っても予後を改善できない．また，発症早期では手術の効果を認めるが時間が経過すると予後改善効果は減ずる．

原則的には母体救命が優先されるが，妊娠中の発症であれば胎児の状態にも注意が必要である．子癇では胎児の状態が一定の確率で悪化することが知られているが[5]，脳出血では詳細なデータはない．しかし，背景に妊娠高血圧症候群や HELLP 症候群がある場合，また，脳出血による急激な高血圧や循環動態の変化は胎児の well-being に影響を与える可能性がある．母体の状態によっては早期娩出も考慮される．

F　合併症妊娠

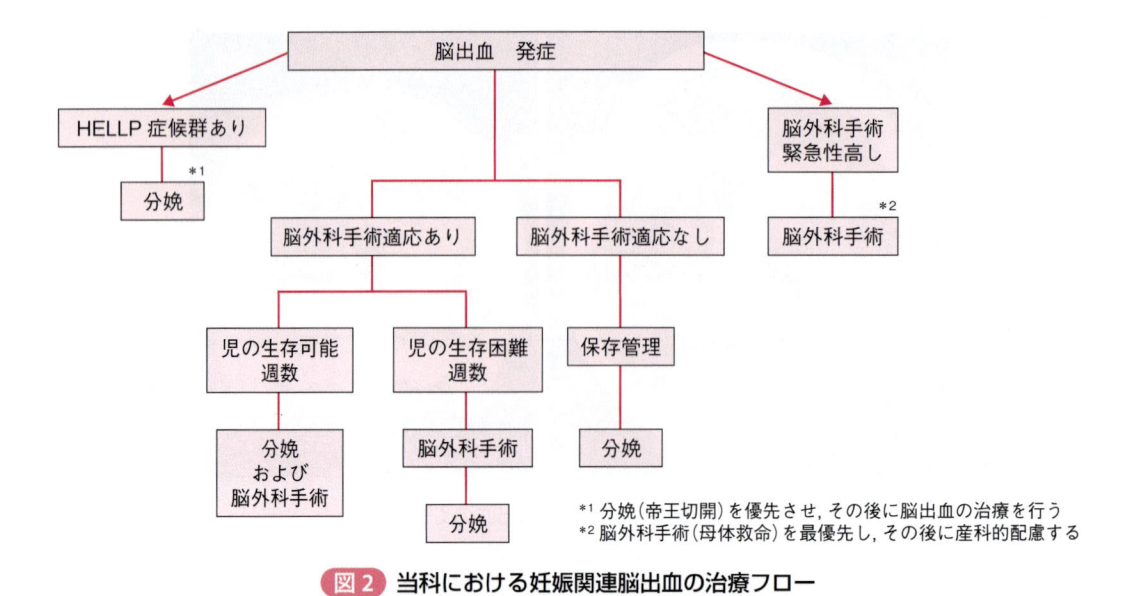

```
                          脳出血　発症
              ┌──────────────┼──────────────┐
      HELLP症候群あり                                     脳外科手術
                      ┌──────────┴──────────┐         緊急性高し
         *1         脳外科手術適応あり    脳外科手術適応なし        *2
        分娩      ┌──────┴──────┐          │         脳外科手術
              児の生存可能      児の生存困難     保存管理
                週数              週数
                 │                │             │
               分娩            脳外科手術       分娩
             および              │
           脳外科手術            分娩
```

*1 分娩（帝王切開）を優先させ，その後に脳出血の治療を行う
*2 脳外科手術（母体救命）を最優先し，その後に産科的配慮する

図2　当科における妊娠関連脳出血の治療フロー

（吉松　淳. In: 橋本信夫, 監修. 脳神経外科プラクティス4. 神経救急診療の進め方. 東京: 文光堂. 2014[6]. p.197 より）

　これまでの報告から分娩前もしくは分娩中に発症し脳外科手術にいたる場合，多くは帝王切開後に脳外科手術がなされる傾向がある．脳外科手術適応がある場合，脳外科手術と分娩（妊娠の終結）とどちらを先に行うか明確な指標はない．娩出により母児分離することが母体の治療を行いやすくするという論理的根拠はない．脳外科手術の緊急度が最も優先されるのが原則である．図に当科での治療方針を示す（図2）[6]．

　産褥期の脳出血の場合，治療戦略は非妊娠時の脳出血と変わらない．しかし治療に当たる脳外科医との連携において妊娠高血圧症候群の合併の有無は，予後に影響を与える因子として産科側から必ず提示しなくてはならない．産褥期であっても妊娠高血圧症候群が背景にある場合には非妊娠時とは違う経過を辿る可能性があることを伝える．

4　産科医としてのかかわり

　ここまでに述べたことから産科医としてどうかかわればよいかを考察する．

a．初診医としての対応

　脳出血の場合，救急救命処置が必要となり，気道，呼吸，循環の確保を的確に行うことができる救命救急室での初期対応が望ましい．しかし，神経症状や意識障害があっても，妊娠しているということで産婦人科に搬送されることが少なくない．特に痙攣の場合は子癇を考えるためその傾向がある．つまり，初診（初期対応の開始）が産婦人科医となることは現状では避けえない．子癇との鑑別のためにも迅速な画像診断が求められるが，短時間で撮影でき，脳出血を診断できるCTを撮影する．子癇との鑑別ができるまで硫酸マグネシウムの投与を行い，CT撮影時には脳神経外科医に待機してもらう．

b. コーディネーターとしての役割

　脳出血であった場合，母体救命のための治療の主体は脳神経外科となる．産科医は脳出血の治療そのものを行うことはできない．しかし，先に述べたように最初の対応医，場合によってはそれまでの主治医であったりする．脳出血が疑われる場合には脳神経外科医への連絡，妊娠中で児の娩出が求められる場合には新生児科医への連絡，手術（帝王切開を含む）が想定される場合には麻酔科への連絡，など集学的治療ができる体制を整える．

c. 産科的情報の提供と産科合併症への対応

　妊産褥婦の脳出血は重要な疾患であるが頻度として多いわけではない．多くの脳神経外科医にとって，妊産褥婦を扱う機会は限られており，その生理的特異性への対応は産科医に求められる．たとえば，妊娠中であれば脳出血の初期対応としての緊急降圧により胎盤循環は影響を受ける．また，血圧の乱高下は常位胎盤早期剥離の原因となりうる．母体救命が優先されることから脳出血の対応が優先的に行われるが，そこに常位胎盤早期剥離のような産科的合併症が加われば母体救命のための優先順位など，さらに複雑な判断が必要となり，予後の悪化につながる．また，妊娠高血圧症候群やHELLP症候群が存在した状態での脳出血はこれら病態への対応も同時進行で行わなくてはならない．このような産科特有の病態は産科医に専門性があることからその治療の主体は産科医となる．脳出血の対応の過程の中で変化する産科的状況を評価し，脳神経外科医と情報を共有することが求められる．

おわりに

　妊婦の高齢化とともに今後，妊産褥婦の脳出血は増加すると考えられる．脳出血への対応は迅速性が求められる．CT が速やかに撮影できること，脳神経外科医が対応できること，は施設として最低限求められる．脳出血が考えられる症状を呈する妊産褥婦の搬送ルートは上記を考慮し，地域であらかじめ決めておくことが望まれる．

■文献

1) Nagaya K, Fetters MD, Ishikawa M, et al. Causes of maternal mortality in Japan. JAMA. 2000; 283: 2661-7.
2) 妊産婦死亡症例検討評価委員会．母体安全への提言 2013．日本産婦人科医会．2014．
3) Yoshimatsu J, Ikeda T, Katsuragi S, et al. Factors contributing to mortality and morbidity in pregnancy-associated intracerebral hemorrhage in Japan. J Obstet Gynaecol Res. 2014; 40: 1267-73.
4) Ohno Y, Wakahara Y, Kawai M, et al. Cerebral hyperperfusion in patient with eclampsia. Acta Obstet Gynecol Scand. 1999; 78: 555-6.
5) Sibai BM. Eclampsia. VI. Maternal-perinatal outcome in 254 consecutive cases. Am J Obstet Gynecol. 1990; 163: 1049-55.
6) 吉松　淳．周産期の母子神経救急．In: 橋本信夫，監修．脳神経外科プラクティス 4．神経救急診療の進め方．東京：文光堂．2014．

〈吉松　淳〉

F 合併症妊娠

50 精神疾患合併妊娠で注意する点は？

■回答

1. かかりつけの診療科（精神科など）と連絡を取り，病状・妊娠経過について情報の共有を図る．
2. 精神疾患が安定していれば，帝王切開の適応は非合併妊婦と同様でも可能である．
3. 妊娠・産褥期のうつ状態の増悪に注意する．
4. 母乳哺育の可否は，薬物移行の影響と養育環境を考慮して判断する．
5. 出生後，児の活気，成長に注意する．
6. 育児に不安があるケースでは，同意を得て積極的に市町村に連絡する．

　精神疾患の患者数は，近年大幅に増加しており，2005（平成17）年以降は300万人に超えている．これに伴い精神疾患合併妊娠も増加していると考えられる．さらに近年は統合失調症の軽症化が進んでおり，旧来の精神疾患合併妊娠の概念とは大きく変貌していると考える．この稿では精神疾患の中でも妊婦の合併が多いうつ病などの気分障害と統合失調症を中心に，妊娠前から精神疾患が管理されている女性の妊娠での注意すべき点を記載する．精神疾患合併妊娠では，妊娠・分娩時の精神疾患の増悪の際に対応可能な精神科併設の分娩取扱い施設で管理されることも多い．しかし病状が十分安定している妊婦では，一般の分娩取扱い施設でも管理可能である．一方育児にも不安を抱えサポートを必要とする母親も多く，市町村との連携も視野に入れた管理が大切である．家族内のキーパーソンや，家族からの育児支援をどの程度受けることができるか確認するとともに，市町村保健センターなどの地域保健行政との協力も考慮する．

　1）精神科などのかかりつけ医と連絡をとり，現在の病状について情報共有を図ることが大切である．安定期・寛解期・軽快期と判断されたら，多くは妊娠・分娩・育児は可能である．薬物の胎児への影響を懸念して自己判断で服薬を中止する妊婦もいるので，服薬アドヒアランスの情報も重要である．薬物の児への影響としては，新規抗うつ薬である選択的セロトニン再取り込み阻害薬（selective serotonin reuptake inhibitor: SSRI）を服用している妊婦から出生した児に，先天奇形の発生頻度が高いと報告がされた．その後メタ解析によって大奇形の発生頻度は服薬なし群と同様の1〜3％であり，頻度の上昇は否定されている[1]．精神疾患未治療での妊娠は，早産，栄養不良，成長不良，妊娠中絶，産後うつ病のリスクを上昇させるだけでなく，服薬中止によって精神疾患が増悪することも知られている[2]．このため妊娠判明後も積極的な管理を行うようになり，投薬を中止することは少ないが，内服薬の胎児への影響を懸念して不安を訴えることはしばしば経験する．こうした際には，産婦人科診療ガイドライン産科編CQ104-1[3]を参考にした情報を提供すると，安心感も高まる．精神科を併設した施設での妊娠・分娩管理ならば，妊娠中の精神疾患をそれまでのかかりつけ医，あるいは併存する精神科で管理するのかも相談するとよい．精神疾患の管理では医師との信頼関係がより重要であるため，精神疾患が安定しているならかか

りつけ医の管理でもよい．しかし前述のように精神疾患の増悪を懸念して精神科併設の病院での分娩で管理する場合には，併存する精神科に一度診察を受けるだけでも増悪時の安心度が高まり，患者の情報伝達にもなる．さらに妊娠のリスクを理解してもらうために計画妊娠を推進すべきであり，妊娠を希望する女性およびカップルには，妊娠前に産婦人科受診してもらうことも，かかりつけの精神科医に情報提供しておくのもよい．

2) 分娩様式の決定は，精神疾患を合併していない妊婦と大きく変わることはない．ただし精神科病棟で管理を継続している妊婦やパニック障害などの不安障害が強いなど，分娩中に医療者とのコミュニケーションをとることが難しい産婦では，精神疾患を理由に全身麻酔での帝王切開が選択される．しかし1施設での検討によれば，精神疾患の帝王切開の適応とした産婦は，わずかに0.5%（2/399）であったと報告されており[4]，精神疾患が安定している産婦では経腟分娩も十分期待できる．

3) 産褥うつ病の発生頻度が高いことは知られているが，気分障害では妊娠中，産褥期に病状が悪化することがしばしばみられる．自殺企図のために産褥期に精神科病棟に入院を余儀なくされたケースもある．一方統合失調症での精神科病棟への入院は，妊娠前からコントロールが不良で，前述の報告では妊娠初期にコントロールが良好であったケースの精神科入院はなく，増悪もほとんどみられなかった[4]．妊婦健診は精神科受診回数よりも多く，分娩時は入院するので，精神科医より産科医，助産師は接する機会が多いため，我々も気分障害の増悪に十分注意を払うべきである．

4) 産婦人科診療ガイドライン産科編2014年版によると，リチウムのように母乳を介した児の摂取薬物量が多く，児に悪影響を与える危険がある薬剤は，授乳禁止が無難であるとしている．しかし，三環系抗うつ薬とSSRIの添付文書には，母乳を中止することが記載されているが，母乳移行性が低いため児の摂取量が少なく大きな悪影響は見込まれないとガイドラインには記載されている[3]．しかし，投薬を継続した母乳哺育も安全であると医療者が授乳をすすめると，妊娠中の薬物投与と同様に服薬アドヒアランスを低下させる可能性もある．やはり授乳はその薬物の影響と母親の母乳に対する希望を勘案して決定すべきであろう．さらに母親への授乳の負担も考慮しなくてはならない．向精神薬の多くが神経機能を抑制することからもわかるように，精神疾患では患者の休息が重要である．そのため，新生児期の頻回の授乳のために母親が睡眠を中断することが，負担になることも考えられる．一方人工乳は，経済的な負担も増加する．以上より哺育を母乳とするか人工乳で行うかは，さまざまな因子を考慮して決定すべきであると考える．

5) 分娩前に向精神薬などを服用していた母体から出生した新生児に薬物の影響で症状が現れることを新生児離脱症候群という．向精神薬を内服した母体から生まれた児にみられる症状としては，哺乳力不良，興奮時の振戦，易刺激性，不安興奮状態が多い[5]．ただし，新生児離脱症候群の診断でNICU入院管理が必要となった児は，4%（1/259例）のみであり，無呼吸モニター装着のみで管理可能であったとの報告もある[4]．これは，精神疾患合併妊娠を多く管理している施設の報告であるため，他の施設では異なる可能性もある．また母乳を介し児に有害反応が発現したとされる論文を抽出した検討によると[6]，中枢神経系用薬が最多52%（16/31種）であるが，有害反応は生後7日以下の発生が最多であることから，母乳による影響だけでなく，妊娠中の服用

による新生児離脱症候群を含んでいる可能性がある．また向精神薬を内服して母親が入眠したまま，児の泣き声に気づかずに授乳できなかったケースもみられる．母乳哺育を選択した場合，授乳状況および児の活気や成長に注意すべきであろう．

6）児童福祉法には，地方公共団体は要保護児童対策地域協議会を設置するよう努めることが記載されている．これは要保護児童の適切な保護と支援という虐待防止に関係する条文である．児童福祉法の改正に伴い，この支援の対象に特定妊婦が含まれるようになった．特定妊婦とは，出産後の養育について出産前の支援が特に必要な妊婦であり，これに含まれる精神疾患合併妊婦も多い．特定妊婦を市町村へ連絡することにより，妊娠，育児における地域保健行政からのサポートが広がる可能性がある．特定妊婦を市町村へ連絡する方法としては，母子手帳に添付されている妊婦健康診査受診票などあるいは医療機関から直接連絡などがあるが，個人情報の提供となるため妊婦の同意が必要である．さらに母子手帳に添付されている出生通知票，出生連絡票は，出産後母親から市町村への連絡方法であり，積極的な運用が望まれる．分娩取扱い施設と市町村との連携には，市町村保健センターが窓口となっているので，こうした連絡方法についてあらかじめ相談をしておくと，いざというときには有用である．居住地と同じ二次医療圏内の分娩取扱い施設は，市町村との連携も充実しており，特定妊婦の情報も共有しやすい．しかし精神病床を併設している分娩取扱い施設も少ないことから，精神疾患合併妊婦は分娩する施設が集中しやすく，居住地と異なる医療圏で出産する女性も多い．医療圏を越えた分娩取扱い施設と市町村との連携の必要性も考えるべきであろう．

■文献

1) Einarson TR, Einarson A. Newer antidepressants in pregnancy and rates of major malformations: a meta-analysis of prospective comparative studies. Pharmacoepidemiol Drug Saf. 2005; 14: 823-7.
2) Evans J, Heron J, Francomb H, et al. Cohort study of depressed mood during pregnancy and after childbirth. BMJ 2001; 323: 257-60.
3) CQ104-1 医薬品の妊娠中投与による胎児への影響について質問されたら？ In: 日本産科婦人科学会/日本産婦人科医会, 編集・監修. 産婦人科診療ガイドライン産科編2014. 東京: 日本産科婦人科学会; 2014. p.58-61.
4) 新澤 麗, 三木明徳, 難波 聡, 他. 当科で経験した精神疾患合併妊娠の母体・新生児予後と地域医療における役割分担について. 埼玉産科婦人科学会雑誌. 2014; 44: 154-8.
5) 磯部健一, 河田 興, 日下 隆, 他. 新生児離脱症候群の管理と薬物代謝；抗痙攣薬と向精神薬. 周産期学シンポジウム. 1996; 14: 65-75.
6) 豊口禎子, 本田麻子, 富永 綾, 他. 授乳婦の薬物療法時における乳児への影響. 医療薬学. 2008; 34: 1037-41.

〈板倉敦夫〉

51 巨大子宮筋腫合併妊娠管理の注意点を教えてください．

1 妊娠中の子宮筋腫の診断

妊娠経過中にはじめて骨盤内に腫瘤が発見された場合，子宮筋腫か否かの鑑別が必要である．卵巣腫瘍など他の腫瘍とは超音波検査でほとんど鑑別可能であるが，鑑別が困難な場合は MRI 検査が有用である．また妊娠中や帝王切開時の子宮筋腫核出術の術前評価としても用いられる．ただし MRI 検査が胎児へ与える影響に関しては，十分解明されていないため，特に妊娠初期の撮影を避けることが望ましい．さらに子宮筋腫の位置や胎盤との関係を調べておくことは，筋腫が子宮下部から頸管に存在する場合の胎位・胎勢異常や産道通過障害，胎盤付着部直下に存在する場合の常位胎盤早期剥離のリスク評価となる．

2 子宮筋腫の周産期経過への影響

子宮筋腫は生殖年齢の女性に好発する common disease であり，本邦における子宮筋腫合併妊娠の頻度は 0.45〜3.1％とされている[1]．妊娠の高齢化と超音波検査の向上により，最近の米国の報告では 10.7％にのぼっている[2]．子宮筋腫の大きさは 20〜30％の症例では妊娠中に増大するが，残りの 70〜80％は不変と考えられている．また変性に伴う疼痛を 10〜20％に認めるが，ほとんどは一過性であり鎮痛薬で軽快するが，漿膜下筋腫では，変性や捻転による強い疼痛のため手術が必要となることがある．子宮筋腫合併妊娠での産科合併症の meta-analysis では産科合併症特に胎児発育不全，切迫早産・早産，前置胎盤や常位胎盤早期剥離などの相対危険度が軽度増加するが，筋腫核出術がこれらのリスクを筋腫なしの患者のレベルまで低下させるエビデンスはないと報告している[3,4]．さらに筋腫

表1 子宮筋腫合併妊娠での産科合併症オッズ比

	子宮筋腫合併	子宮筋腫非合併	P value	OR（95%CI）
帝王切開	48.8%（2098/4322）	13.3%（22,989/173,052）	<.001	3.7（3.5-3.9）
胎位異常	13.0%（466/3585）	4.5%（5,864/130,932）	<.001	2.9（2.6-3.2）
難産	7.5%（260/3471）	3.1%（4,703/148,778）	<.001	2.4（2.1-2.7）
産後出血	2.5%（87/3535）	1.4%（2,130/153,631）	<.001	1.8（1.4-2.2）
胎盤遺残	1.4%（15/1069）	0.6%（839/134,685）	.001	2.3（1.3-3.7）
胎児発育不全	11.2%（112/961）	8.6%（3,575/41,630）	<.001	1.4（1.1-1.7）
切迫早産	16.1%（116/721）	8.7%（1,577/18,187）	<.001	1.9（1.5-2.3）
早産	16.0%（183/1145）	10.8%（3,433/31,770）	<.001	1.5（1.3-1.7）
前置胎盤	1.4%（50/3608）	0.6%（924/154,334）	<.001	2.3（1.7-3.1）
妊娠初期出血	4.7%（120/2550）	7.6%（1,193/15,732）	<.001	0.6（0.5-0.7）
常位胎盤早期剥離	3.0%（115/4159）	0.9%（517/60,474）	<.001	3.2（2.6-4.0）

（Klatsky PC, et al. Am J Obstet Gynecol. 2008; 198: 357-66[3] より）

F　合併症妊娠

の大きさが5cm以上のときに症状が出現しやすくなるという報告[5]と大きな単発の筋腫より多発筋腫でよりリスクが高いとの報告もある[6]．また分娩時には胎位異常や産道狭窄の頻度が高くなり帝王切開の頻度が増加するとともに，胎盤遺残や分娩時異常出血も増える．表1に筋腫合併妊娠での産科合併症の相対危険度を示す[3]．産婦人科診療ガイドライン産科編2014に基づいた説明が必要である[7]．

3 妊娠中の子宮筋腫核出術

一般に妊娠中の子宮筋腫核出術はすすめられていないが，我々の施設では表2に示した適応と禁忌で同意を得た上で積極的に妊娠中に子宮筋腫核出術を行っている[8]．その結果を表3に示す[8]．筋腫核出術により流産例を除く全例で症状が改善し，87％では完全に消失した．また表2に示した適応と禁忌を遵守してから流産例は認めていない．手術施行時の注意点の詳細はすでに報告しているが，"非妊時の筋腫核出術に習熟した術者が正しい核出術層を見出し迅速な操作を行うこと"が原則である[9]．

表2　妊娠中の子宮筋腫核出術の適応と禁忌

適応
① 出血，疼痛などの切迫流産徴候のとれないもの
② 急激な子宮筋腫の増大あるいは変性を認めるもの
③ 過去に筋腫が原因と思われる流産既往のあるもの
④ 筋腫の存在が妊娠継続の障害となると判断されるもの
⑤ 筋腫茎捻転，血管断裂，変性による疼痛を繰り返すなどの急性症状のあるもの

禁忌
① 子宮筋層は肥厚しているが筋腫核がはっきりしないもの（子宮腺筋症）
② 子宮頸部後壁にある筋腫

（平松祐司，他．産婦人科治療．2010;100: 175-80[8] より）

表3　岡山大学周産母子センターにおける妊娠中に子宮筋腫核出術施行症例の周産期予後

転帰	症例数（％）	
正期産	79例（85.9％）	経腟34例（43％），帝王切開45例（57％）
早期産	4例（4.3％）	
流産	9例（9.7％）	手術が原因と考えられる流産7例
計	92例（100％）	

（平松祐司，他．産婦人科治療．2010;100: 175-80[8] より）

4 帝王切開時の子宮筋腫核出術

帝王切開時の筋腫核出術においても，今も教科書的には感染や強い疼痛を伴う場合などの緊急時を除いてすすめられていない．理由は，妊娠末期の子宮筋は血流豊富で止血困難となる可能性があること，今回帝王切開時まで特に問題とならなかった筋腫は臨床上あまり問題のないものと考えうること，妊娠中の筋腫変性の結果として，出産後，筋腫の増大があまり起こらなくなるケースがあることなどがあげられる．一方，筋腫をそのままにすれば産褥期に筋腫部位疼痛や子宮内感染などの理由により，まれに子宮摘出を余儀なくされることもある．著者らも以前，帝王切開時に筋腫をそのままに

したため，産褥期に大量出血，悪露滞留，感染，そしてそのための長期入院を要した症例を多く経験しており，現在では原則全筋腫核出の方針にしている．出血軽減のためにはいくつかのコツがありすでに報告しているが，"子宮収縮剤を点滴しピトレッシンを局注した上で正しい層で強く筋腫を牽引しながら核出すれば"帝王切開時の核出も安全に実施でき，当科での予備的な研究として行った58例の検討では羊水込みの総出血量は 773 ± 331 mL，筋腫核出時の出血量は 240 ± 135 mL で大きな筋腫や頸部筋腫の核出時には自己血を用意することにより同種血輸血はなかった[10]．

■ **岡山大学病院周産母子センターにおける子宮筋腫合併妊娠の取り扱い**

当科における管理指針をフローチャートに示す（図1）．基本的には保存的に経過をみる方針であるが，先に述べた適応がある場合にはインフォームド・チョイスで妊娠中の子宮筋腫核出術も施行する．また産科的適応で帝王切開となる場合は，原則全例で子宮筋腫核出術を行っている．子宮筋腫が大きい場合や頸部に存在する場合は術前に積極的に自己血貯血を行い同種血輸血を回避している．

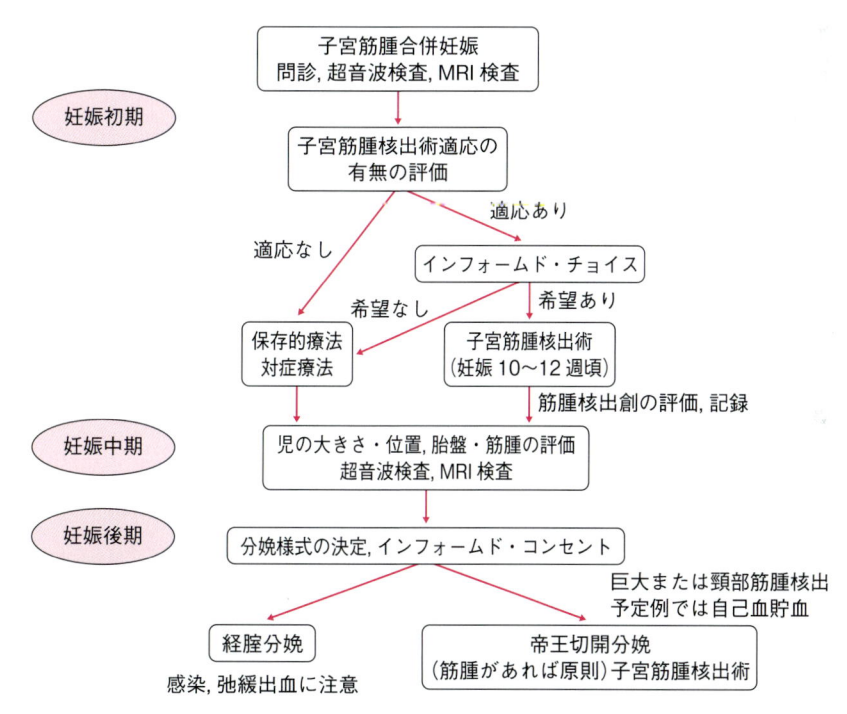

図1 岡山大学病院周産母子センターにおける子宮筋腫合併妊娠の取り扱い

■ **文献**

1) 平松祐司．子宮筋腫合併妊娠の管理．In: 平松祐司，編．子宮筋腫の臨床．1版．東京：メジカルビュー社；2008. p.227-35.
2) Laughlin SK, Baird DD, Savitz DA, et al. Prevelence of uterine leiomyomas in the first trimester of pregnancy: An ultrasound screening study. Obstet Gynecol. 2009; 113: 630-5.
3) Klatsky PC, Tran ND, Caughey AB, et al. Fibroids and reproductive outcomes: a systematic literature review from conception to delivery. Am J Obstet Gynecol. 2008; 198: 357-66.

4) 増山　寿, 深谷孝夫. クリニカルディベート　生殖　挙児希望漿膜下子宮筋腫の管理　待機の立場に立って. 日産婦誌. 2011; 63: N173-9.
5) Vergani P, Locatelli A, Ghidini A, et al. Large uterine leiomyomata and risk of cesarean delivery. Obstet Gynecol. 2007; 109: 410-4.
6) Ciavattini A, Clemente N, Delli Carpini G, et al. Number and size of uterine fibroids and obstetric outcomes. J Matern Fetal Neonatal Med. 2014; 5: 1-5.
7) CQ501　子宮筋腫合併妊娠について問われたら？　In: 日本産科婦人科学会/日本産婦人科医会, 編集・監修. 産婦人科診療ガイドライン産科編2014. 東京: 日本産科婦人科学会; 2014. p.274-5.
8) 平松祐司, 井上誠司, 増山　寿. 子宮筋腫合併妊産婦の取り扱い方. 産婦人科治療. 2010; 100: 175-80.
9) 平松祐司. 妊娠中の子宮筋腫核出術. In: 櫻木範明, 他編. OGS Now No.4 産科手術　必須術式の完全マスター. 1版. 東京: メジカルビュー社; 2010. p.106-13.
10) 平松祐司. 子宮筋腫核出術. In: 平松祐司, 編. 子宮筋腫の臨床. 1版. 東京: メジカルビュー社; 2008. p.196-203.

〈増山　寿, 平松祐司〉

52 子宮筋腫核出術後の妊娠・分娩ではどのような注意が必要ですか？

■回答
1) 子宮筋腫核出術後の子宮破裂の正確な発生頻度は不明であり，手術記録などを参考に個々の症例に応じて分娩様式を決定する．
2) 子宮筋腫核出後妊娠や核出後再発例の妊娠における周産期予後は子宮筋腫合併妊娠より悪い可能性があり，分娩時出血に備え輸血や止血方法につき準備・検討しておく．
3) 子宮筋腫核出術後は癒着胎盤のリスクとなりうることが示唆されており，前置胎盤を合併する場合や胎盤が核出創にかかる場合は，癒着胎盤の有無を念頭に精査を進める．

　子宮筋腫核出術後の妊娠管理において最も懸念される合併症は子宮破裂である．子宮破裂の最大の危険因子は帝王切開術既往であるが，それと比較してどの程度リスクが高いのだろうか．Bannerman らは，帝王切開術もしくは Trial of labor after cesarean delivery を実施した 47,112 分娩より筋腫核出術既往例と古典的帝王切開術既往例，子宮体下部横切開による帝王切開術既往例を抽出して子宮破裂の発生リスクにつき前方視的に比較検討している[1]．筋腫核出術既往 176 例のうち子宮破裂は 1 例も認めず（0%，95%CI 0-1.98），子宮体下部横切開による帝王切開術の既往例と比較して有意差を認めなかった（0.41%，95%CI 0.31-0.53；P > 0.99）．年齢などの因子を考慮した調整リスクは古典的帝王切開術既往例のみ高くなっていた（オッズ比 3.23，95%CI 1.11-9.39）．子宮筋腫核出術には核出した筋腫の個数や大きさ，位置，筋層や漿膜の縫合方法などさまざまな要因に相違が生じるため，子宮破裂の正確な発生頻度を算出するのは困難であるが，帝王切開術と比較して有意に高いとはいえない．

　上記は開腹術式のみの検討であったが，近年は腹腔鏡と周辺機器の進歩や技術の向上とともに腹腔鏡下術式の実施例が増加しており，それに伴い 1990 年代以降腹腔鏡下子宮筋腫核出術後妊娠における子宮破裂の報告も散見されるようになった．これまでに報告された主な子宮破裂の発生例を開腹術式と腹腔鏡下術式に分けて表 1 に示す．以前は腹腔鏡手術後妊娠では開腹術後に比し子宮破裂が高率に発生するのではないかと考えられていたが，Seracchioli らや Sizzi らが示すように習熟した術者が腹腔鏡手術を行う場合はそのリスクは開腹術と差がない[2,3]．核出創の縫合において，一層縫合や電気焼灼を頻回に行うことが子宮破裂の危険因子となることが示唆されており，筋層は二層縫合を，漿膜は一層縫合を行い過度な電気焼灼は避けることが望ましいとされている．現時点では開腹術と腹腔鏡手術のいずれかの術式によって妊娠・分娩への対応を変えるべきというエビデンスはなく，適切な止血と確実な縫合がなされていれば子宮破裂のリスクは低いと考えられる．

　筋腫核出術後妊娠の中でも核出術中に子宮内腔が開放された例は子宮破裂の高リスクととらえられ，おそらく多くの施設で帝王切開術が選択されていると思われる．これは Mackie らがその報告の中で述べたのが始まりで，子宮内腔が開放されるような広範囲に及ぶ筋腫核出術後は帝王切開を考慮

表1 子宮筋腫核出術後子宮破裂の報告

開腹			腹腔鏡		
報告者（年）	破裂例/全妊娠例	発症週数	報告者（年）	破裂例/全妊娠例	発症週数
Brown（1956）	0/120（0%）	—	Seinera（2000）	0/65（0%）	—
Garnet（1964）	3/83（3.6%）	記載なし	Dubuisson（2000）	3/145（2.1%）	25・32・34
Roopnarinesingh（1985）	3/41（7.3%）	29・34・38	Seracchioli（2006）	0/158（0%）	—
Obed（1996）	1/412（0.24%）	記載なし	Sizzi（2007）	1/386（0.3%）	33
Kelly（2008）	0/92（0%）	—	Bernardi（2014）	4/52（7.6%）	24・30・37・40

しなければならないとしている[4]．その後 Obed らは内腔開放の有無にかかわらず，核出創が子宮体部の半分以上に及ぶ例や創が深い例，術後骨盤内感染をきたした例は帝王切開術が適当であるとしている[5]．筋腫核出後における子宮破裂の高リスク因子についてのエビデンスはなく，どのような症例に帝王切開術をすすめるべきかは不明である．

筋腫核出術後の子宮破裂の発生時期は妊娠後期前半から 37 週未満にかけて，分娩開始前に起こっているものが多い[6,7]．ただ 37 週未満で児の肺成熟を確認した後に帝王切開術を行うことで破裂を有効に回避できるというデータはない．Landon らは筋腫核出後妊娠で帝王切開術を行った 222 例の平均分娩週数が 37.1 週であったことを報告し，39 週での子宮破裂のリスクが 0.5〜1.0% であったことを鑑みて 38 週での帝王切開術を推奨している[8]．妊娠第 3 半期以降は慎重に経過観察しながら，帝王切開術を考慮する症例は 37 週以降で陣痛発来前か陣痛発来後すぐに行うことが妥当であろう．

以上分娩方法や時期について検討したが，強いエビデンスがないのが実情であり，最終的にはそれぞれの分娩施設が超緊急帝王切開や新生児蘇生などの救急医療にどこまで対応できるかで経腟分娩を考慮する症例が増減すると思われる．当院では開腹術でも腹腔鏡手術でも，①子宮筋全層に及ぶような深い核出創，②筋層内筋腫核出後かつ帝王切開術後，などの場合は 37〜38 週で帝王切開術を選択しており，切開が漿膜や筋層のごく浅い部分までで確実に縫合されていると判断された症例は経腟分娩を試みている．いずれにせよ手術内容の詳細を把握することが方針を決定する上で重要である．筋腫核出術を行った施設と周産期管理を行う施設が別となる場合は必ず手術記録や病状説明などが記載された文書を取り寄せ，可能であれば当時の主治医もしくは執刀医の見解を確認しておく．

当院で 1994〜2007 年の 14 年間に経験した全分娩より，子宮筋腫合併妊娠と子宮筋腫核出術後妊娠を抽出し，後方視的に周産期予後を比較検討した[9]．径 5cm 以上の筋腫合併群と，径 5cm 以上の筋腫を核出した筋腫核出群，径 5cm 以上の筋腫を核出後に筋腫が再発した核出後再発群の 3 群に分け検討したところ，帝王切開率は筋腫核出群で有意に高く（74% vs 32%，$P < 0.001$），分娩時出血量も筋腫核出群で増加した（800mL vs 510mL，$P = 0.005$）．核出後再発群の出血量は他の 2 群よりさらに増加した（1,200mL vs 800mL，$P = 0.012$；1,200mL vs 510mL，$P < 0.001$）．高い帝王切開率が出血量を増加させる面はあるが，筋腫核出後や筋腫核出後再発例においても，分娩時の大量出血に備えて輸血の準備や compression suture，子宮動脈塞栓術などの止血方法について事前に検討しておく必要がある．

子宮筋腫核出術後は癒着胎盤の危険因子の1つにも挙げられるが，筋腫核出術後に癒着胎盤を合併した症例報告は少ない．先に述べたBannermanらは癒着胎盤の発生リスクについても検討しており，子宮筋腫核出術既往例で前置胎盤は176例中1例（0.57％，95％CI 0.03-2.88）に認めたものの癒着胎盤の合併は認められなかった（0％，95％CI 0-1.98％）．子宮筋腫核出術既往例における癒着胎盤の発生リスクは，子宮体下部横切開による帝王切開術の既往例と比較しても有意差はなく（0％ vs 0.19％，P＞0.99），古典的帝王切開術既往例と比較すると有意に低下しており（0％ vs 0.88％，P＝0.01），子宮筋腫核出術が癒着胎盤の高リスクとはいえないと論じている．ただこの報告では核出した筋腫の個数やサイズなど核出術の詳細が不明であり，病理学的に癒着胎盤が確認されず臨床的な診断でとどまっているなどの限界がある．粘膜下筋腫に対する子宮鏡下筋腫核出術も癒着胎盤の危険因子の一つとして報告されている．Mathiesenによって子宮鏡下筋腫核出術後の癒着胎盤が1例報告されており，子宮鏡下手術による内膜の欠損が癒着胎盤の原因になる可能性が示唆された[10]．子宮筋腫核出術後の癒着胎盤の正確な発生頻度は不明であるが，超音波検査上前置胎盤を認めるものや，胎盤が核出創にかかっているようなら癒着胎盤の可能性を念頭に慎重に精査を進めることが必要であろう．

　エビデンスに基づいた子宮筋腫核出術後の妊娠・分娩管理を決定するにはさらなる症例の蓄積と検討が必要と思われるが，個々の症例を丁寧に検討し，それぞれの分娩施設における集学的治療の能力に応じて経腟分娩が可能な症例を抽出していくことが肝要と思われる．このような努力が少しでも我が国の帝王切開率の上昇への歯止めとなり逼迫した周産期医療の負担軽減に繋がることを期待したい．

■文献

1) Bannerman CG, Gilbert S, Landon MB, et al. Risk of uterine rupture and placenta accreta with prior uterine surgery outside of the lower segment. Obstet Gynecol. 2012; 120: 1332-7.
2) Seraccchioli R, Manuzzi L, Vianello F, et al. Obstetric and delivery outcome of pregnancies achieved after laparoscopic myomectomy. Fertil Steril. 2006; 86: 159-65.
3) Sizzi O, Rosssetti A, Malzoni M, et al. Italian multicenter study on complications of laparoscopic myomectomy. J Minim Invas Gynecol. 2007; 14: 453-62.
4) Mackie JE. Rupture of a myomectomy scar during pregnancy. J Obstet Gynaecol Br Emp. 1952; 59: 838-40.
5) Obed JY, Omigbodun A. Rupture of the uterus in patients with previous myomectomy and primary caesarean section scars: a comparison. J Obstet Gynaecol. 1996; 16: 16-21.
6) Parker WH, Einarsson J, Istre O, et al. Risk factors for uterine rupture after laparoscopic myomectomy. J Minim Invasive Gynecol. 2010; 17: 551-4.
7) Roopnarinesingh S, Ramsewak S. Rupture of the uterus in patients with previous myomectomy. J Obstet Gynaecol. 1985; 6: 32-4.
8) Landon MB, Lynch CD. Optimal timing and mode of delivery after cesarean with previous classical incision or myomectomy: A review of the data. Semin Perinatol. 2011; 35: 257-61.
9) Kinugasa-Taniguchi Y, Ueda Y, Hara-Ohyagi C, et al. Impaired delivery outcomes in pregnancies following myomectomy compared to myoma-complicated pregnancies. J Reprod Med. 2011; 56: 142-8.
10) Mathiesen E, Hohenwalter M, Basir Z, et al. Placenta increta after hysteroscopic myomectomy. Obstet Gynecol. 2013; 122: 478-80.

〈田中絢香，木村　正〉

F 合併症妊娠

53 妊婦に悪性腫瘍がみつかりました．妊娠管理はどうすればよいでしょうか？

■回答
1) 母体は専門診療科と連携して管理する．必要に応じて新生児の専門的管理が可能な施設で，あるいは連携して管理する．
2) 診断（検査）は原則として非妊娠時と同様に行う．妊娠による母体の生理的変化が検査に与える影響を考慮する．
3) 治療は原則として非妊娠時に準じて行う．手術療法，化学療法，放射線治療ともその時期や施行の順序，薬剤選択について考慮する．
4) 妊娠管理は非悪性腫瘍合併例と同様に行い，人工早産（妊娠の帰結）の要否は慎重に検討する．

1 妊娠中の悪性腫瘍

悪性腫瘍は妊娠偶発合併症であり，欧米ではおよそ1,000例に1の頻度とされているが，本邦での大規模検討は少ない．当院で1990〜2008年の間に当院で妊娠分娩管理を行った症例のうち，妊娠の診断を受けた時点から産褥12カ月までに悪性腫瘍と診断されたないしは担癌状態であった症例は51例あった．腫瘍の内訳は，子宮頸癌24例，卵巣癌7例，乳癌5例，血液癌11例で，1,000分娩あたりの頻度は5.96であった．もちろんこの頻度は当院が総合周産期センターでかつ悪性腫瘍拠点病院であることによるバイアスを含むと思われる[1]．また妊娠初期に一次施設で中絶となる場合も多いと思われるので正確な頻度は不明である．しかし晩産化に伴い悪性腫瘍合併妊娠が増加する可能性は高く，妊孕性の保持や周産期予後を考慮した慎重な管理が求められる．

2 妊娠が悪性腫瘍に与える影響

一般的には，妊娠によって悪性腫瘍の予後は変わらないとされている[2]が，「妊娠中（妊娠初期）はX線検査ができない，ましてや抗癌剤など・・」という正確ではない認識により予後に影響を及ぼしているような事例も見受けられる．先述の当院データにおける乳癌合併妊娠5例のうち3例では妊娠初期に腫瘤感など症状がみられたが，うち2例は専門診療科の受診や精密検査まで12〜16週間を要していた[1]．妊娠合併子宮頸癌24例の中には，妊娠中は非浸潤癌あるいはCINの診断で管理していたにもかかわらず妊娠終了後に浸潤癌と診断された症例が5例あった．同時期の非妊娠時頸癌症例をコントロール39例として比較したところ，病期が過小評価されていた可能性がある症例の割合（20.8%対2.6%，$P = 0.02$）は有意に妊娠合併例で多かった[3]．妊娠が悪性腫瘍の進展そのものを加速するというエビデンスはないにもかかわらず，このような症例がみられるのは非妊娠時とは診断精度が異なる可能性を示唆する．妊娠授乳期においては乳腺の過形成のため触診やマンモグラフィーの診断率が高くないという報告もあり注意を要する．

一方，子宮頸部擦過細胞診によるスクリーニングや妊娠の診断時の超音波断層法における卵巣腫瘍の指摘，初期採血における血液検査の異常など，妊娠初期にルーティンとして行われることの多い検査によって発見される症例が数多くみられる[1]．つまり「妊娠」に伴って行われるこれらの検査は無症候性の子宮頸癌，乳癌，卵巣癌，血液癌などの発見に貢献すると考えられる．

CTをはじめとする診断的放射線照射は線量的には妊娠中も施行可能である．MRIは妊娠初期の使用に関しては十分なエビデンスはないがCTよりも安全性は高いと考えられている．造影剤については，MRI，CTともに安全性は確立していないが，明らかに児のリスクを上昇させる報告もない[4]．排出した尿を飲むという特殊な胎児環境から，腎排泄の造影剤は胎児血中に長く滞留することが懸念される（B7，p.32参照）．したがって，検査の目的とそのリスクベネフィットを考慮し，検査の要否ならびに方法を選択すること，児の被曝を最小限に抑える工夫をした上で非妊娠時と同様に施行することが望ましいと考える．

3 悪性腫瘍が妊娠に与える影響

悪性腫瘍が母体に与える影響としては，非産科的適応の帝王切開の増加以外には腫瘍やその治療に伴う合併症が中心で，妊娠に特異的なものは少ない[1]．もちろん自己の予後についての不安に加え，産後の育児を含む将来への不安など，大変特殊な状況下にあるわけであり，多方面から精神的影響への配慮とそのケアが必要である．

一方，児については51例中10例で人工流産が，12例で人工早産が選択されている（表1）．つまり，妊娠帰結の時期は児の予後を規定する大きな因子である．しかし人工早産とした症例を振り返ると，妊娠中の検査や治療への漠然とした懸念を理由とするものが多くみられる[1]．

表1 当院で管理した悪性腫瘍合併妊娠51例の妊娠帰結時期

1990年1月1日から2008年3月31日の期間に九州大学病院産科婦人科ならびに周産母子センター（現総合周産期母子医療センター）において妊娠分娩管理ないし悪性腫瘍の管理を行った症例のうち，妊娠の診断時から産褥12カ月までに悪性腫瘍と診断されたあるいは担癌状態であった症例51例について自然流産，人工流産，流産症例を除いた妊娠帰結週数，自然早産，人工早産，非産科的適応での帝王切開数を示す．

悪性腫瘍の種類	症例数	自然流産	人工流産	分娩週数（流産除く）	自然早産	人工早産	非産科的適応での帝王切開
総計	51	3	10	36.3 ± 4.5	2	12	8
固形腫瘍	40	3	9	36.1 ± 5.3	1	10	7
血液腫瘍	11	0	1	36.8 ± 3.5	1	2	1
子宮頸癌	24	1	6	34.8 ± 5.9	1	6	7
卵巣癌	7	2	2	40.2 ± 1.4	0	0	0
乳癌	5	0	1	36.8 ± 2.8	0	2	0
絨毛癌	2	0	0	39.0 ± 1.6	0	0	0
その他	2	0	0	34.6 ± 2.3	2	0	0
慢性骨髄性白血病	3	0	1	37.5 ± 0.7	0	0	0
急性骨髄性白血病	2	0	0	38.0 ± 2.8	0	1	0
骨髄異形成	5	0	0	37.2 ± 1.3	1	0	0
悪性リンパ腫	1	0	0	28.0	0	1	1

（福嶋恒太郎，他．日本産婦人科・新生児血液学会誌．2009; 18: 27-34[1]より改変）

悪性腫瘍の治療は，手術療法，化学療法，放射線療法が集学的に行われる．手術療法に関しては妊娠の時期にかかわらず比較的安全に施行可能である．もちろん子宮頸癌や卵巣癌の場合，子宮摘出を含む根治術は妊娠帰結を意味する．妊孕性の温存や待機の可否，診断の正確性についても考慮し慎重に検討する[5]．妊娠中の頸部摘出術という選択肢もある．

治療的放射線照射は線量的に児への影響が無視できないため，照射野と胎児の位置を考える必要がある．頭頸部腫瘍においては腹部遮蔽を行うことによって，児への被曝を抑制できる場合があるとされるが，乳癌や腹部腫瘍では児への影響を無視できず，妊娠中は選択されない[6]．

化学療法では使用する薬剤と時期を考慮する必要がある．自験例では妊娠中の化学療法は，血液腫瘍11例中7例〔プレドニゾロン（PSL），All-trans retinoic acid（ATRA），インターフェロン（IFN），R-CHOP（リツキシマブ＋アドリアマイシン＋シクロホスファミド＋ビンクリスチン＋プレドニゾロン）〕で行われた．IFNを使用した2例のうち1例では，母体のうつ状態ならびに新生児の汎血球減少がみられた[1]．この期間の後2013年までに経験した乳癌合併妊娠7例についてはAC療法（アドリアマイシン＋シクロホスファミド），DOC療法（ドセタキセル）それぞれ1例ずつ行われたが，児に化学療法の副作用はみられなかった（論文投稿中）．ガイドライン上はアンスラサイクリン系，タキサン系薬剤は妊娠中の乳癌化学療法のレジメンとされるが，妊娠初期は，流産，形態異常が増加するという報告もあり施行時期には注意を要する[6]．

胎盤への転移は悪性黒色腫，白血病，乳癌などでみられることが知られている．悪性黒色腫においては児転移の報告がある．我々も悪性リンパ腫で胎盤への腫瘍細胞浸潤がみられた症例[7]や，母児間輸血症候群の胎盤検索から診断した絨毛癌症例の経験があり，分娩後の胎盤の観察や検査が必要である[8]．

おわりに

一口に悪性腫瘍といっても，部位，個々の腫瘍の性質により取り扱いは異なる．それぞれ非妊娠時に準じて管理されるが，その過程において妊娠による母体の変化と妊娠週数による児への影響に配慮したアレンジが必要である．検査にせよ治療にせよアクセプタブルリスクとして妊娠中に施行できることも多く，児のリスクに過剰反応して非合理的な妊娠帰結が行われたり，逆に不用意な妊娠延長により母体に予後悪化のリスクを負わせたりするようなことは回避しなければならない．悪性腫瘍合併妊娠に限ったことではないが，「妊娠しているから」という理由で，正当な根拠なく必要な医療が受けられないようなことがないように留意すべきである．

現状では正確な発生数すら把握できておらず，登録制度による実情の把握や，一施設あたりの経験が少なくなりやすい分散型の周産期体制における周産期センター−悪性腫瘍病院間での連携構築などシステム的改善も必要である．さらに子宮頸癌や乳癌については妊娠中の管理についてもガイドラインに記され，患者向けにも解説が情報提供されている．このような情報をリアルタイムに更新し患者，医療者ともアクセスできる環境を整えることも必要である．

■文献

1) 福嶋恒太郎, 月森清巳, 小林裕明, 他. 周産期に関連する悪性腫瘍. 日本産婦人科・新生児血液学会誌. 2009; 18: 27-34.
2) Pentheroudakis G, Pavlidis N. Cancer and pregnancy: poena magna, not anymore. Eur J Cancer. 2006; 42: 126-40.
3) Fukushima K, Ogawa S, Tsukimori K, et al. Can we diagnose invasive cervical cancer during pregnancy as precise as in nonpregnant women?: maternal and perinatal outcome in pregnancies complicated with cervical cancers. Int J Gynecol Cancer. 2009; 19: 1439-45.
4) Cunningham FG. Leveno KJ. Bloom SL. et al. General consideraions and Maternal Evaluation. In: Williams Obstetrics. 23th ed. 2009. p.912-25.
5) 日本婦人科腫瘍学会, 編. 子宮頸癌治療ガイドライン 2011 年版. 東京: 金原出版; 2011.
6) 日本乳癌学会, 編. 科学的根拠に基づく乳癌診療ガイドライン 2013 年版. 東京: 金原出版; 2013.
7) Hanaoka M, Tsukimori K, Hojo S, et al. B-cell lymphoma during pregnancy associated with hemophagocytic syndrome and placental involvement. Clin Lymphoma Myeloma. 2007; 7: 486-90.
8) Aso K, Tsukimori K, Yumoto Y, et al. Prenatal findings in a case of massive fetomaternal hemorrhage associated with intraplacental choriocarcinoma. Fetal Diagn Ther. 2009; 25: 158-62.

〈福嶋恒太郎, 加藤聖子〉

G 感染症

54 細菌性腟症診断・管理に対する最新の知見を解説してください．

1 細菌性腟症（Bacterial vaginosis: BV）の概念 Update

　正常妊婦における腟内細菌叢は，常在菌である乳酸桿菌（*Lactobacillus*）が優勢であるのに対し，灰白色の，独特な臭いを伴う帯下を持つ妊婦の腟内細菌叢を調べてみると，乳酸桿菌が減弱もしくは消失しており，そのかわりに好気性菌である *Gardnerella vaginalis, Escherichia coli, Streptococcus agalactiae* や，嫌気性菌である *Prevotella, Bacteroides, Peptostreptococcus, Mobiluncus, Finegoldia, Micromonas, Peptoniphilus, Anaerococcus, Atopobium, Mycoplasma, Ureaplasma* などの複数菌が優勢となっている．

　最近の技術革新によりヒト細菌叢の分子生物学的検討（The human microbiome project）[1] が可能となり，腟分泌物細菌叢には多様性があることや，従来の培養法では分離されず，なじみが薄い新種の細菌が多数見つかるようになってきたため，BV の概念は大きく変化し，現在では BV は「多細菌性細菌叢異常（polybacterial dysbiosis）」あるいは「共働性多菌性症候群（synergistic polymicrobial syndrome）」とよばれたり，Swindsinski らにより『バイオフィルムとしての BV』という概念が提唱されてからは，「多細菌性バイオフィルム感染症（polymicrobial biofilm infection）」ともよばれるようになってきている．

2 BV の診断 Update

a．Amsel の臨床診断基準（1983 年）[2]（表 1）

　腟分泌物のグラム染色所見を用いるもので，4 つの徴候（①～④）のうち 3 つ以上がある場合，BV と診断する．②と③は主観的であるため，誤診が多くなるという欠点があるのに対し，①と④は感度がより高いとされている．そのため，外来診療での視診や鏡検などで手軽に診断できるという利点があるため，依然として Amsel の診断基準は外来におけるベストの BV 検査としての地位を占めている．

b．Nugent スコア（1991 年）[3]（表 1）

　腟分泌物をグラム染色し，鏡検下で *Lactobacillus* の消失，*Gardnerella* や *Mobiluncus* の増加を点数で評価するもので，以下の計算式で計算できる．

　Gardnerella スコア＋［4 －（*Lactobacillus* スコア）］＋（*Mobiluncus* スコア）/2

　点数が 0～3 点の場合を正常腟細菌叢，4～6 点の場合を判定保留（中間腟細菌叢），7～10 点の場合を BV と診断する．この Nugent score は施設間，施設内のばらつきが少なく信頼性が高い．しかしながら，臨床医の多くは外来でグラム染色に基づく診断をすることに慣れていないため，検査室にス

表1 BVの診断基準

1. Amselの臨床診断基準（1983年)[2]
   ① 腟分泌物のpH ≥ 4.5
   ② 均一で，粘性に乏しい，灰白色帯下
   ③ 帯下に10% KOHを添加すると，アミン臭（魚臭）がする
   ④ clue cellが存在する
2. Nugentスコア（1991年)[3]

スコア	菌数/視野		
	*Lactobacillus*型	*Gardnerella*型（*Prevotella*などのグラム陰性小桿菌を含む）	*Mobiluncus*型
0	> 30	0	0
1	5〜30	< 1	< 1, 1〜4
2	1〜4	1〜4	5〜30, > 30
3	< 1	4〜30	
4	0	> 30	

3. 修正Nugentスコア（2007年)[4]
   ① Grade I（正常腟細菌叢パターン）
   ② Grade I-like（*Lactobacillus*以外のグラム陽性桿菌パターン：*Bifido*-あるいは*Corynebacterium*）
   ③ Grade-PMN（*Lactobacillus*陽性だが，好中球優位なパターン）
   ④ BV-like（NugentスコアII, III, *Gardnerella*, *Bacteroides*以外によるBVパターン）

コア化をお願いしているのが現状である．

c. 修正Nugentスコア（2007年)[4]（表1）

　Verstraelenらが早産リスク因子の前方視的研究で用いたスコアで，Grade I群，Grade I-like群，Grade I-PMN群，BV-like群の4つの群に分けて検討したところ，Grade I群に比べ，Grade I-like群では7.0倍，Grade I-PMN群では6.8倍，BV-like群では2.7倍，早産しやすくなることがわかった．また，自然早産の修正リスク比は正常腟内細菌叢群で0.24倍〔95％信頼区間（CI）0.10-0.61〕，異常腟内細菌叢群で4.3倍（95％CI 1.7-10.7），不妊治療・後期流産既往，早産既往などのリスク因子を考慮した多変量解析での早産リスク比は異常腟内細菌叢群で5.15倍（95％CI 1.82-14.54），後期流産既往群で5.96倍（95％CI 1.28-27.77）であった．これもNugent score同様に判定に慣れが必要であるため，一般外来では使いにくい．

d. 分子生物学的診断によるBV

　腟細菌叢について分子レベルの研究が精力的に行われた結果，BVの分子診断が行われるようになってきており，海外ではいくつかのBV診断キットが発売されている．分子レベルでの診断以前では，培養して検出された細菌だけがBVを起こすと考えられていたが，実はそうではなく，培養では捉えられなかった細菌が大多数を占めていることがわかってきた．16S ribosomal RNA遺伝子，種特異的なPCR，量的リアルタイムPCRのような手段を用いて，正常腟細菌叢に関連した細菌が多いのか，あるいは，BVに関連した細菌が多いのかを知ることが可能となってはきているものの，簡便かつ安価な検査法ではなく，普及するまでにはまだ時間がかかりそうである．

e. BV とバイオフィルムとの関連性

2005 年に Swidsinski ら[5] が BV と粘着性バイオフィルムとの関連性についてはじめて言及し，*Gardnerella vaginalis* のみが BV に特徴的な粘着性のバイオフィルムを形成していることを明らかにした．現在では以下のことがわかってきている[6]．

1) *Gardnerella vaginalis* は腟の中では浮遊生物（プランクトン）のように移動可能である場合〔分散性ガルドネラ（dispersed *Gardnerella*）〕とバイオフィルムを形成している場合（粘着性ガルドネラ（cohesive *Gardnerella*））の 2 つの状態がある．
2) 分散性ガルドネラと粘着性ガルドネラは，女性はもちろん男性の尿沈渣中にも認められる．
3) BV をもつ女性とそのパートナーとの間で，バイオフィルムを形成する（粘着性）ガルドネラは完全に一致している．
4) *Gardnerella vaginalis* はおそらく腟上皮に粘着することが初めて明らかとなった菌種であり，そこに他種の菌が粘着するための足場の役目を果たす．
5) 粘着性ガルドネラは感染力が高く臨床的には重要であるが，分散性ガルドネラは臨床的には重要ではない．

3 BV の治療 Update

BV をもつ妊婦において早産との関連性が報告されてから，BV をもつ妊婦における治療が開始された．BV をもつ妊婦に対する抗菌薬投与に関する最新の Cochrane メタアナリシス[7] の結果は以下のとおりであり，治療成績は我々の期待に添うものではなかった．

1) 抗菌剤は妊娠中の BV をなくすのに有効（リスク比 0.42 倍，95％CI 0.31-0.56）．
2) 後期流産は有意に減る（リスク比 0.20 倍，95％CI 0.05-0.76）．
3) 妊娠 37 週未満の早産は減少するが，有意には減らない（リスク比 0.88 倍，95％CI 0.71-1.09）．
4) 妊娠 37 週未満の破水は有意に減らない（リスク比 0.74 倍，95％CI 0.30-1.84）．
5) 中止もしくは薬剤の変更が必要な副作用の発生が有意に多い（リスク比 1.66 倍，95％CI 1.02-2.68）．
6) 妊娠 20 週未満での治療を行っても，妊娠 37 週未満の早産は有意に減らない（リスク比 0.85 倍，95％CI 0.62-1.17）．
7) 早産既往のある妊婦を治療しても，次回の早産を有意に減らすことはできない（リスク比 0.78 倍，95％CI 0.42-1.48）．
8) 異常腟細菌叢（中間型あるいは BV）をもつ妊婦を治療することで，妊娠 37 週未満の早産を減らすかもしれない（リスク比 0.53 倍，95％CI 0.34-0.84）．

が，2 つの臨床試験に限っての結果であるため，今後再評価される可能性を秘めている．

BV に対して抗菌薬による治療が行われているが，治療終了後の再発が非常に多い．その理由はメトロニダゾールにより腟内のバイオフィルムは一時的には抑制を受け休眠状態になるが，治療が終わるとともに再びその活動性を急激に回復するからである．

それでは我々産婦人科医は BV をもつ妊婦に出会った場合，いったい何をすればよいのであろうか？　現時点ではプロバイオティクス（宿主に保健効果を示す生きた微生物，または，それを含む

食品）が抗菌薬よりも有効と結論づける十分なエビデンスがない[8]．プロバイオティックスの有用な機能として，①腸内環境改善（整腸）作用，②発癌リスク低減作用，③免疫能調節作用，④インフルエンザ感染予防作用，⑤血圧降下作用，⑥胃内 *Helicobacter pylori* 低減作用などが報告されつつあるが，BV のバイオフィルムを減少させる機構はまだ十分解明されておらず，今後の研究の展開が待たれるところである．

■文献

1) Human Microbiome Project Consorium. Structure, function, and diversity 1. of the healthy human microbiome. Nature. 2012; 486: 207-14.
2) Amsel R, Totten PA, Spiegel CA, et al. Nonspecific vaginitis. Diagnostic criteria and microbial and epidemiologic associations. Am J Med. 1983; 74: 14-22.
3) Nugent RP, Krohn MA, Hillier SL. Reliability of diagnosing bacterial vaginosis is improved by a standardized method of gram stain interpretation. J Clin Microbiol. 1991; 29: 297-301.
4) Verstraelen H, Verhelst R, Roelens K, et al. Modified classification of Gram-stained vaginal smears to predict spontaneous preterm birth: a prospective cohort study. Am J Obstet Gynecol. 2007; 196: 528. e1-6.
5) Swidsinski A, Mendling W, Loening-Baucke V, et al. Adherent biofilms in bacterial vaginosis. Obstet Gynecol. 2005; 106: 1013-23.
6) Verstraelen H, Swidsinski A. The biofilm in bacterial vaginosis: implications for epidemiology, diagnosis and treatment. Curr Opin Infect Dis. 2013; 26: 86-9.
7) Brocklehurst P, Gordon A, Heatley E, et al. Antibiotics for treating bacterial vaginosis in pregnancy. Cochrane Database Syst Rev. 2013 JAN 31; 1: CD000262.
8) Senok AC, Verstraelen H, Temmerman M, et al. Probiotics for the treatment of bacterial vaginosis. Cochrane Database Syst Rev. Oct 7; (4): CD006289.

〈塩﨑有宏，齋藤　滋〉

H 多胎妊娠

55 妊娠初期で1羊膜双胎を疑います．確定診断とその後の管理法について解説してください．

1 1絨毛膜1羊膜双胎を疑ったら

　1絨毛膜1羊膜（MM: monochorionic monoamniotic）双胎は，1絨毛膜双胎の1%程度とまれな病態であるが，最もリスクの高い双胎妊娠である．MM双胎の周産期死亡率は10〜20%程度との報告が多いが，適切な管理を行った場合22週以降の周産期死亡率は5%以下であるとの報告もある[1-3]．

　MM双胎では，双胎妊娠に共通した合併症（早産，妊娠高血圧症候群など）と1絨毛膜双胎に特徴的な合併症（双胎間輸血症候群，1児死亡，1児発育不全など）に加えて，1羊膜腔であるために両児間の隔膜が存在しないことによる臍帯相互巻絡というMM双胎に特徴的な合併症が存在する．臍帯相互巻絡はMM双胎の80%程度に合併する[2]．臍帯相互巻絡が存在すると，胎動などにより突然の血流遮断を引き起こし胎児死亡となる可能性が指摘されている．また臍帯起始部が近接し，両児間に太い吻合血管が存在することも多く，これらの場合は両児間の急激な血流移動による胎児循環不全となる可能性も考えられる．

　妊娠初期にこれらの異常を引き起こす可能性は低いため，妊娠初期に両児間の隔膜がみえずMM双胎を疑った場合は，あわてずに妊娠14週頃までに確実に羊膜の膜性診断を行い，MM双胎の否定，もしくはMM双胎の確定診断を行うことが大切である．

2 MM双胎膜性診断の実際

　正確な膜性診断は双胎妊娠管理の最初の重要なステップである．妊娠10週頃までに膜性診断を行うことが大切である．1絨毛膜双胎と診断した場合は，両児間に2枚の羊膜からなる隔膜を描出できれば1絨毛膜2羊膜（MD: monochorionic diamniotic）双胎と診断が可能であり，MM双胎を否定できる．両児間の隔膜を描出できない場合はMM双胎を疑い，14週頃までに繰り返し羊膜の描出を試みMM双胎かMD双胎かの診断を確定させることが大切である．特に妊娠8週頃までは羊膜は薄いためMD双胎でも隔膜の描出は困難であるため，MM双胎を疑った場合でも，確定診断は避け10週頃に改めて再検を行う方がよい．

　羊膜の隔膜は薄いため，超音波の走査線と平行に隔膜が存在すると描出はより困難となるため，複数の角度から描出を試みる必要がある．両児間に隔膜が存在せず，両児を包み込むように全周性に羊膜が描出できれば診断は確定する（図1）．また，臍帯相互巻絡の存在を確定することでMM双胎と診断することができる（図2）．

　卵黄囊の分離の時期と羊膜の分離の時期は微妙に異なるため，卵黄囊の数と羊膜の数は必ずしも一致しない．そのため，卵黄囊の数を羊膜の膜性診断に使用してはならない．MM双胎では少なくない頻度で卵黄囊が2個存在する[4]．

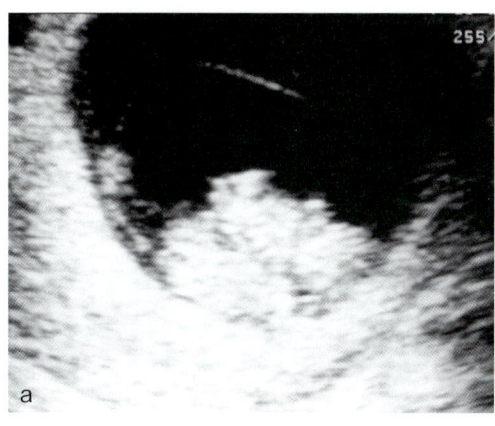

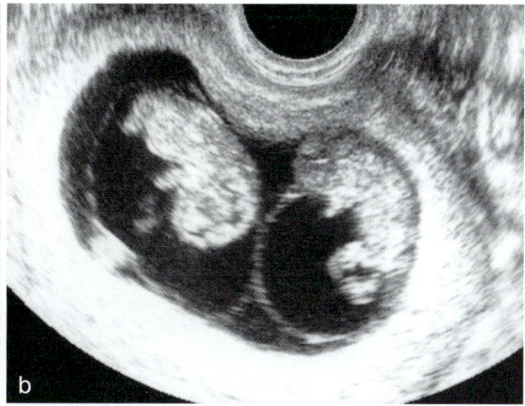

図1 1絨毛膜双胎における妊娠初期膜性診断

a：1絨毛膜1羊膜（MM: monochorionic monoamniotic）双胎．両胎児間に隔膜は存在しない．羊膜は両児を包み込むように全周性に描出される．羊膜は薄いため胎児間に羊膜の隔膜がないことを確認するのは困難なことが多く，複数の方向から描出を試みるなど MM 双胎を疑ったら繰り返し精査を行う．臍帯相互巻絡を認めれば確定診断となる．

b：1絨毛膜2羊膜（MD: monochorionic diamniotic）双胎．両胎児間には羊膜の隔壁のみ確認できる．絨毛膜は両児の外周を一重に走行する．隔膜の起始部は妊娠初期ではTサインではなく状況によっては△にみえるが絨毛膜は隔膜の起始部に入り込むことはない．

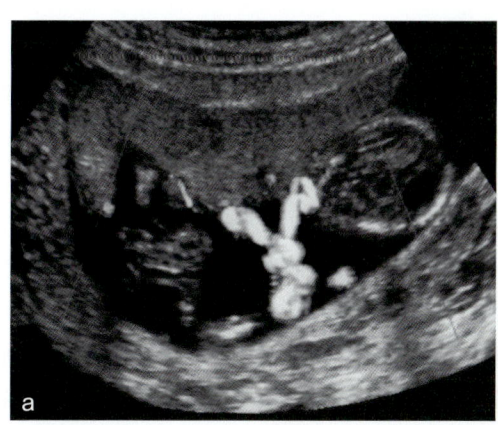

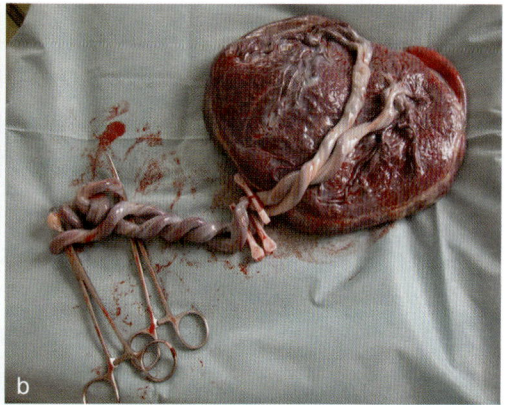

図2 1絨毛膜1羊膜双胎における臍帯相互巻絡

a：パワーおよびカラードプラにて相互巻絡が描出される．
b：分娩後の胎盤でゆるやかな相互巻絡が確認できる．

3 MM 双胎の合併症と周産期予後

　MM 双胎では臍帯相互巻絡による胎児突然死の危険が指摘されており，MM 双胎胎児死亡の 60％前後に臍帯相互巻絡が関連していると報告されている[2,3]（図3）．また，胎盤吻合血管に起因する循環不全も胎児死亡の原因と推測されている．MM 双胎の胎児死亡は妊娠 22 週頃までに起こることが多く，それ以降は減少する．本邦からの多施設共同研究でも胎児死亡の 90％は 22 週未満の発症であり，22 週以降の周産期死亡率は 2％であり，神経学的後遺症は 8％と報告されている[2]．

■ H 多胎妊娠

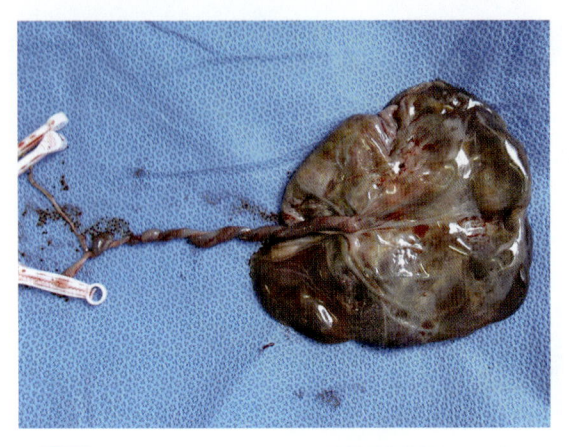

図3 臍帯相互巻絡による胎児死亡（妊娠20週）

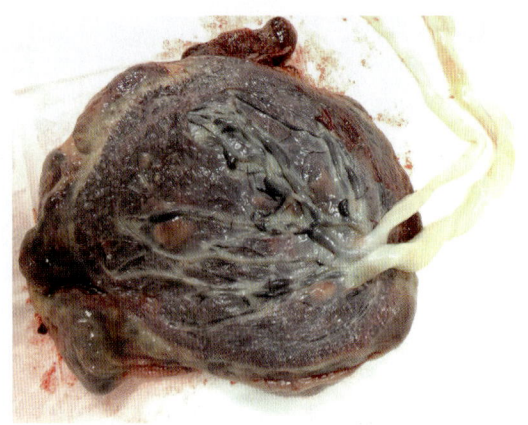

図4 共有パターンの吻合血管
臍帯起始部が近接しており，1つの胎盤を両児が完全に共有している．さらに，起始部に太い動脈-動脈吻合と静脈-静脈吻合を認める．

　臍帯相互巻絡による胎児死亡は，出生前に臍帯相互巻絡を認めても胎児死亡に対する予防および根本的な治療が存在しないため，児が生存可能な時期となった場合に十分なモニタリングを行い，児の健常性の評価を行うことが唯一の管理法となる．

　双胎間輸血症候群（TTTS: twin twin transfusion syndrome）は1絨毛膜双胎に特有の合併症として知られており，MD双胎では5～10％程度の頻度とされている．MM双胎のTTTS発症頻度はMD双胎より少ないと考えられている．MM双胎においてもTTTSの診断基準はMD双胎と同様である．多尿による羊水過多と乏尿による羊水過少が病態の本質であるが，隔膜が存在しないため羊水過少の評価ができない．そのため，1）羊水過多の存在（最大羊水深度≧8cm），かつ2）一児の膀胱が大きく，もう一児の膀胱が小さいかみえないこと，が診断基準となる．さらに，膀胱の大きい児（受血児）の心負荷所見や，膀胱の小さい児（供血児）の循環不全所見があればより診断は確実である．TTTSに対する治療はMD双胎と同様であり，妊娠26週未満であれば胎児鏡下胎盤吻合血管レーザー凝固術が選択される．しかし，臍帯起始部が近接していたり，複雑な吻合血管パターンや，胎盤を両児が共有するパターンであったりすることも少なくなく，胎児治療が困難な可能性がある（図4）．

4 MM双胎管理の実際

　MM双胎の周産期予後が改善してきたことの理由に，妊娠初期の正確な膜性診断，臍帯相互巻絡の超音波診断，予防的入院管理，頻回の胎児心拍数モニタリング，32～34週での娩出目標，新生児管理技術の向上などがあげられている[2,5-7]．しかし，外来管理の頻度や方法および入院管理の時期，娩出時期などに関しての統一した見解はないが，概ね，以下に挙げた管理が行われている．

a．膜性診断

　妊娠10週までに絨毛膜の膜性診断を確実に行いMM双胎を疑う場合は，妊娠14週までには確実

に確定診断を行う．

b．外来管理

　MD双胎管理に準じて最低2週間毎に行う．両児間の体重差や羊水過多傾向を認めた場合は1週間毎など病状に合わせて頻回に観察する．臍帯相互巻絡は，その有無および巻絡のきつさなどを慎重に観察する．臍帯動脈血流波形計測や中大脳動脈血流波形計測などを適宜実施する．

c．入院管理

　予防的管理入院の時期に関する一定の見解はないが，妊娠22週以降に胎児死亡のリスクが減少すること，胎児状態の悪化により新生児管理が必要となった場合に娩出が可能であることなどを勘案し，24(22)～26週頃からの入院が1つの目安となる．

　連日の胎児心拍数モニタリングおよび最低週1回の胎児発育，羊水量，胎児血流評価を行い，胎児の健常性を確認する．いかなる胎児モニタリングを行っても突然の胎児死亡が起こりうることを認識する．

d．娩出時期と方法

　胎児状態が悪化した場合には状態に応じて新生児管理に移行するか否かを速やかに検討する．胎児心拍数モニタリング，biophysical profile score，胎児血流評価，臍帯相互巻絡の程度などを参考に個々の症例にあわせて慎重に娩出時期を決定する．

　特に状態が悪化しない場合でも，intact survivalが十分期待できる週数（32～34週頃）に娩出を行うことが多い．

　娩出方法は帝王切開が通常選択される．

■文献

1) Baxi LV, Walsh CA. Monoamniotic twins in contemporary practice: a single-center study of perinatal outcomes. J Matern Fetal Neonatal Med. 2010; 23: 506-10.
2) Murata M, Ishii K, Kamitomo M, et al. Perinatal outcome and clinical features of monochorionic monoamniotic twin gestation. J Obstet Gynaecol Res. 2013; 39: 922-5.
3) Allen VM, Windrim R, Barrett J, et al. Management of monoamniotic twin pregnancies: a case series and systematic review of the literature. BJOG. 2001; 108: 931-6.
4) Murakoshi T, Ishii K, Matsushita M, et al. Monochorionic monoamniotic twin pregnancies with two yolk sacs may not be a rare finding: a report of two cases. Ultrasound Obstet Gynecol. 2010; 36: 384-6.
5) DeFalco LM, Sciscione AC, Megerian G, et al. Inpatient versus outpatient management of monoamniotic twins and outcomes. Am J Perinatol. 2006; 23: 205-11.
6) Heyborne KD, Porreco RP, Garite TJ, et al. Improved perinatal survival of monoamniotic twins with intensive inpatient monitoring. Am J Obstet Gynecol. 2005; 192: 96-101.
7) Roque H, Gillen-Goldstein J, Funai E, et al. Perinatal outcomes in monoamniotic gestations. J Matern Fetal Neonatal Med. 2003; 13: 414-21.

〈村越　毅〉

56 MD双胎で羊水量の差を認めます．どのように管理したらよいでしょうか？

　1絨毛膜2羊膜性双胎（monochorionic diamniotic twin: MD双胎）は，ほぼ全例に胎盤表面に吻合血管が存在するため，双胎間輸血症候群（twin-twin transfusion syndrome: TTTS）を約10％に発症する[1]．その診断は，妊娠16週以降，妊娠26週未満の期間において，供血児の羊水深度が2cm以下，受血児の羊水深度が8cm以上を満たすものである．本邦では，すでにTTTSに対して10年以上前から胎児鏡下胎盤吻合血管レーザー凝固術（レーザー手術）が専門施設において施行されており，TTTSの診断とその後のレーザー手術の施行は，ほぼ産科管理において一般化しつつあるといえる（表1）．特に近年では本邦におけるレーザー手術の現状も明らかとなっており，その成績は欧米とのそれと比較しても遜色ないものとなっている[2-4]．

　しかし，実際にはMD双胎で羊水量の不均衡を認めた症例のすべてが，レーザー手術の適応になるわけではない．上述のように，「レーザー手術の施行」という介入は羊水深度2cm以下と8cm以上を同時に満たす場合に限定されているが，ある程度の羊水量の差を認めても，この診断基準を満たさないMD双胎も当然存在する．つまり，一児に羊水過多はあるが，他児の羊水過少は満たさず正常羊水量である症例，逆に一児の羊水過多は満たさず正常羊水量であるが，他児の羊水過少は満たしている症例などが考えられる．さらに，明らかな羊水過多，羊水過少は認めないものの，両児間の羊水深度には数cmの差を認める症例なども存在する．しかし，このようなMD双胎は，診断としてはTTTSからは除外されるが，実際には「将来的にTTTSを発症する前段階としての病態」を完全に否定しうるものではないと思われる．

表1　本邦における胎児鏡下胎盤吻合血管レーザー凝固術の適応基準
（2014年10月現在）

1絨毛膜2羊膜性双胎であること	
妊娠16週以上，28週未満であること	
TTTSの診断基準を満たしていること（最大羊水深度が8cm以上かつ2cm以下，26週以降の症例に関しては最大羊水深度10cm以上とする）	
他の条件	未破水
	羊膜穿破・羊膜剥離を認めない
	明らかな切迫流早産徴候がない
	子宮頸管長が20mm以上は施行可，10mm以下は原則禁忌
	母体に大きなリスクがない
	母体感染症がない（HBV陰性，HCV陰性を原則とし，HIV陽性は禁忌）

※かつては適応時期を26週未満としていたが，2014年より妊娠26～27週のTTTSに対し，受血児羊水深度10cm以上であればレーザー手術の適応としている．

つまり，今回のテーマである"羊水較差"という病態は，これら TTTS としての治療基準を満たさない MD 双胎についての解説となる（これとは別に selective IUGR が病態として存在するが，次稿（H-57）がこの疾患の解説であるため本稿では割愛する）．

1 羊水較差の病態

TTTS の治療基準には適合しないものの，超音波検査にて視覚的に羊水較差を認める場合があり，これらは何らかの血流不均衡が関与している可能性がある．

このように MD 双胎において羊水量の不均衡を生じた状態を Mari ら[5]は pseudo-TTTS（この報告では，羊水過多の定義は 20 週未満 8cm 以上，20 週以降 10cm 以上とし，羊水過少の定義は 1cm 以下としている）とよび，pseudo-TTTS 18 例のその後の経過を検討している．これら 18 例の診断時週数の中央値は 21.9 週であり，分娩週数の中央値は 33.0 週，全例で胎児治療は不要であったとしている．一方，Huber ら[6]は TTTS の治療基準は満たさないが，羊水の差を認める状態を "amniotic fluid discordance" とよんでいる．彼らは 84 例の amniotic fluid discordance 症例を提示し，その後 10 例（12%）は TTTS へと進行したと述べている．これらの報告から「羊水較差」とはこの "amniotic fluid discordance" と同意義であると考えられ，その後 TTTS へ進行する可能性を念頭に置く必要がある．

2 羊水較差の定義

では一体，MD 双胎の羊水深度がどの程度となれば，羊水較差（amniotic fluid discordance）と断定できるのであろうか．Mieghem ら[7]は羊水較差を認める MD 双胎について，羊水較差が将来的な TTTS もしくは selective IUGR の発症予測として有用であるかどうかの検討を行っている．妊娠 15〜29 週までの期間で，羊水較差を認める 45 例の MD 双胎において，その後 TTTS へ進行した症例は 13 例（29%），selective IUGR へ進行した症例は 19 例（42%），TTTS，selective IUGR いずれも合併しなかった症例は 13 例（29%）であった．将来的な TTTS 発症予測としての羊水較差を ROC curve を用いて算出した結果，3.1cm 以上の羊水較差を認めた場合，感度 82%，特異度 44%，陽性的中率 28%，陰性的中率 90% であったとしている．さらに，妊娠 20 週未満で羊水較差が 3.1cm 以上であった場合，TTTS を発症する陽性的中率は 86% となり，このような MD 双胎は将来的な TTTS 発症を予想する 1 つの基準となるとしている．また，Yamamoto ら[8]は，妊娠 16〜18 週に両児間の羊水較差を測定した MD 双胎 223 例について，羊水較差に基づくその後の TTTS の発症予測についての報告をしている．223 例の羊水較差の中央値は 0.8cm（0〜7.3cm）であり，その後 TTTS を合併したもの（26 週未満の TTTS に対してはレーザー手術を施行）は 20 例（9%）であったが，ROC curve から，発症予測として有用な羊水較差は 4cm 以上と結論づけている．羊水較差が 4cm 以上の症例と，4cm 未満の症例で 2 群間に分類しその後の合併症について検討したところ，4cm 以上の羊水較差を認めた症例は，34 週未満の分娩率，TTTS 発症率，子宮内胎児死亡の頻度などが有意に 4cm 未満の症例よりも高いことを明らかにしている（表 2）．また，羊水較差 4cm 以上を cutoff point とした場合，感度 70%，特異度 97%，陽性的中率 70%，陰性的中率 97% となり，妊娠第 2 三半期早期における 4cm 以上の羊水較差が，その後の TTTS 発症の危険因子として有用であるとして

表2 羊水較差 4cm 以上，4cm 未満別の MD 双胎の予後

	羊水較差 4cm 以上 (n = 20)	羊水較差 4cm 未満 (n = 203)	p 値
分娩週数	35 週（25～40）	37 週（27～40）	< 0.01
34 週未満の分娩	36%（7/19）	12%（25/203）	0.01
TTTS	70%（14/20）	3%（6/203）	< 0.01
26 週未満の TTTS	65%（13/20）	2%（4/203）	< 0.01
TTTS 発症時期	18 週（17～27 週）	23 週（20～35 週）	< 0.01
妊娠中断	5%（1/20）	0%（0/203）	0.15
胎児死亡	13%（5/38）	1%（6/406）	< 0.01

（Yamamoto R, et al. Fetal Diagn Ther. 2013; 34: 8-12[8] より）

いる．

　これらの報告から，羊水較差とよぶべき状態は，将来的な TTTS の発症を考慮した場合，3～4cm が1つの基準として考えるのが妥当と思われる．ただし，羊水較差について述べた報告は少数であり，今後の報告も待たねばならない．

3 羊水較差を認めた場合どうすべきか？

　MD 双胎の超音波検査の適切な施行間隔に関しては，エビデンスとしての一定の基準はないが 1，2 週間ごとに経過観察をしている施設が多いと思われる．これまでの報告から，TTTS を将来的に発症することを目的として MD 双胎の羊水較差を考えた場合，3～4cm が1つの判断基準となる．特に妊娠 20 週未満でこのような羊水較差があれば，できる限り頻回の超音波検査を行い，以降の経過観察中に羊水過多，羊水過少の進行を認めるかどうかを診断していく必要がある．TTTS の基準を満たした場合は，レーザー手術施行が可能な専門施設へ連絡し，その後の治療計画を立案することが望ましい．

■文献

1) Lewi L, Lewi P, Diemert A, et al. The role of ultrasound examination in the first trimester and at 16 weeks' gestation to predict fetal complications in monochorionic diamniotic twin pregnancies. Am J Obstet Gynecol. 2008; 199: 493. e1-7.
2) Sago H, Hayashi S, Saito M, et al. The outcome and prognostic factors of twin-twin transfusion syndrome following fetoscopic laser surgery. Prenat Diagn. 2010; 30: 1185-91.
3) Nakata M, Murakoshi T, Sago H, et al. Modified sequential laser photocoagulation of placental communicating vessels for twin-twin transfusion syndrome to prevent fetal demise of the donor twin. J Obstet Gynaecol Res. 2009; 35: 640-7.
4) Rossi AC, D'Addario V. Laser therapy and serial amnioreduction as treatment for twin-twin transfusion syndrome: a metaanalysis and review of literature. Am J Obstet Gynecol. 2008; 198: 147-52.
5) Mari G, Detti L, Levi-D'Ancona R, et al. "Pseudo" twin-to-twin transfusion syndrome and fetal outcome. J Perinatol. 1998; 18: 399-403.
6) Huber A, Diehl W, Zikulnig L, et al. Perinatal outcome in monochorionic twin pregnancies

complicated by amniotic fluid discordance without severe twin-twin transfusion syndrome. Ultrasound Obstet Gynecol. 2006; 27: 48-52.
7) Van Mieghem T, Eixarch E, Gucciardo L, et al. Outcome prediction in monochorionic diamniotic twin pregnancies with moderately discordant amniotic fluid. Ultrasound Obstet Gynecol. 2011; 37: 15-21.
8) Yamamoto R, Ishii K, Muto H, et al. The use of amniotic fluid discordance in the early second trimester to predict severe twin-twin transfusion syndrome. Fetal Diagn Ther. 2013; 34: 8-12.

〈村田　晋, 中田雅彦〉

57 Selective IUGR の診断・管理法を教えてください．

　双胎妊娠における胎児発育不全の発症頻度は 15〜30％であり，単胎妊娠の 5〜7 倍も高い．双胎の両方の児の発育が障害される場合と，一児の発育が障害され両児の体重に差を生じる場合がある．それぞれに異なる発症病態が関与するが，2 絨毛膜性双胎と 1 絨毛膜性双胎で発症病態が異なる．1 絨毛膜性，2 絨毛膜性双胎にかかわらず両児の推定児体重差〔discordant rate：（大きい児の体重－小さい児の体重）÷大きい児の体重×100〕が一定以上のものを discordant twin とよぶが，discordant rate の基準値に関しては共通の定義はない[1]．日本においては，一般的に discordant rate が 25％または 20％以上を discordant twin とされているが，各論文で定義が異なる．また，1 絨毛膜性双胎において一児のみが IUGR（推定児体重が－1.5SD または 10 パーセンタイル以下）になったものを selective IUGR とよぶ[2]．いずれの膜性の双胎妊娠においても，両児の発育（体重）に差がある場合には児の周産期予後は悪化する．双胎妊娠の胎児発育不全の管理は単胎妊娠の基準により行っているのが現状であるが，双胎妊娠においては膜性により管理方法は異なる．

1 Selective IUGR の発症病態

　胎児発育不全の原因はさまざまであるが，双胎妊娠においても単胎妊娠と同様に胎児因子，胎盤や臍帯などの胎児付属物因子，母体因子が考えられるが，必ずしも病的因子のみが原因となるわけではない．両方の児に発育不全を生じる原因としては，妊娠高血圧症候群や自己免疫疾患などの母体合併症がある．Discordant twin においては 2 絨毛膜性双胎と 1 絨毛膜性双胎で発症病態が異なる．2 絨毛膜性双胎においては，それぞれの児の胎児-胎盤系は独立しているので，単胎での発育不全の原因がそれぞれの胎児-胎盤系で関与するために不均衡発育を生じる．1 絨毛膜性双胎における不均衡発育の病態としては，一児の胎児-胎盤系の異常によるものと胎盤の吻合血管を介する血流不均衡が関与する．この血流不均衡による症状の程度が強いものが双胎間輸血症候群（TTTS：twin-to-twin transfusion syndrome）である．慢性的な TTTS では羊水量の差とともに胎児発育の不均衡を生じる．また，1 絨毛膜性，2 絨毛膜性双胎にかかわらず臍帯の付着部位により胎児発育に不均衡を生じる．特に 1 絨毛膜性双胎で卵膜付着の場合には，selective IUGR の頻度が高いと報告されている[3]．

2 不均衡発育の評価と selective IUGR の診断

　超音波による胎児計測や血流計測による不均衡発育の評価および推測に関しては，共通の見解がないのが現状である．双胎妊娠においては，1 絨毛膜性双胎児のほうが 2 絨毛膜性双胎児より体重が軽い傾向にある．双胎妊娠児の発育曲線において平均±1.5SD の境界により双胎の正常発育と発育が障害された児の発育パターンを比較すると，正常発育児においては頭部と大腿骨長は単胎妊と同様の発育を示し，腹部の発育と推定児体重の増加が妊娠 35 週以降に遅延している．すなわち，妊娠末期に非対称型（asymmetrical）IUGR の発育パターンを示している．一方，発育が障害された児において

は，妊娠 25 週頃より大腿骨長とともに腹部の発育も遅延し，推定児体重の増加も鈍化していて，対称型（symmetrical）IUGR の発育パターンである．この不均衡の程度は，頭部周囲径と腹部周囲径の比で比較するとより明らかになる．出生児体重と最も相関するのは推定児体重であり，不均衡発育の推測も推定児体重で行うのが感度が高いとされている[4]．1 絨毛膜性双胎において一児のみが IUGR（推定児体重が −1.5SD または 10 パーセンタイル以下）になったものを selective IUGR と診断する．

3 胎児発育不均衡の程度と予後

Discordant twin は，胎児期および新生児期において合併症の頻度が高く，さらに discordant twin における胎児死亡の頻度は均衡発育の concordant twin の 6.5 倍と報告されている．前述したように，discordant rate の基準値に関しては共通の定義はない[1]．多施設の前方視的研究である ESPRIT（evaluation of sonographic predictor of restricted growth in twins）では，2 絨毛膜性双胎と TTTS のない 1 絨毛膜性双胎において discordant rate の閾値を 18% としている[5]．2 絨毛膜性双胎，TTTS のない 1 絨毛膜性双胎においては discordant rate が 18% 以上で子宮内胎児死亡，新生児死亡，新生児低酸素性虚血性脳症，脳室周囲白質軟化症，壊死性腸炎，呼吸不全，敗血症などの周産期合併症の頻度が上昇している．さらに，TTTS を除いた 1 絨毛膜性双胎において，discordant rate は 18% 以上であるが両児が正常発育の場合と片方の児の発育が障害されている selective IUGR（SGA：5 パーセンタイル以下）を比較すると，selective IUGR のほうが周産期合併症の発症頻度が高い（表 1）．

表 1 出生児体重の不均衡度 18% における胎児発育障害の周産期予後に及ぼす影響

	症例数	出生児体重の不均衡度	ハザード比（P）
すべての双胎（TTTS を除く）	963	18%	2.14（< 0.0001）
両方の児が正常発育	819	18%	2（< 0.00001）
片方の児が SGA	108	18%	4.4（< 0.02）

（Breathnach FM, et al. Obstet Gynecol. 2011; 118: 94-103[5] より）

4 Selective IUGR の管理

Selective IUGR においては，一般的な IUGR の周産期合併症に加えて脳障害の頻度が発育が障害された児だけではなくて正常発育の児においても高いことが報告されている[6]．Selective IUGR では胎盤の吻合血管を介して発育が障害された児の血圧の変動が正常発育の児の血圧を変動させ，この血圧の変動を繰り返すことが脳障害発症の原因であると考えられている．Gratacós らは発育が障害された児の臍帯動脈血流波形により selective IUGR の病型分類を行っている[2]．すなわち，タイプ 1：臍帯動脈血流に異常を認めないもの，タイプ 2：臍帯動脈拡張期血流に常に途絶または逆流を認めるもの，タイプ 3（図 1）：臍帯動脈拡張期血流に周期的に途絶と逆流を認めるもの，以上の 3 タイプに分類している．タイプ 1 では予後は比較的良好で，発育が障害された児に子宮内胎児死亡の頻度は低いとされている．タイプ 2 では発育が障害された児の子宮内胎児死亡，新生児死亡，神経学的後遺症の頻度が高くなる．タイプ 3 では発育が障害された児の合併症のみではなく，正常発育の児において

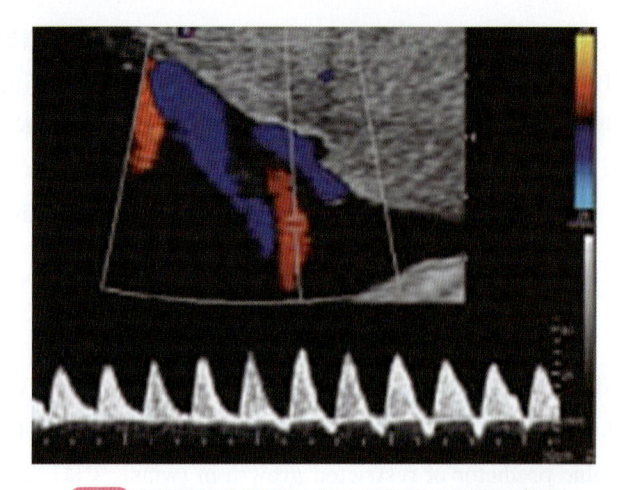

図1 臍帯動脈拡張期血流の周期的な途絶と逆流
(Gratacós E, et al. Ultrasound Obstet Gynecol. 2007; 30: 28-34[2] より)

も神経学的後遺症の頻度が高くなるとされている．また，発育が障害された児が子宮内胎児死亡をきたした際には，吻合血管を介した血流移動が起こり生存児の貧血，胎児死亡や神経学的後遺症の頻度が上昇する．

　Selective IUGR に対する確立された胎内治療法はない．したがって，通常の IUGR の管理方法である胎児の発育と健康度（well-being）の評価を行うとともに，発育が障害された児の臍帯動脈の拡張期における血流の監視を行い在胎週数の延長を図り，胎児の状況や環境のさらなる悪化が認められるようであれば，早期に児を娩出させて適切な胎外治療を行うことが selective IUGR 管理の基本である．

■文献

1) Breathnach FM, Malone FD. Fetal growth disorders in twin gestations. Semin Perinatol. 2012; 36: 175-81.
2) Gratacós E, Lewi L, Muñoz B, et al. A classification system for selective intrauterine growth restriction in monochorionic pregnancies according to umbilical artery Doppler flow in the smaller twin. Ultrasound Obstet Gynecol. 2007; 30: 28-34.
3) Hanley ML, Ananth CV, Shen-Schwarz S, et al. Placental cord insertion and birth weight discordancy in twin gestations. Obstet Gynecol. 2002; 99: 477-82.
4) Hill LM, Guzick D, Chenevey P, et al. The sonographic assessment of twin growth discordancy. Obstet Gynecol. 1994; 84: 501-4.
5) Breathnach FM, McAuliffe FM, Geary M, et al. Definition of intertwin birth weight discordance. Obstet Gynecol. 2011; 118: 94-103.
6) Wee LY, Taylor MJ, Vanderheyden T, et al. Transmitted arterio-arterial anastomosis waveforms causing cyclically intermittent absent/reversed end-diastolic umbilical artery flow in monochorionic twins. Placenta. 2003; 24: 772-8.

〈工藤美樹〉

I 胎児・新生児

58 新生児高ビリルビン血症で光線療法を行いましたが，ビリルビン値が下がりません．どうしたらよいでしょうか？

■回答
高ビリルビン血症の精査および新生児集中治療が可能な施設へ相談しよう．

　新生児期の高ビリルビン血症は，ビリルビン脳症を生じる可能性がある．急性ビリルビン脳症（核黄疸）は，脳内に移行したビリルビンが神経細胞の膜リン脂質に結合し，細胞内に取り込まれて発症する．核黄疸後遺症としての慢性ビリルビン脳症では，アテトーゼ型脳性麻痺，難聴，知的障害を呈し重篤となるため，病的黄疸を見逃さず，血清ビリルビン値を適切に管理することが重要である．

　病的黄疸には，早発黄疸，総ビリルビン値の急激な上昇，高ビリルビン血症，直接ビリルビン値の上昇，遷延性黄疸などが含まれ（表1），さまざまな疾患が高ビリルビン血症の原因となる（表2）．新生児期に高ビリルビン血症を生じる疾患は多岐に及ぶが，なかでも早発黄疸を呈しやすい溶血性疾患に注意が必要である．分娩前に溶血性疾患のリスクに関連した情報を収集しておく．出身国，家族歴，同胞の黄疸歴を聴取し，母体の輸血歴，妊娠歴，血液型，不規則抗体の有無を確認する．

　正期産児の急性ビリルビン脳症では，PraaghのI～IV期症状（表3）へと進行する．発病後早期の症候である，嗜眠，筋緊張低下，哺乳力低下（吸啜反射減弱）を疑う場合は，小児科（新生児科）へ診療を依頼すべきである．また，早産・低出生体重児，低アルブミン血症，周産期仮死，呼吸障害，低体温，代謝性アシドーシスの存在は，核黄疸発症のリスクを高める因子であり，より注意して対応する必要がある．また，早産児では典型的な症状を認めないまま経過し，乳児期に難聴やアテトーゼ型脳性麻痺を呈し，頭部MRI検査で診断されることがあり，問題となる．

　図1に光線療法の適応基準（村田・井村の基準）と，表4に光線療法・交換輸血の適応基準（中村の基準）を示す．高次施設においては，重症黄疸の児に対して，光線療法，補液，（可能であれば）積極的授乳および対応可能なものについては原疾患の治療を行う．ABO不適合など同種免疫性溶血

表1 病的黄疸

早発黄疸	生後24時間以内に出現する顕性黄疸 血清総ビリルビン値　5～7mg/dL以上
血清総ビリルビン値の急激な上昇	5mg/dL/日以上
高ビリルビン血症	血清総ビリルビン値　15mg/dL以上（正期産児） 　　　　　　　　　　12mg/dL以上（早産児，低出生体重児）
直接ビリルビン値の上昇	血清直接ビリルビン値　1～2mg/dL以上
遷延性黄疸	生後2週間以上持続（ただし，母乳性黄疸は生理的と考える）

（中村　肇, 他. 未熟児新生児の管理（新版）. 神戸大学医学部小児科, 編. 東京: 日本小児医事出版社; 1991より改変）

表2 高ビリルビン血症を生じる疾患

高間接ビリルビン血症	同種免疫性溶血性疾患	Rh 不適合 ABO 不適合 その他の不適合
	胎児, 臍帯因子	双胎間輸血の受血児 胎児母体間輸血 臍帯結紮の遅延 胎児発育不全
	赤血球形態異常	遺伝性球状赤血球症 α-サラセミア 鎌状赤血球症 赤血球酵素異常（G6PD 欠損, PK 欠損）
	閉鎖性出血	帽状腱膜下出血 頭血腫
	微小血管障害	溶血性尿毒素症候群 心臓人工弁などの機械的障害 血管腫
	腸肝循環の増加	幽門狭窄症 小腸閉鎖 Hirschsprung 病 血液の嚥下
	代謝・内分泌疾患	Crigler-Najjar 症候群 Gilbert 症候群 甲状腺機能低下症 下垂体機能低下症 ガラクトース血症 チロシン血症
	その他	薬剤（抗生剤, 造影剤を含む） 母乳性黄疸 低酸素血症, アシドーシス 多血症
高直接ビリルビン血症	感染症	敗血症 胎内感染（TORCH）
	肝・胆道疾患	胆道閉鎖 総胆管嚢腫 巨細胞性肝炎
	その他	うっ血性右心不全 門脈大静脈シャント

表3 Praagh の核黄疸の症状

I期（発病2〜3日）	嗜眠, 筋緊張低下, 吸啜反射減弱
II期（発病3日〜1週）	発熱, 筋緊張亢進, 後弓反張
III期（発病1週以降）	筋緊張亢進症状消失
IV期（生後2カ月以降）	錐体外路症状, 乳歯形成異常, 難聴

性の黄疸であれば，免疫グロブリンの投与も併用する．以上の治療によってもビリルビン値の上昇を抑制できない場合は，交換輸血を行う必要がある．

産科施設においては，まず経皮的黄疸計でスクリーニング検査を行い，高値の症例について採血で血清の総ビリルビン値を評価していることが多いと思われる．光線療法を施行したがビリルビン値が十分に低下しない場合はもちろん，早発黄疸やビリルビンの急激な上昇を認める場合，症状から急性ビリルビン脳症を少しでも疑う場合は，躊躇せず小児科に相談されたい．

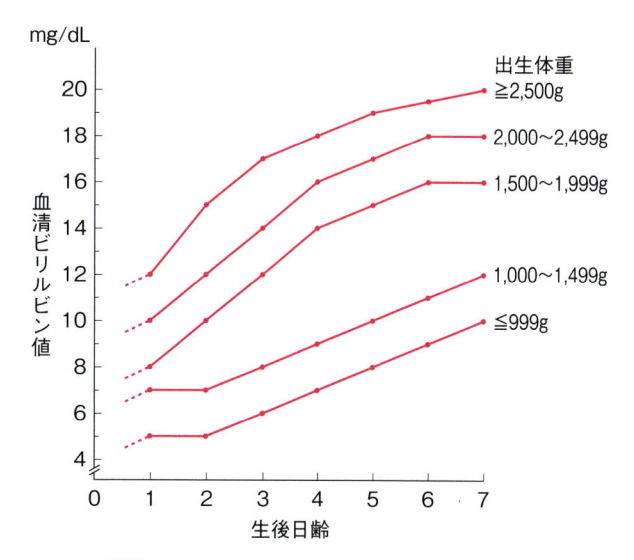

図1 光線療法の基準（村田・井村の基準）

表4 光線療法・交換輸血の適応基準（中村の基準）

血清総ビリルビンによる基準（mg/dL）

出生体重	＜24時間	＜48時間	＜72時間	＜96時間	＜120時間	＞5日
＜1,000g	5/8	6/10	6/12	8/12	8/15	10/15
＜1,500g	6/10	8/12	8/15	10/15	10/18	12/18
＜2,500g	8/10	10/15	12/18	15/20	15/20	15/20
≧2,500g	10/12	12/18	15/20	18/22	18/25	18/25

（光線療法/交換輸血）
（中村　肇，他．未熟児新生児の管理．神戸大学医学部小児科，編．東京：日本小児医事出版社；1991 より）

■文献

1) Ives NK. Neonatal Jaundice. In: Rennie JM, editor. Rennie & Roberton's Textbook of Neonatology 5 ed. Edinburgh: Churchill Livingstone; 2012. p.672-92.
2) 黄疸の管理．In: 新生児医療連絡会，編．NICUマニュアル第5版．東京：金原出版；2014. p.213-9.
3) 伊藤　進，久保井徹．症状から考える疾患「黄疸」．In: 五十嵐隆，編．小児科診療ピクシス16　新生児医療．1版．東京：中山書店；2010. p.154-6.

〈齊藤明子，早川昌弘〉

| 胎児・新生児

59 妊娠中に投与したマグネシウムの胎児への影響を教えてください．

　妊婦へのマグネシウムの使用は母体の子癇発作に対する治療で始まった．その背景には，1905年にAeurらがウサギに硫酸マグネシウムを投与した実験で筋弛緩作用を見出したことがある[1]．その後1916年にはRissmannによって妊娠子癇の治療薬として初めて硫酸マグネシウムが使用された[2]．それからドイツ語圏ではその有効性を疑問視する向きがあったものの，20世紀後半では米国を中心に使用され，多くの子癇発作，子癇前症に対する有効性を示す報告がある[3]．また硫酸マグネシウムは子宮収縮抑制効果により切迫流早産に対する治療薬としても使用されてきた[4,5]．現在では陣痛抑制薬としての有効性は疑問視される一方で，胎児神経保護という観点での使用が推奨されるようになった[6]．このように世界に普及し，臨床の現場には不可欠な薬剤となっている．そのため分娩に携わる産科医，助産師をはじめ，新生児蘇生に携わる医療スタッフは硫酸マグネシウムの胎児，新生児への利点，欠点を十分に理解し対応する必要がある．本稿ではマグネシウムの薬理動態，胎児，新生児への影響について述べる．

1 マグネシウムの薬理と動態

　マグネシウムの基本的な作用は，神経筋接合部でカルシウムイオンと競合し，シナプス前運動神経終末からのアセチルコリン放出の抑制，副腎髄質からのカテコラミン放出抑制，さらに血管内皮からのプロスタサイクリン産生亢進[7]からもたれされる．投与されたマグネシウムは容易に胎盤を通過する．胎児のマグネシウムの血中濃度は母体よりも高く，胎盤を介した濃度勾配が存在するが，これは胎盤での能動輸送が関与し，母体のマグネシウム欠乏に対処するためと考えられている[7]．マグネシウムは腎排泄である．一般的には妊娠中の母体マグネシウム濃度は低下する[7]．通常，妊娠中に静脈投与された治療量のマグネシウムは腎機能が正常ならば中毒域までは達しない．しかしながら尿量が保たれているからといって血中マグネシウム濃度の測定の必要がないわけではない．尿量と腎機能は必ずしも相関しないので，血清クレアチニン値やクレアチニンクリアランス，eGFRなどで腎機能をチェックし，血中マグネシウム濃度も計測しておく必要がある．硫酸マグネシウムの投与が必要な場合で腎機能不全が存在する場合には，当然マグネシウムの血中濃度の上昇が予想される．この場合，maintenance dose（維持量）に注意を払う必要がある．

2 胎児新生児への影響：利点

a．神経保護作用

　1980年〜1990年代に子癇予防や切迫早産の目的に投与された硫酸マグネシウムは児の神経学的予後を改善させるという報告が相次いだ．具体的には1980年代に発表された2つの論文で，妊娠高血

圧腎症の母体から生まれた児の神経学的予後は，同等の妊娠週数で妊娠高血圧腎症のない母体から生まれた児より良好である[8, 9]．中でも脳室周囲もしくは脳室内出血のリスクは妊娠高血圧腎症患者で50％減少した[9]．その背景として，妊娠高血圧腎症患者への硫酸マグネシウムの投与の神経保護効果が考えられ，その後1995年にNelsonらがカリフォルニア州の4郡の症例を対象にケースコントロール研究を行ったところ，1,500g未満で出生し硫酸マグネシウムを妊娠高血圧腎症もしくは切迫早産のために投与されていた場合には脳性麻痺児が少なかった[10]．2003年にCrowtherらは30週未満で24時間以内に分娩に至った1,062例の妊婦とその1,255例の児を対象とした多施設共同研究を行った[11]．対象を硫酸マグネシウム投与群と非投与群に分け，出生後の児の予後について検討したが，死亡率と脳性麻痺発生率において2歳までの短期予後は有意差を認めなかった．しかしその後の追跡調査では硫酸マグネシウム投与群で運動機能障害と死亡率が少なく，長期予後にはマグネシウムの神経保護作用を裏づける結果となった．その後硫酸マグネシウムの新生児神経保護に関する有効性を支持しない報告もあったが，近年の大規模な無作為比較研究の結果，硫酸マグネシウムの出生前投与は脳性麻痺が減少させることが明らかとなった[12]．このような結果をふまえて，American College of Obstetricians and Gynecologists（ACOG）では32週未満で出生する可能性のある切迫早産・破水症例に対して，硫酸マグネシウムの投与を推奨した[13, 14]．

さてその神経保護のメカニズムについて，マグネシウムはIL-1β，IL-8およびTNF-αなどのサイトカインの産生と放出を抑制するという報告や，低酸素虚血で誘導される活性酸素の産生を抑制するという報告もあり，これらが神経保護作用をもたらすと考えられている[15, 16]．また硫酸マグネシウムの投与時期と神経保護の関連を検討したわれわれの動物実験では，低酸素虚血前に投与したほうが低酸素虚血後に投与した場合よりも神経保護作用が有意に増加した[17]．このように，実地臨床では，32週未満の切迫早産例で早期分娩が不可避であれば硫酸マグネシウムの予防的投与が望ましいと考える．

3 胎児，新生児への影響：欠点

胎児へ移行したマグネシウムはさまざまな影響を及ぼすことが知られている．

a．呼吸および循環への影響

マグネシウムは血中濃度の上昇に伴い，筋緊張低下をきたすだけでなく，さらに高度になると呼吸（無呼吸）や循環動態に影響をきたす[18]．母体血中マグネシウム濃度と胎児血中濃度はよく相関するが，母体血中濃度が治療域（4～8mg/dL）であっても胎児には筋緊張低下といった中枢神経症状や呼吸運動の減少やvariabilityの減少といった症候が認められる[19, 20]．しかしながら，新生児においては，硫酸マグネシウム投与の有無で29週未満の早産児の出生早期の呼吸循環イベント（低血圧や呼吸不全）にはあまり差がない[21]．また23～31週を対象とした研究でも，分娩時硫酸マグネシウム投与の有無で新生児蘇生の程度（intensive resuscitationが必要だったかどうか）に差は認めなかった[22]．したがって，実地臨床では通常の蘇生手技で十分に対応できると考えられるが，呼吸循環障害を起こす危険性も考慮しておく必要がある．

b. 骨化異常

2013 年 FDA は硫酸マグネシウム製剤を Category A から D に変更した[23]．背景には切迫流早産に対して長期に投与されたマグネシウムにより胎児の骨の demineralization が進み，骨折をきたしやすいという報告のためである[24]．ちなみに，生後 9 カ月までの観察期間で，骨異常はほぼ全例で改善した[24]．しかしこの報告では症例数が少なく平均投与期間が 10 週間の長期に及ぶこと，そして母体への総投与量が約 3,700g と通常の産科的使用量よりはるかに多量であることから硫酸マグネシウムの使用に警鐘を鳴らすのは不適当であるとの見解を ACOG は出している[25]．むしろ，ACOG は 48 時間以内の投与に関しては有益であり，投与を躊躇すべきではないとしている．現在米国では長期の陣痛抑制のために硫酸マグネシウムの投与は行わないので，神経保護作用のメリットに重きをおいた管理指針となっている[13, 14]．一方，日本では長期の陣痛抑制のために硫酸マグネシウムの投与を行うことが多いため，2013 年 7 月に日本産科婦人科学会周産期委員会が「硫酸マグネシウム注射剤の長期投与について」という報告書を出した．その内容は以下の通りである．「アメリカでは，切迫早産の治療を目的とした硫酸マグネシウムの妊婦への投与を 5〜7 日以内に制限されることが決まりました．しかし，日本における周産期委員会の調査では，海外で報告されているような有害事象は増加していません（日産婦誌．2012; 64: 1595-8）．ただし，長期投与になる場合は副作用や有害事象の発生に御注意ください」[26]．したがって本邦では硫酸マグネシウムの長期投薬に伴い demineralization による児の骨塩量の低下をきたす可能性があることを熟知したうえでの慎重投与が望まれる．

まとめ

胎児，新生児への影響のまとめを表 1 に示す．硫酸マグネシウムは切迫流早産に対する治療と子癇予防治療として不可欠な薬剤である．マグネシウムには新生児の神経保護作用を認めるため，32 週未満での出生が不可避なら硫酸マグネシウムの出生前の短期投与を考慮する．一方，長期にわたる陣痛抑制目的で使用する場合には，児の骨化異常も考慮する．

表1 硫酸マグネシウムの胎児，新生児への影響

利点	早産予防効果，子癇予防効果 32 週未満の胎児の神経保護作用
欠点	骨脱灰，骨折の頻度増加 呼吸循環動態の抑制 胎児心拍数モニタリング上の変化 （variability の減少など）

■文献

1) Meltzer SJ, Auer J. Physiological and pharmacological studies of Mg salts. -I. General anesthesia by subcutaneous injections. Am J Physiol. 1905; 14: 366-8.
2) Rissmann P. Neue Wege der Eklampsiebehandlung. Zeitschr Geburtsch Gynäk. 1916; 78: 447-53.
3) Gabbe SG. A preliminary report on the intravenous use of magnesium sulphate in puerperal eclampsia. 1925. Am J Obstet Gynecol. 1996; 174: 1390-1.
4) Valenzuela G, Cline S. Use of magnesium sulfate in premature labor that fails to respond to beta-mimetic drugs. Am J Obstet Gynecol. 1982; 143: 718-9.
5) Elliott JP. Magnesium sulfate as a tocolytic agent. Am J Obstet Gynecol. 1983; 147: 277-84.
6) Doyle LW, Crowther CA, Middleton P, et al. Magnesium sulphate for women at risk of preterm birth for neuroprotection of the fetus. Cochrane Database Syst Rev. 2009 Jan 21; (1): CD004661.

7) Spätling L, Disch G, Classen HG. Magnesium in pregnant women and the newborn. Magnes Res. 1989; 2: 271-80.
8) Leviton A, Kuban KC, Pagano M, et al. Maternal toxemia and neonatal germinal matrix hemorrhage in intubated infants less than 1751g. Obstet Gynecol. 1988; 72: 571-6.
9) van de Bor M, Verloove-Vanhorick SP, Brand R, et al. Incidence and prediction of periventricular-intraventricular hemorrhage in very preterm infants. J Perinat Med. 1987; 15: 333-9.
10) Nelson KB, Grether JK. Can magnesium sulfate reduce the risk of cerebral palsy in very low birthweight infants? Pediatrics. 1995; 95: 263-9.
11) Crowther CA, Hiller JE, Doyle LW, et al; Australasian Collaborative Trial of Magnesium Sulphate (ACTOMgSO4) Collaborative Group. Effect of magnesium sulfate given for neuroprotection before preterm birth: a randomized controlled trial. JAMA. 2003; 290: 2669-76.
12) Rouse DJ, Hirtz DG, Thom E, et al. A randomized, controlled trial of magnesium sulfate for the prevention of cerebral palsy. Eunice Kennedy Shriver NICHD Maternal-Fetal Medicine Units Network. N Engl J Med. 2008; 359: 895-905.
13) American College of Obstetricians and Gynecologists Committee on Obstetric Practice; Society for Maternal-Fetal Medicine. Committee Opinion No. 455: Magnesium sulfate before anticipated preterm birth for neuroprotection. Obstet Gynecol. 2010; 115: 669-71.
14) Practice bulletins No. 139: premature rupture of membranes. Obstet Gynecol. 2013; 122: 918-30.
15) Suzuki-Kakisaka H, Sugimoto J, Terabe M et al. Magnesium sulfate increases intracellular magnesium reducing inflammatory cytokine release in neonates. Am J Reprod Immunol. 2013; 70: 213-20.
16) Maulik D, Zanelli S, Numagami Y, et al. Oxygen free radical generation during in-utero hypoxia in the fetal guinea pig brain: the effects of maturity and of magnesium sulfate administration. Brain Res. 1999; 817: 117-22.
17) Sameshima H, Ota A, Ikenoue T. Pretreatment with magnesium sulfate protects against hypoxic-ischemic brain injury but postasphyxial treatment worsens brain damage in seven-day-old rats. Am J Obstet Gynecol. 1999; 180: 725-30.
18) Magee L, Sawchuck D, Synnes A, et al. SOGC Clinical Practice Guideline. Magnesium sulphate for fetal neuroprotection. J Obstet Gynaecol Can. 2011; 33: 516-29.
19) Ramsey PS, Rouse DJ. Magnesium sulfate as a tocolytic agent. Semin Perinatol. 2001; 25: 236-47.
20) Wright JW, Ridgway LE, Wright BD, et al. Effect of MgSO4 on heart rate monitoring in the preterm fetus. J Reprod Med. 1996; 41: 605-8.
21) De Jesus LC, Sood BG, Shankaran S, et al; Eunice Kennedy Shriver National Institute of Health and Human Development Neonatal Research Network. Antenatal magnesium sulfate exposure and acute cardiorespiratory events in preterm infants. Am J Obstet Gynecol. 2015; 212: 94. e1-7.
22) Weisz DE, Shivananda S, Asztalos E, et al; Canadian Neonatal Network. Intrapartum magnesium sulfate and need for intensive delivery room resuscitation. Arch Dis Child Fetal Neonatal Ed. 2015; 100: F59-65.
23) Food and Drug Administration. FDA recommends against prolonged use of magnesium sulfate to stop pre-term labor due to bone changes in exposed babies. FDA Drug Safety Communication. Silver Spring (MD): FDA; 2013. Retrieved June 12, 2013.
24) Kaplan W, Haymond MW, McKay S, et al. Osteopenic effects of MgSO4 in multiple pregnancies. J Pediatr Endocrinol Metab. 2006; 19: 1225-30.
25) Magnesium sulfate use in obstetrics. Committee Opinion No. 573. American College of Obstetrician and Gynecologists. Obstet Gynecol. 2013; 122: 727-8.
26) 日本産科婦人科学会周産期委員会からのお知らせ「硫酸マグネシウム注射剤の長期投与について」2013年7月12日.

〈卜部浩俊，古川誠志，鮫島　浩〉

索　引

あ・い

悪性腫瘍	234, 235
1型糖尿病	191
1絨毛膜1羊膜	242
1絨毛膜性双胎	250
一過性徐脈	129
一過性頻脈	127
遺伝カウンセリング	51
インスリンポンプ	193

う

ウィリス動脈輪閉塞症	215
うつ病	224

え・お

栄養指導	3
黄体ホルモン	81
黄体ホルモン療法	102, 103

か

カーボカウント	190
回収式自己血輸血	160, 161
開腹頸管縫縮術	109
過凝固	217
核黄疸	253
拡張型心筋症	175
下大静脈フィルター IVCF	172
カテーテル治療	171
カテコラミン	175
ガドリニウム造影剤	32
下部尿路閉鎖	21
カルシウム	16
鉗子遂娩術	135
鉗子の擬持	136
鉗子の試験牽引	137
鉗子の接合	137
鉗子の挿入	136

き

キーラン鉗子	134
期外収縮	50
器械分娩	131
機械弁置換術後	209
気管支拡張薬	204
気管支喘息	203
気管支喘息合併妊娠	206
偽血小板減少	61, 64
虐待	178
虐待死	182
急性心筋梗塞	169
急性VTE	13
巨大子宮筋腫	227
緊急帝王切開	72
筋緊張低下	257

く

くも膜下出血	220
クリーブランド鉗子	108

け

頸管腺領域	84
頸管長短縮例	78
頸管内不全裂傷	142
頸管妊娠集学的治療	56
頸管妊娠の診断	54
頸管妊娠の治療	55
頸管無力症	78
頸管流産	54
血性羊水	113
血栓	200
血栓性血小板減少性紫斑病	62
血栓溶解療法	13

こ

抗SS-A/Ro抗体	196
降圧薬	98, 100, 165
降圧療法	164
交換輸血	253
抗凝固療法	170, 175, 209
高血圧	94, 97
高血圧症候群	221
光線療法	253
高ビリルビン血症	253
抗不整脈薬	48
抗リン脂質抗体症候群	198
呼吸循環障害	257
骨形成不全症	52
骨折	258
骨短縮	51

さ

細菌性腟症	238
臍帯異常	72
臍帯下垂・脱出	74
臍帯過捻転	73
臍帯巻絡	73
臍帯相互巻絡	243
臍帯脱出	122
臍帯付着部異常	72
臍帯ヘルニア	21
産科危機的出血	147
産科DICスコア	146
産後支援	178
産褥心筋症	174

し

子癇	213, 220, 256
弛緩出血	142
子癇前症	256
子宮下節	84
子宮峡部	84
子宮筋収縮作用	214
子宮筋腫核出術	228, 231, 232
子宮頸癌	234
子宮頸管炎	79
子宮頸管熟化	119
子宮頸管熟化不全	120
子宮頸管長	87
子宮頸管縫縮術	107
子宮摘出	145
子宮動脈仮性動脈瘤	155
子宮動脈塞栓術	55, 86
子宮内炎症	81
子宮内感染	80
子宮内容除去術	59

索引

子宮破裂	132, 231, 232
四腔断面	35
自己血貯血	229
持続皮下インスリン注入療法	192
児頭回旋異常	131
児童福祉法	178
周産期心筋症	174
修正 Nugent スコア	239
絨毛外トロホブラスト	10
出生前診断	24, 29, 38
授乳禁止	225
循環血液量	167
常位胎盤早期剥離（早剥）	112, 132, 227
助産施設	180
ショックインデックス	141
心奇形	40
心筋症	210
神経保護	256, 257
腎血管性高血圧	100
心疾患合併妊娠	207
腎疾患合併妊娠	183
新生児離脱症候群	225
新生児ループス	196
腎性全身性線維症	33
心臓弁膜症	208
深部静脈血栓症	12

す

頭痛の鑑別疾患	212
ステロイド	49

せ

精神疾患	224
切迫早産	112, 116, 227
切迫流早産	256
説明と同意	66
前期破水	116
染色体異常	40
全身性エリテマトーデス	185, 198
全前脳胞症	20
選択的子宮動脈塞栓術	92
前置血管	73, 86
前置胎盤	83, 161, 227
前置癒着胎盤	83
先天異常	187
先天性心疾患	208
先天性脊椎骨端異形成症	53
線溶療法	171

そ

総合医療チーム	207
早産既往	103
早産予防	102, 105
早産率	105
双胎間輸血症候群	43, 244, 250
総腸骨動脈バルーンカテーテル	91
組織学的絨毛膜羊膜炎	79

た

胎児 CT	52
胎児 MRI 検査	33
胎児炎症反応症候群	79
胎児胸水	44
胎児形態異常スクリーニング	66, 71
胎児骨系統疾患	51
胎児死亡	245
胎児上気道閉塞症候群	150
胎児徐脈	49
胎児心エコー	38
胎児心拍数異常	74
胎児心拍数モニタリング	50, 75, 205, 245
胎児水腫	47
胎児睡眠サイクル	126
胎児超音波検査	68
胎児治療	47, 48, 49
胎児発育遅延	72
胎児発育不全	227
胎児貧血	45
胎児頻脈	48
胎児不整脈	45, 47
体重増加	2
大腿骨長	51
胎盤移行	133
胎盤後血腫	113, 114
ダウン症	43
多細菌性細菌叢異常	238
単一臍帯動脈	73
炭水化物	190

ち

遅発一過性徐脈	127
超音波検査	77, 227
超速効型インスリン	190
治療的頸管縫縮術	109
治療的抗凝固療法	13

つ・て

通常超音波検査	68
帝王切開	161, 162, 166, 228
帝王切開既往	120
帝王切開瘢痕部妊娠	58
低置胎盤	87
低分子量ヘパリン	14
低ホスファターゼ症	52
テフロンテープ	108

と

統合失調症	225
糖質	191
糖尿病	187
糖尿病腎症	187
糖尿病網膜症	187
特定妊婦	178, 179, 182, 226
特発性血小板減少性紫斑病	62, 64

な

軟骨無形成症	53
軟産道裂傷	142

に

2 型糖尿病	191
ニカルジピン	165
二期的手術	92
2 絨毛膜性双胎	250
日光曝露	16
乳酸桿菌	238
乳び胸	43, 45
妊産婦死亡	220
妊娠	222
妊娠関連高血圧	176
妊娠期間	165
妊娠高血圧症	8
妊娠高血圧症候群	7, 17, 95, 98, 164, 174, 213
妊娠高血圧腎症	8, 95, 195, 257

妊娠初期	19
妊娠性血小板減少症	61, 64
妊娠中期	66
妊娠糖尿病	191
妊娠前の体格	1
妊婦健診	74

ね

ネーゲレ鉗子	134
ネフローゼ症候群	184
粘着性ガルドネラ	240

の

脳梗塞	213
脳室内出血	257
脳出血	166, 213, 220, 223
治療	221
脳循環灌流	217
脳性麻痺	122, 257
ノボセブン	148

は

バイオフィルム	238
肺血栓塞栓症	12, 169
肺高血圧	39
肺低形成	39
肺動脈性肺高血圧症	208
ハイブリッド手術室	93
ハイリスク心疾患合併妊娠	207
バクリバルーン	92, 146, 156
抜糸	111
バルーンタンポナーデ	144
ハンプ	168

ひ

ビタミンD欠乏症	16
ビリルビン脳症	253
頻回子宮収縮	114

ふ

服薬アドヒアランス	225
プレッシャーテスト	52
プロゲステロン	102
プロスタグランジンE$_1$製剤	121
プロスタグランジンE$_2$製剤	119
フロセミド	168
プロバイオティクス	241

分散性ガルドネラ	240
分娩促進	131
分娩誘発	119, 131
分娩様式	218

へ

ヘパリン	200
ヘパリン起因性血小板減少症	62
辺縁付着	72
変動一過性徐脈	76

ほ

| 乏尿 | 167 |
| ボルベン | 147 |

ま

マイクロアレイCGH法	27
膜性診断	243
マグネシウム	256
麻酔分娩	129
麻酔法	166, 218
マルファン症候群	209
慢性腎炎	183

み

| 未受診妊婦 | 180 |
| ミソプロストール | 121 |

む・め・も

無心体双胎	45
メトトレキサート	56
メトロイリーゼ	74
メトロイリンテル	121
免疫性血小板減少性紫斑病	62, 64
もやもや病診断基準	215

ゆ

| 輸液 | 167 |
| 癒着胎盤 | 83, 87, 161, 231 |

よ

要支援児童	179
羊水較差	247
羊水感染	116
羊水塞栓症	146
要対協	178, 181
要保護児童	179

| 予防的頸管縫縮術 | 107 |
| 予防的抗凝固療法 | 13 |

ら

ラミナリア	121
卵子提供妊娠	7
卵膜剥離	121
卵膜付着	72

り

利尿	168
リモデリング	10
流産	198
両親学級	129

る

| ループス腎炎 | 185, 195 |

わ

| ワルファリン | 201 |

A

| amniotic fluid discordance | 247 |
| Amselの診断基準 | 238 |

B

β_2刺激薬	203
Bモード	66
Bakriバルーン	92, 146, 156
balloon tamponade	59
B-Lynch	155
BMI	1
bulging	90

C

CDH (congenital diaphragmatic hernia)	39
cervical devascularization	143
CHAOS (congenital high airway obstruction syndrome)	150
compression suture	92
CSEA後の一過性徐脈	130
CSII (continuous subcutaneous insulin infusion)	192
CST	125, 127
cystic hygroma	20, 43

D

dark placental bands	90
demineralization	258
DIC	114, 115, 140
discordant twin	250

E

ELISA 法	199
EXIT (ex utero intrapartum treatment)	150

F

FETO	42
FFP	155
first trimester	19
Foley カテーテル	121, 122

H

holding the cervix	157
hysterectomy	159

I

IgA 腎症	184
intrauterine balloon	154, 156
ISSHP	96
ISUOG Guideline	19
IVR	148

M

Matsubara-Yano (MY) 法	155
MD 双胎	246, 248
methotrexate (MTX)	56
MM 双胎管理	244
monochorionic monoamniotic	242
MRI 検査	32, 227
multidisciplinary team	207

N

NIPT (non-invasive prenatal testing)	24, 26
non-reactive NST	126
non-reassuring	124
NSAIDs	214
NST (non-stress test)	124
Nugent スコア	80, 238

O・P

o/e LHR	41
PIH (pregnancy induced hypertension)	217
placental lacunae (lakes)	89
placental migration	84
PPH (postpartum hemorrhage)	154
preeclampsia	164
Pressure Test	84
PTE (pulmonary thromboembolism)	169

R

regulatory T cell (Treg)	9
round edge	87

S

selective IUGR	250
SLE	185
SLE 増悪	194
sonolucent zone	90
sponge like echo	89
SSRI (selective serotonin reuptake inhibitor)	224

T

TAE (transcatheter arterial embolization)	145, 154
tamponade test	157
3 step theory	9
three vessel tracheal view	38
three vessel view	37
TTTS (twin-to-twin transfusion syndrome)	43, 44, 246, 250

U

UAP (uterine artery pseudoaneurysm)	155
UCS (uterine compression suture)	154
uterine sandwich	157

V

variable deceleration	76
VAS	125

産科診療Q&A
一つ上を行く診療の実践 ©

| 発　行 | 2015年4月10日　　初版1刷 |

編著者　板倉敦夫

発行者　株式会社　中外医学社
　　　　代表取締役　青木　滋

〒162-0805　東京都新宿区矢来町62
電　話　03-3268-2701(代)
振替口座　00190-1-98814番

印刷・製本/三和印刷（株）　　　〈MS・TM〉
ISBN 978-4-498-06078-4　　Printed in Japan

JCOPY　<（社）出版者著作権管理機構　委託出版物>

本書の無断複写は著作権法上での例外を除き禁じられています．
複写される場合は，そのつど事前に，（社）出版者著作権管理機構
（電話 03-3513-6969, FAX 03-3513-6979, e-mail: info@jcopy.
or.jp）の許諾を得てください．